U0265702

医学细胞生物学

（第2版）

（供临床医学及相关专业用）

主　编　丰慧根

副主编　杨慈清　王乾兴　曹　轩　牛友芽　张新旺

编　者　（以姓氏笔画为序）

丰慧根（新乡医学院）

王乾兴（遵义医科大学）

牛友芽（湖南医药学院）

杨军厚（滨州医学院）

杨慈清（新乡医学院）

杨霄旭（湖南中医药大学）

张　靖（新乡医学院三全学院）

张新旺（山西医科大学）

苗知春（长治医学院）

曹　轩（华中科技大学同济医学院）

编写秘书　李　晗（新乡医学院）

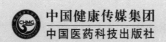

中国健康传媒集团

中国医药科技出版社

内 容 提 要

　　本教材是"普通高等医学院校五年制临床医学专业第二轮教材"之一，系根据本套教材的总体原则、编写要求及本课程教学大纲、课程特点编写而成。内容涵盖绪论、细胞概述与细胞起源、细胞膜与物质的穿膜运输、细胞质基质与核糖体、细胞内膜系统、线粒体、细胞骨架、细胞核、细胞连接与细胞外基质、细胞通讯与信号转导、细胞增殖与细胞周期、细胞分化、细胞衰老与死亡、干细胞等 14 章。本教材为书网融合教材，即纸质教材有机融合电子教材、教学配套资源（PPT、微课、视频、图片等）、题库系统、数字化教学服务（在线教学、在线作业、在线考试），使教学资源更加多样化、立体化。

　　本教材可供全国普通高等医学院校临床医学及相关专业师生使用，也可作为相关从业人员的参考用书。

图书在版编目（CIP）数据

医学细胞生物学/丰慧根主编．—2 版．—北京：中国医药科技出版社，2023.3（2024.7重印）

普通高等医学院校五年制临床医学专业第二轮教材

ISBN 978 - 7 - 5214 - 3668 - 6

Ⅰ.①医…　Ⅱ.①丰…　Ⅲ.①医学 - 细胞生物学 - 医学院校 - 教材　Ⅳ.①R329.2

中国国家版本馆 CIP 数据核字（2023）第 021662 号

美术编辑　　陈君杞

版式设计　　友全图文

出版　**中国健康传媒集团** | 中国医药科技出版社

地址　北京市海淀区文慧园北路甲 22 号

邮编　100082

电话　发行：010 - 62227427　邮购：010 - 62236938

网址　www.cmstp.com

规格　889 × 1194mm $\frac{1}{16}$

印张　14 $\frac{1}{2}$

字数　407 千字

初版　2016 年 9 月第 1 版

版次　2023 年 3 月第 2 版

印次　2024 年 7 月第 2 次印刷

印刷　北京侨友印刷有限公司

经销　全国各地新华书店

书号　ISBN 978 - 7 - 5214 - 3668 - 6

定价　**52.00** 元

获取新书信息、投稿、为图书纠错，请扫码联系我们。

出版说明

为了贯彻《中共中央、国务院中国教育现代化2035》"加强创新型、应用型、技能型人才培养规模"的战略任务要求，落实《国务院办公厅关于加快医学教育创新发展的指导意见》，紧密对接新医科建设对医学教育改革的新要求，满足新时代医疗卫生事业对人才培养的新需求，中国医药科技出版社在教育部、国家药品监督管理局的领导下，通过走访主要院校对2016年出版的"全国普通高等医学院校五年制临床医学专业'十三五'规划教材"进行了广泛征求意见，有针对性的制定了第二版教材的出版方案，旨在赋予再版教材以下特点。

1.立德树人，融入课程思政

把立德树人贯穿、落实到教材建设全过程的各方面、各环节。课程思政建设应体现在知识技能传授中厚植爱国主义情怀，加强品德修养、增长知识见识、培养奋斗精神，不断提高学生思想水平、政治觉悟、道德品质、文化素养等。医学教材着重体现加强救死扶伤的道术、心中有爱的仁术、知识扎实的学术、本领过硬的技术、方法科学的艺术的教育，培养医德高尚、医术精湛的人民健康守护者。

2.精准定位，培养应用人才

坚持体现《中共中央、国务院中国教育现代化2035》"加强创新型、应用型、技能型人才培养规模"的战略任务，落实《国务院办公厅关于加快医学教育创新发展的指导意见》中"立足基本国情，以服务需求为导向，以新医科建设为抓手，着力创新体制机制，分类培养研究型、复合型和应用型人才"的医学教育目标，结合医学教育发展"大国计、大民生、大学科、大专业"的新定位，注重人才培养应从疾病诊疗提升拓展为预防、诊疗和康养，以健康促进为中心，服务生命全周期、健康全过程的转变，精准定位教材内容和体系。教材编写应体现以医疗卫生事业需求为导向，以岗位胜任力为核心，以培养医工、医理、医文学科交叉融合的高素质、强能力、精专业、重实践的本科医学人才培养目标。

3.适应发展，优化教材内容

必须符合行业发展要求。构建教材内容结构，要体现医疗机构对医学人才在临床实践能力、沟通交流能力、服务意识和敬业精神等方面的要求；体现临床程序贯穿于教学的全过程，培养学生的整体临床意识；体现国家相关执业资格考试的有关新精神、新动向和新要求；注重吸收行业发展的新知识、新技术、新方法，体现学科发展前沿，并适当拓展知识面，为学生后续发展奠定必要的基础；满足以学生为中心而开展的各种教学方法的需要，充分发挥学生的主观能动性。

4.遵循规律，注重"三基""五性"

遵循教材规律。针对普通高等医学院校本科医学类专业教学需要，教材内容应注重"三基"（基本知识、基础理论、基本技能）、"五性"（思想性、科学性、先进性、启发性、适用性）；内容成熟、术语规范、文字精炼、逻辑清晰、图文并茂、易教易学；注意"适用性"，即以普通高等学校医学教育实际和学生接受能力为基准编写教材，满足多数院校的教学需要。

5.创新模式，提升学生能力

加强"三基"训练，着力提高学生分析问题和解决问题的能力。在不影响教材主体内容的基础上要保留"案例引导""学习目标""知识链接""目标检测"模块，去掉知识拓展模块。进一步优化各模块的内容，培养学生理论联系实践的实际操作能力、创新思维能力和综合分析能力；增强教材的可读性和实用性，培养学生学习的自觉性和主动性。

6.丰富资源，优化增值服务内容

搭建与教材配套的中国医药科技出版社在线学习平台"医药大学堂"（数字教材、教学课件、图片、视频、动画及练习题等），实现教学信息发布、师生答疑交流、学生在线测试、教学资源拓展等功能，促进学生自主学习。

本套教材凝聚了省属院校高等教育工作者的集体智慧，体现了凝心聚力、精益求精的工作作风，谨此向有关单位和个人致以衷心的感谢！

尽管所有参与者尽心竭力、字斟句酌，教材仍然有进一步提升的空间，敬请广大师生提出宝贵意见，以便不断修订完善！

普通高等医学院校五年制临床医学专业第二轮教材

建设指导委员会名单

主 任 委 员　樊代明

副主任委员　（以姓氏笔画为序）

于景科（济宁医学院）　　　　　王金胜（长治医学院）

吕雄文（安徽医科大学）　　　　朱卫丰（江西中医药大学）

杨　柱（贵州中医药大学）　　　吴开春（第四军医大学）

何　涛（西南医科大学）　　　　何清湖（湖南医药学院）

宋晓亮（长治医学院）　　　　　郑金平（长治医学院）

唐世英（承德医学院）　　　　　曾　芳（成都中医药大学）

委　　　员　（以姓氏笔画为序）

于俊岩（长治医学院附属和平　　于振坤（南京医科大学附属南京
　　　　医院）　　　　　　　　　　　　明基医院）

马　伟（山东大学）　　　　　　丰慧根（新乡医学院）

王　玖（滨州医学院）　　　　　王伊龙（首都医科大学附属北京天坛医院）

王旭霞（山东大学）　　　　　　王育生（山西医科大学）

王桂琴（山西医科大学）　　　　王雪梅（内蒙古医科大学附属医院）

王勤英（山西医科大学）　　　　艾自胜（同济大学）

叶本兰（厦门大学医学院）　　　付升旗（新乡医学院）

朱金富（新乡医学院）　　　　　任明姬（内蒙古医科大学）

刘春扬（福建医科大学）　　　　闫国立（河南中医药大学）

江兴林（湖南医药学院）　　　　孙国刚（西南医科大学）

孙思琴（山东第一医科大学）　　李永芳（山东第一医科大学）

李建华（青海大学医学院）　　　　　李春辉（中南大学湘雅医学院）

杨　征（四川大学华西口腔医　　　　杨少华（桂林医学院）

　　　学院）　　　　　　　　　　　杨军平（江西中医学大学）

邱丽颖（江南大学无锡医学院）　　　何志巍（广东医科大学）

邹义洲（中南大学湘雅医学院）　　　张　闻（昆明医科大学）

张　敏（河北医科大学）　　　　　　张　燕（广西医科大学）

张秀花（江南大学无锡医学院）　　　张晓霞（长治医学院）

张喜红（长治医学院）　　　　　　　陈万金（福建医科大学附属第一医院）

陈云霞（长治医学院）　　　　　　　陈礼刚（西南医科大学）

武俊芳（新乡医学院）　　　　　　　林友文（福建医科大学）

林贤浩（福建医科大学）　　　　　　明海霞（甘肃中医药大学）

罗　兰（昆明医科大学）　　　　　　周新文（华中科技大学基础医学院）

郑　多（深圳大学医学院）　　　　　单伟超（承德医学院）

赵幸福（南京医科大学附属　　　　　郝少峰（长治医学院）

　　　无锡精神卫生中心）　　　　　郝岗平（山东第一医科大学）

胡　东（安徽理工大学医学院）　　　姚应水（皖南医学院）

夏　寅（首都医科大学附属北京　　　夏超明（苏州大学苏州医学院）

　　　天坛医院）　　　　　　　　　高凤敏（牡丹江医学院）

郭子健（江南大学无锡医学院）　　　郭崇政（长治医学院）

郭嘉泰（长治医学院）　　　　　　　黄利华（江南大学附属无锡五院）

曹玉萍（中南大学湘雅二医院）　　　曹颖平（福建医科大学）

彭鸿娟（南方医科大学）　　　　　　韩光亮（新乡医学院）

韩晶岩（北京大学医学部）　　　　　游言文（河南中医药大学）

数字化教材编委会

主　　编　丰慧根
副 主 编　杨慈清　王乾兴　曹　轩　牛友芽　张新旺
编　　者　（以姓氏笔画为序）
　　　　　丰慧根（新乡医学院）
　　　　　王乾兴（遵义医科大学）
　　　　　牛友芽（湖南医药学院）
　　　　　杨军厚（滨州医学院）
　　　　　杨慈清（新乡医学院）
　　　　　杨霄旭（湖南中医药大学）
　　　　　张　靖（新乡医学院三全学院）
　　　　　张新旺（山西医科大学）
　　　　　苗知春（长治医学院）
　　　　　曹　轩（华中科技大学同济医学院）
编写秘书　李　晗（新乡医学院）

医学细胞生物学是从医学的角度，在细胞、亚细胞和分子水平研究细胞结构、功能与疾病关系的科学。医学细胞生物学在医学教育体系中占有非常重要的地位，它既是基础医学和临床医学的基石，又是基础医学各学科和临床医学的纽带。许多疾病的发生其本质都是由细胞结构或功能的改变所引起的，随着科技的发展以及对疾病发病机制研究的深入，医学细胞生物学在医学教育中愈加被重视，已经成为现代医学教育中的一门重要的基础课程。

《医学细胞生物学》初版发行6年多来被多所高等医学院校学生使用，受到同行和学生的好评。《医学细胞生物学》上版基础上修订，保持了相似的框架，基本内容上调整和增加了部分章节内容，以保证内容的有序性和完整性。

本教材内容涵盖绪论、细胞概述与细胞起源、细胞膜与物质的穿膜运输、细胞质基质与核糖体、细胞内膜系统、线粒体、细胞骨架、细胞核、细胞连接与细胞外基质、细胞通讯与信号转导、细胞增殖与细胞周期、细胞分化、细胞衰老与死亡和干细胞共14章。充分结合医学细胞生物学的学科特点和知识点，以细胞生物学研究内容为主线，内容编排上从细胞外（细胞膜）到细胞内（细胞核），从细胞的来源（细胞增殖与细胞周期）到最终的去向（细胞衰老与死亡），有助于学习和记忆。

教材内容将基础与临床紧密结合，结合知识点，通过"学习目标"列出各章学习内容；通过"案例引导"引出临床热点问题，并通过案例分析和发病机制解析加深基础知识的学习，更加突出了"医学"细胞生物学的特点；通过"知识链接"融入学科新技术、新发展，增强学生学习兴趣；通过"目标检测"，使学生在学习专业基础理论的同时，了解医学细胞生物学领域的新进展，并对学习内容进行自我检测。

本教材为书网融合教材，即纸质教材有机融合电子教材、教学配套资源（PPT、微课、视频、图片等）、题库系统、数字化教学服务（在线教学、在线作业、在线考试），使教学资源更加多样化、立体化。

本教材可供全国普通高等医学院校临床医学及相关专业师生使用，也可作为相关从业人员的参考用书。

编者们认真修订，但受编者水平有限，加之学科发展迅速，不足之处在所难免，恳请本教材的使用者给予坦诚的批评和指正。

编　者
2022 年 10 月

目 录 CONTENTS

第一章 绪 论

第一节 细胞生物学概述 微课1

PPT

📖 **学习目标**

1. **掌握** 细胞生物学的定义、研究的内容和任务。
2. **熟悉** 细胞生物学在现代医学中的地位和作用。
3. **了解** 细胞生物学的分科及发展经历的主要阶段。
4. 具备认识微观结构 – 细胞的能力。
5. 培养学生正确的世界观，强化微观世界与现实世界的密切联系。

⇒ **案例引导**

案例 患者，女，20 岁，因"右侧眼睑下垂 1 个月"入院。患者 1 个月前无明显诱因出现右侧眼睑下垂，偶有复视，活动后加重、休息后减轻。入院查体：皮肤、巩膜、心肺腹部查体未见异常。神经系统查体：神清、语利、右侧眼睑下垂，其余未见阳性体征。入院后行疲劳试验及新斯的明试验阳性，血清神经肌肉疾病相关抗体检测结果提示：抗乙酰胆碱受体抗体 IgG 5.18nmol/L 阳性（<0.40nmol/L 阴性，0.40~0.50nmol/L 可疑，>0.50nmol/L 阳性）。

讨论：该患者所患疾病是什么？其发病机制是什么？

细胞生物学（cell biology）是研究细胞基本生命活动规律的科学，它以"完整细胞的生命活动"为着眼点，从分子、亚细胞、细胞和个体水平等不同层次探讨细胞生命现象的发生规律及本质。从医学的角度在细胞、亚显微和分子水平上研究细胞结构和功能与疾病关系的科学称为医学细胞生物学（medical cell biology）。

细胞生物学是生命科学的基础学科之一。在我国基础科学发展规划中，把细胞生物学、分子生物学、神经生物学和生态学并列为生命科学的四大基础学科，反映了细胞生物学在生命科学中的地位及现代生命科学的发展趋势。

1. 细胞生物学的主要分支学科 随着学科的发展，细胞生物学形成了许多分支：①细胞生物学与相邻学科之间相互渗透形成了细胞形态学、细胞生理学、细胞遗传学、细胞化学、细胞社会学、细胞分子生物学等分支学科；②对一些特殊细胞的研究形成了癌细胞生物学、生殖细胞生物学、神经细胞生物学、干细胞生物学等分支学科；③在细胞生物学的一些特殊研究领域形成了细胞动力学、细胞工程学、细胞能力学、细胞生态学等分支学科。

这些分支学科极大丰富了细胞生物学的研究内容，促进了细胞生物学的发展。

2. 细胞生物学的研究内容 细胞生物学的研究内容和范围非常广泛，一般认为它的基本研究内容有以下几个方面：①细胞的形态结构和化学组成，包括细胞的整体结构、亚显微结构、细胞之间的连接结构及细胞结构的分子组成和细胞内的化学成分等；②细胞及细胞器的功能，如细胞的物质运输、信号识别和转导、能量转换、遗传信息的表达及细胞消化等功能；③细胞的增殖与分化，包括细胞的增殖方式、增殖调节、分化途径和分化调节等；④细胞的衰老和死亡，包括细胞衰老的机制及细胞死亡的方式等。另外，细胞识别、细胞免疫及细胞工程等是近年来细胞生物学新发展起来的领域，是细胞分子生物学研究的重要内容。

随着科学技术的进步，细胞生物学研究内容在不断扩展，主要表现在以下几个方面：①在细胞形态学方面，不再限于光学显微镜下可见的细胞显微结构的简单描述，而是观察和分析细胞内各部分的亚显微结构和分子结构；②在功能方面，不再限于细胞内各部分生理变化的纯粹描述，而是把代谢活动和形态结构结合起来探索细胞生命活动的过程；③在研究水平上，已从细胞整体和亚细胞水平深入分子水平，而且将细胞的整体活动水平、亚细胞水平和分子水平三方面有机地结合在一起研究；④在研究方法上，以动态的观点来探索细胞的各种生命活动，不仅仅是孤立地研究某个细胞器、生物大分子和小分子物质的单个生命活动现象，而是研究它们之间及其与环境间的整体发展变化过程。

⊕ 知识链接

细胞工厂

细胞是构成生物有机体的基本单位，细胞具有社会性，细胞与细胞之间建立必要的连接，同时细胞彼此之间还进行信息和物质的交流。细胞又是一个独立的结构，一个细胞便形成了一个小型工厂，世界上最小的工厂——细胞工厂。在一个细胞内有完整的如同大型工厂的所有功能部门，细胞核为控制中心，核糖体为蛋白质的加工部门，线粒体为动力部门，内膜系统为深加工和运输的部门，细胞膜则为工厂的围墙。细胞的微观世界如此奇妙，在认识细胞结构时需要紧密结合现实世界。

第二节　细胞生物学发展史 微课2

PPT

细胞生物学是生命科学一门前沿学科，在300多年的历史发展过程中一些新成就对整个生命科学起了巨大的推动作用，从细胞的发现到细胞生物学的形成，其历程可分为4个历史阶段。

1. 细胞的发现和细胞学说的建立

（1）细胞的发现　这一阶段大致是从显微镜的发明到19世纪初叶，开始了细胞的研究。

细胞的发现与显微镜的发明分不开。1590年，荷兰眼镜制造商Janssen兄弟试制成功第一架复式显微镜，为人类发现细胞打开了大门。1665年，英国学者R. Hooke用自己设计与制造的显微镜（放大倍数为40～140倍）观察软木的薄片，看到了类似蜂巢的极小的封闭小室，他称之为cellar（小室），中文翻译为"细胞"。实际上他只是观察到具有植物细胞壁的死细胞。

此后不久，荷兰学者A. V. Leeuwenhoek用设计较好的显微镜观察了许多动、植物的活细胞与原生动物，并于1674年在观察鱼的红细胞时描述了细胞核的结构。此时，意大利的Malpighi与英国的Grew注意到了植物细胞中细胞壁与细胞质的区别。此后，对细胞观察的资料不断增加，积累了较丰富的材料。然而遗憾的是，在长达170多年的历史中，由于显微镜技术未得到成功的改进，人们对细胞只是进行了肤浅的、零星的描述，对细胞在生物界的地位以及它与有机体的关系并没有进行科学、系统的概括，没有上升到具有普遍指导意义的理论高度。

（2）细胞学说的建立　这一阶段大致从19世纪初叶到19世纪中叶，这一时期的突出成就是创立细胞学说。

在总结前人工作的基础上，德国植物学家 M. Schleiden 结合自己的研究成果，于 1838 年发表了著名论文《论植物的发生》，指出细胞是一切植物结构的基本单位。1839 年，T. Schwann 发表了论文《动植物结构和生长一致性的显微研究》，明确指出，动物及植物结构的基本单位都是细胞。1858 年，R. Virchow 提出"细胞来自细胞"，也就是说，细胞只能来源于细胞，而不能从无生命的物质自然发生。这是细胞学说的一个重要发展，也是对生命的自然发生学说的否定。1880 年，A. Weissnamm 更进一步指出，所有现在的细胞都可以追溯到远古时代的一个共同祖先，这就是说，细胞是连续的、历史性的，是进化而来的。细胞学说（cell theory）至此而产生，其主要内容概括起来有以下几点：①生物都是由细胞和细胞产物所组成；②新细胞只能由原来的细胞经分裂而产生；③所有细胞在结构和化学组成上是基本相同的；④生物体是通过其细胞的活动反映其功能。细胞学说的提出对生命科学的发展具有重大意义，恩格斯把细胞学说、能量转化与守恒定律和生物进化论誉为 19 世纪自然科学上的三大发现。

2. 细胞学的经典时期 细胞学说的建立掀起了对多种细胞广泛的观察与描述的高潮，同时，各主要的细胞器和细胞分裂活动相继被发现，从而开始了细胞学时期。这一时期主要是指 19 世纪的最后 25 年，习惯上被称为细胞学的经典时期，主要贡献是原生质理论的提出、细胞分裂的研究和重要细胞器的发现。

1840 年，J. E. Purkinje 和 H. vonMohl 首次分别将动物和植物细胞的内含物称为"原生质"。1861 年，M. Schultze 提出原生质理论，认为有机体的组织单位是一小团原生质，这种物质在一般有机体中是相似的。

1841 年，R. Remak 发现鸡胚血细胞的直接分裂，其后 W. Flemming 和 E. Strasburger 分别在动物细胞中和植物细胞中发现有丝分裂。1883 年 E. vanBeneden 和 1886 年 E. Strasburger 分别在动物与植物细胞中发现减数分裂，至此发现了细胞分裂的主要类型。这一时期一些重要细胞器也相继被发现，如 1883 年 E. vanBeneden 和 T. Boveri 发现中心体，1894 年 R. Altmann 发现线粒体，1898 年 C. Golgi 发现了高尔基复合体等。

3. 实验细胞学时期 这一阶段大致从 20 世纪初到 20 世纪中叶，细胞学研究的显著特点是在相邻学科的渗透下，应用了实验的手段研究细胞的特性、形态结构及功能，使细胞生物学研究内容更广泛而深入，细胞遗传学、细胞生理学、细胞化学、生化细胞学、显微及亚显微形态学等分支学科逐渐形成。

1883 年，E. vanBeneden 发现了蛔虫的卵和精子的染色体数只有体细胞的一半，由此推测染色体与遗传有关。1910 年，T. H. Morgan 证明基因是决定遗传性状的基本单位，而且其直线排列在染色体上，建立了基因学说。至此，细胞学与遗传学结合起来，奠定了细胞遗传学的基础。

20 世纪初，R. Hadrrison 和 A. Carrel 创立了组织培养技术，为细胞生理学的研究开辟了一条重要途径。1943 年，A. Claude 用高速离心机从活细胞内把核和各种细胞器（如线粒体、叶绿体）分离出来，分别研究它们的生理活性，这对研究细胞器的功能和化学组成及酶在各种细胞器中的定位起了很大的作用。从此，细胞生理学逐步发展起来。

1924 年，J. Feulgen 用 DNA 的特殊染色方法——Feulgen 反应结合显微分光测定法开始对细胞的 DNA 进行定量分析。其后，1940 年 J. Bracket 用甲基绿 – 派洛宁染色方法显示细胞中的 RNA，T. Casperson 用紫外光显微分光光度法测定 DNA 在细胞中的含量。这种结合放射自显影术、超微量分析的方法对细胞内核酸和蛋白质代谢活动的研究起了很大促进作用，细胞化学的研究也迅速发展起来。

4. 细胞生物学的兴起和分子生物学的诞生 细胞生物学兴起于 20 世纪 50 年代以后，此时，电子显微镜技术、细胞化学技术和细胞组分分离技术得到综合应用，再加上分子生物学的介入，人们对细胞的认识从显微水平进入超微水平及分子水平。细胞的研究不再仅仅是"为了认识细胞而研究细胞"，而是被赋予了"通过细胞去解读生命"的全新内涵，人们开始赋予细胞生物学以"分子细胞生物学"或

"细胞分子生物学"等名称。

从 20 世纪 50 年代初 DNA 双螺旋模型的建立至 2003 年人类基因组计划的完成，分子生物学发展到空前繁荣的程度，同时也为深入了解细胞的生命活动打下了基础。而多利羊的诞生、人胚胎干细胞的建系和诱导性多潜能干细胞技术的建立等，则可以看成生命科学研究从分子水平回归到细胞水平、深入探索生命奥秘的几个最新的重要标志，显示出细胞生物学的发展进入了一个新的阶段。这个新阶段的总体特点是从细胞静态的分析到细胞生命活动的动态综合：①以细胞（及其社会），特别是活体细胞为研究对象；②以细胞重大生命活动为主要研究内容；③在揭示细胞生命活动分子机制方面，以细胞信号调控网络为研究重点；④以在多层次，特别是纳米尺度上揭示细胞生命活动本质为目标；⑤多领域、多学科的交叉研究成为细胞生物学研究的重要特征。

第三节　细胞生物学与医学 🅔 微课3

PPT

细胞既是人体正常结构和功能的基本单位，也是病理发生的基本单位，细胞结构与功能的异常是疾病发生的根本原因或结构基础。

著名科学家 E. B. Witson 曾经说过："每一个生物科学问题的关键必须在细胞中寻找。"细胞作为有机体结构和生命活动的基本单位，生物科学上的许多基本问题都必须在细胞中求得解决。人们对细胞进行深入研究，不仅是为了阐明各种生命活动的现象及本质，更是希望据此来进一步对这些规律加以控制和利用，以达到造福人类的目的。而在这些利用方式中，首当其冲的就是医学，许多疾病的研究和治疗最终都必须回归细胞水平，细胞的病变是诊断疾病最有力的证据，也为治疗指明正确的方向。例如，溶酶体的研究对了解细胞的变性坏死，特别是对风湿性关节炎、痛风的发生有所帮助，为治疗药物的设计提供了理论依据。细胞的衰老和死亡均与基因活动的调控有密切关系。单克隆抗体的研究使多种疾病快速明确诊断成为可能，也为"导弹药物"治疗癌症带来了希望。

细胞生物学作为研究生命活动规律的基本学科，其各项研究成果显然与医学的理论和实践密切相关。可以说，细胞生物学的发展推动了医学进步；反过来，医学的实践又为细胞生物学研究提供了经验。两者相辅相成，缺一不可。

1. 细胞与人体生长发育　受精卵作为生命起点无疑是所有细胞中最重要的，也是一个人体所有细胞的"祖先"。从一个单细胞到一个完整的人体，从发育成熟到衰老死亡，细胞经历了无数次生长、分裂、分化和衰老、死亡一系列复杂的过程，正是为这些肉眼看不到却无比重要的过程，在宏观上组成了人生理和心理变化，让人拥有完整的生命，更拥有了多姿多彩的生活。

2. 细胞与人类疾病　疾病产生的根本原因可以归纳为两大类：①某些细胞的生物学行为受到了影响或调整，使无法发挥其正常的生物学功能；②某些特定细胞被剔除，造成相关组织、器官，甚至系统功能的缺陷乃至丧失。一般情况，每一种疾病都必定伴随着细胞结构或功能的改变，疾病是细胞病变的宏观表现，细胞是人体疾病的基本单位。如艾滋病，它是人类免疫缺陷病毒（HIV）感染人体免疫系统的淋巴细胞所致。HIV 侵入宿主细胞与宿主 DNA 融合并复制，最终导致大量 T 淋巴细胞的死亡，机体免疫力明显下降，患者大多因此而死亡。艾滋病等病毒感染疾病的发病都是因为相关病原体入侵人体正常细胞，造成相应细胞的损伤甚至死亡所致。由此可见，人体稳态的维持离不开细胞，疾病的发生也与细胞密切相关。

3. 细胞与医学研究　细胞生物学的研究能有效地解决当今重大疑难疾病治疗的世界性难题，如严重危害人类健康的癌症的研究过程，能较好地证明细胞生物学与医学的密切关系。癌细胞的主要生物学特征之一就是异常增殖，即恶性生长和无休止分裂；同时癌细胞不仅不具有本来正常细胞应具备的完整的功能，更拥有严重的破坏力。科学工作者深入研究正常细胞的癌变机制以及癌细胞的异常增殖原因，从中找到了有效预防和控制癌症的方法。

研究发现端粒及端粒酶的组成结构及功能与细胞衰老、永生的关系一直是衰老相关疾病和肿瘤防治研究的热点。端粒作为真核生物染色体末端的必需结构，具有保护染色体和维持基因组稳定的重要作用。研究认为正常人体细胞中的端粒长度是一定的，且每经历一次细胞分裂，端粒的长度会减少一部分，因此正常细胞的分裂次数是有限的；而大多数恶性肿瘤中具有端粒酶活性，即经过分裂消耗的端粒长度可以通过逆转录得到补充，使肿瘤细胞具有恶性增殖的可能。如果利用研究成果使用相应的端粒酶抑制剂，理论上即可有效地控制癌症。再如，以一定低温持续加热一定时间来杀灭微生物的"巴氏消毒法"，其研究发现大大降低了外科患者因感染而死亡的概率，至今仍应用于牛奶的消毒和食物灌装前的处理；W. Flemming 发现的青霉素，在第二次世界大战中拯救了千百万伤病员，被称为第二次世界大战中与原子弹、雷达并列的三大发明之一。许多疾病被征服及医学的每一项重大成就，都与细胞生物学贡献联系在一起。

细胞生物学在现代医学中的地位和作用也可以从诺贝尔奖的颁发情况中反映出来。诺贝尔奖是世界上公认的对推动科学发展有重大作用的科研成果的一种肯定，同时也是对做出杰出贡献的科学家的嘉奖。从 1962 年首次给分子细胞生物学方面的科研成果（DNA 双螺旋结构的发现）颁奖到 2022 年诺贝尔奖揭晓，颁发的 63 次奖中，细胞生物学及相关的学科成果获生理学或医学奖 52 次（占 83%）、化学奖 9 次、物理学奖 1 次。从获奖的次数来看，这是任何生物医学学科所属的单一学科都不能比拟的。这一事实充分反映了细胞生物学在现代生物医学领域中的地位是十分重要的。

目标检测

答案解析

一、选择题

1. 细胞学说的创始人是（ ）

   A. R. Hook   B. M. Schleiden 和 T. Schwann   C. R. Brown

   D. W. Flemming   E. C. Darwin

2. 最早观察到活细胞的学者是（ ）

   A. R. Hook   B. A. Leeuwenhook   C. R. Brown

   D. W. Flemming   E. C. Darwin

3. 细胞生物学发展过程中实验细胞学阶段的主要标志是（ ）

   A. 成功研制第一台光学显微镜

   B. 观察到活体细胞

   C. 利用各种实验手段研究细胞的生化代谢过程及生理功能

   D. 研制成功第一台电子显微镜

   E. 明确了遗传信息流向的"中心法则"

4. 使细胞生物学研究深入亚细胞水平的是（ ）

   A. 光学显微镜技术   B. 电子显微镜技术

   C. DNA 重组技术   D. DNA 序列分析技术

   E. 体细胞克隆技术

5. 现代的细胞生物学是在（　　）层次上来研究细胞的生命活动

    A. 分子水平　　　　　　B. 亚细胞水平　　　　　　C. 细胞整体水平

    D. 组织水平　　　　　　E. 质子水平

二、简答题

1. 细胞生物学的研究内容有哪些？

2. 细胞生物学的形成与发展经历了哪几个阶段？

三、论述题

细胞生物学与医学的关系如何？

（丰慧根）

书网融合……

   本章小结   微课1   微课2   微课3   题库

第二章 细胞概述与细胞起源

📖 **学习目标**

1. **掌握** 细胞的概念；原核细胞与真核细胞的结构特点；细胞的化学组成。
2. **熟悉** 细胞的基本特征；生物大分子的结构与功能。
3. **了解** 细胞的起源和非细胞结构的生命。
4. 具备根据电镜结果识别细胞内部各种结构的能力。
5. 通过阐述细胞与组织或个体的关系引导学生建立正确的个人/集体观。

地球上的生物种类千差万别，从简单的单细胞生物到复杂的多细胞动、植物，其生命存在形式差别巨大，但组成上却是一致的，即都由细胞组成，细胞是除病毒外一切生命的基本单位，没有细胞就没有完整的生命。多细胞生物在系统演化过程中分化形成了数量众多、形态多样、功能各异的不同类型细胞，这是生命呈现出多样性的基础。而组成各种生命体的不同细胞在结构体系、化学组成及功能活动上具有多种惊人的共性特征，反映了地球上不同生命间的内在联系，是生命有着共同起源的有力证据。

第一节 细胞的概念和基本特征 ℮ 微课1

PPT

一、细胞是生命的基本单位

细胞是由脂类和蛋白质为主体的生物膜包裹的原生质（protoplasm）团，是生命的基本单位。地球上几乎所有生物有机体均由细胞构成。所有生物体的生长、发育、增殖、分化、遗传、代谢、应激、运动、衰老和死亡等生命现象都在细胞的基本属性中得到体现。从多维角度理解细胞概念可包含如下含义。

1. 细胞是构成生物有机体的基本单位 除病毒外，一切生物有机体均由细胞构成。单细胞生物仅由 1 个细胞构成，如细菌和原生动物。多细胞生物由几个至几万亿个细胞组成，例如一个成人有大约 10^{14} 个细胞；一个初生婴儿约有 2×10^{12} 个细胞。在绝大多数多细胞生命体内，细胞虽然都是高度"社会化"的细胞，具有分工和合作的相互关系，但它们都保持着形态与结构的独立性。每个细胞具有自己独立完整的一套结构体系，成为构成有机体的基本结构单位。

2. 细胞是生物有机体代谢与功能的基本单位 每一个细胞都是一个完整有序的自控代谢体系，可独立完成物质代谢和能量转换，并与周围环境进行物质和信息的交换，从而表现出自我调节、自我更新、自我复制等生命现象。正是基于此，单细胞生物可以由一个细胞完成运动、摄食、排泄和增殖等全部生命活动。而多细胞生物则由结构和功能发生分化的不同类型细胞之间的分工合作来完成各种复杂的生理活动。每一个细胞都有适应其自身功能的全套结构体系，可独立地完成其功能活动。

3. 细胞是生物生长与发育的基础 所有的多细胞生物都是由一个细胞（合子或受精卵）经过不断的分裂分化形成的，有机体的生长与发育是依靠细胞的分裂、迁移、分化和凋亡来实现的。这些过程的发生及其内在机制还有很多处于未知阶段，但不管过程如何复杂，毫无疑问，细胞是一切生物有机体生长与发育的基本单位。研究生物的生长与发育必须以研究细胞的增殖、生长和分化为基础。

4. 细胞是生命繁殖的基本单位　单细胞生物的繁殖表现为细胞的一分为二，多细胞生物则依靠细胞分裂形成遗传物质减半的特殊的生殖细胞，通过两性生殖细胞的结合，形成具有完整遗传信息的合子或受精卵，继而发育为个体。生命通过这样的方式得以延续，而遗传信息也借此在世代间传递。所以，细胞是生命繁殖的基本单位，也是遗传的桥梁。

5. 没有细胞就没有完整的生命　体外培养的单个细胞可以表现出生长、增殖等独立的生命活动，然而从细胞中分离出的任何结构，即使是结构完好的细胞核或含有遗传信息的线粒体，也不能展现出任何生命特征。病毒被认为是一类非细胞形态的生命体，但它们只能在侵染的细胞内才能表现出其基本的生命特征（增殖与遗传）。这些都说明细胞是生命活动的基本单位，没有细胞就没有完整的生命。

二、细胞的共性特征

构成生物机体的细胞种类繁多，形态结构和功能各异，但作为生命活动的基本单位，所有的细胞又都具有共同的基本特征。

1. 细胞都有相似的化学组成　所有细胞均由以 C、H、O、N、P、S 等为主体的 50 多种化学元素组成，由这些元素形成的氨基酸、核苷酸、脂质和糖类等分子是构成细胞的基本元件。

2. 细胞都有脂质－蛋白质体系的细胞膜　所有类型的细胞，其细胞膜结构主体均为磷脂双分子层，其上结合有功能各异的蛋白质分子。细胞膜将原生质与周围环境相隔离，使细胞形成相对稳定的内环境，同时也使细胞能选择性地与周围环境进行物质交换和信息交流，这是细胞演化形成更复杂内部结构的前提。

3. 细胞都具有相同的遗传装置　所有的细胞都有两种核酸——DNA 和 RNA，细胞以 DNA 储存遗传信息，通过转录形成 RNA 来传递遗传信息并指导蛋白质的合成。核糖体是所有细胞专一用于蛋白质合成的机器，存在于一切类型的细胞中。

4. 细胞都以生物催化剂催化各种代谢反应　在细胞生命活动中的各类型代谢反应都由生物催化剂催化，生物催化剂有两大类：①具有高效催化作用的蛋白质——酶；②具有催化活性的 RNA——核酶。

5. 细胞能量流通形式都为 ATP　生物氧化过程中释放的能量主要以化学能的形式储存在 ATP 中，当细胞进行各种生命活动需要能量时，ATP 又是最主要的直接供能者。ATP 是细胞能量的转换分子，是细胞的"能量货币"。

6. 细胞都以一分为二的分裂方式增殖　所有细胞都以一分为二的分裂方式进行增殖，遗传物质在分裂前复制加倍，在分裂时均匀地分配到 2 个子代细胞，这是生命繁衍和生长发育的基础。

第二节　细胞的形态与结构

PPT

一、细胞的形态和大小

1. 细胞的形态　组成生命体的细胞多种多样，同一类型的细胞具有相对恒定的形状，而不同类型的细胞常常呈现出不同的形状。细胞的形状与结构和所处环境密切相关，并与其生理功能高度适应。

原核细胞如细菌的形状常由其细胞外沉积物（如细胞壁）来塑造，呈现球形、杆状、弧形或螺旋状等几种固定的形态。单细胞动物适应其单个细胞独立完成相对丰富的生命活动而呈现出多样且独特的形状，如草履虫呈鞋底状、眼虫呈梭形、变形虫具有不规则且可变的形态。

对高等多细胞生物，其细胞结构与功能发生了高度分化，因而具有更为丰富多样的形状，如人体有200多种形态功能各异的细胞。不同细胞因其所表达的基因不同，细胞内骨架分子的组织方式不同而导致其形态各异，每种细胞的特殊形态又与其功能相适应。如红细胞呈双凹圆盘状，从而具有相对最大的表面积和较强的变形能力，这有利于其进行气体交换和通过毛细血管；肌细胞为梭形，与其收缩功能相适应；神经细胞具有长的细胞突起，有利于神经冲动的快速传导（图2-1）。此外，细胞的形态也受周围环境的影响。游离存在的细胞常常呈球形或类球形，如动物的血细胞、卵细胞，植物的花粉细胞等；而非游离细胞由于受到周围细胞的挤压而呈现某种特定形状，如上皮细胞在组织中常为柱状或扁平状，但当把这类细胞从组织分离并在液体培养基中悬浮培养时，细胞会呈现球形。

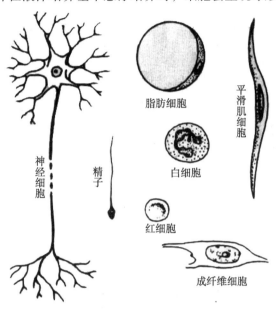

神经细胞　精子　红细胞　白细胞　脂肪细胞　平滑肌细胞　成纤维细胞

图2-1　不同形态的细胞

2. 细胞的大小　不同类型的细胞，其大小差别往往很大，例如鸵鸟蛋的卵黄直径可达5cm，而最小的支原体的直径只有0.1μm。人体中，最大的细胞是女性的卵子，直径达120μm，最小的细胞是精子，其头部直径仅为5μm。一般说来，真核细胞体积大于原核细胞，植物细胞大于动物细胞，卵细胞大于体细胞。细胞的大小受基因控制，与细胞内物质的量直接相关，也与细胞代谢活动和功能状态有关，如功能更活跃的骨骼肌细胞比平滑肌细胞更为粗大。

同类型细胞，即便是分属不同物种，其大小也几乎相同，处在一个恒定的范围内，这称为"细胞体积守恒定律"，例如大多数动植物细胞直径为20~30μm。因此，不同生物体或不同组织器官在体积上的差别主要取决于细胞的数量，而不是细胞大小。

二、原核细胞与真核细胞 🅴 微课2

构成不同生命体的细胞，其形态大小和生命活动纷繁多样。20世纪60年代，生物学家H. Ris根据细胞在进化上形成的主要结构差异，将所有细胞划分为原核细胞与真核细胞两类。

（一）原核细胞

原核细胞（prokaryotic cell）是细胞内缺少完整细胞核的一类细胞。每一个原核细胞都是一个独立的原核生物，地球上的原核生物包括支原体、衣原体、立克次体、细菌、放线菌和蓝藻等。

原核细胞体积较小，直径一般为1~10μm；细胞结构简单，主要的结构特点：没有由膜包被的细胞核，遗传物质通常集中分布形成一个没有明确界限的低电子密度区，称为拟核（nucleoid）；细胞质中没有特定分化形成的复杂结构和内膜系统，但具有70S的核糖体；遗传物质主要是一环状DNA分子，不与组蛋白结合，编码较少的遗传信息。

1. 支原体（mycoplasma）　是目前已知的最小、结构最简单的细胞，其直径仅为$0.1 \sim 0.3\mu m$，远小于细菌大小。支原体有细胞膜，但无细胞壁；核糖体为胞质中唯一可见的细胞器；一个环状双链DNA分子散布在细胞质中，不形成核区，仅编码合成数百种蛋白质（图2-2）。支原体与临床疾病关系密切，至今已发现30多种致病性支原体，可引起人类肺炎、脑炎和尿道炎等。

2. 细菌（bacteria）　是地球上种群数量最多、分布最广的生物，其结构代表了典型的原核细胞（图2-3）。细菌的直径一般为$1 \sim 10\mu m$，在细胞膜外有一层厚度$10 \sim 25nm$的细胞壁，主要成分为肽聚糖，具有塑造细菌形态、保护细胞的功能。细胞膜紧贴细胞壁内侧，局部常内陷形成复杂的褶皱结构，称为中膜体（mesosome）。细胞膜上附着有大量的酶，参与细菌的呼吸、合成和分泌等活动。一个裸露的双链环状DNA分子聚集形成拟核，可编码$2000 \sim 3000$种蛋白质，构成了细菌的基因组。在基因组DNA之外，细菌中还常常存在能自主复制的小的环状DNA分子，称为质粒（plasmid），含有极少的遗传信息，其编码蛋白可使细菌对抗生素不敏感，从而有利于细菌在特定环境条件下生存。细菌胞质中分布着大量的70S核糖体，大部分游离于细胞质中，少量附着于细胞膜内表面，执行细菌蛋白的生物合成功能。由于没有核膜的阻隔，细菌的基因转录与蛋白质合成可同时同地进行。除上述典型结构外，有的细菌在细胞壁外还具有荚膜、菌毛和鞭毛等结构，它们与细菌的运动和侵袭力有关。

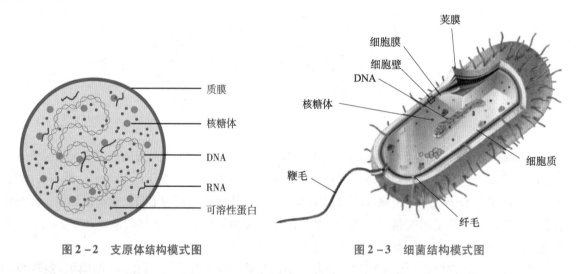

图2-2　支原体结构模式图　　　　　图2-3　细菌结构模式图

（二）真核细胞

真核细胞（eukaryotic cell）是进化上更为高等的细胞，具有比原核细胞更为复杂的结构和生理功能。由真核细胞构成的真核生物种类繁多，包括大量的单细胞生物（如酵母、原生动物等）和全部的多细胞生物。

大多数真核细胞的直径为$10 \sim 100\mu m$，光镜下可观察到细胞质中有一个或数个边界清晰的细胞核，存在由核膜包被的完整细胞核是真核细胞区别于原核细胞的最基本特征。因此，真核细胞的显微结构可分为细胞膜、细胞质和细胞核3部分，植物细胞还具有纤维素成分的细胞壁。真核细胞的胞内结构发生了复杂的分化，形成了许多膜性及非膜性的细胞器。细胞质中还具有发达的由纤维状蛋白构成的网架体系，称为细胞骨架。此外，在细胞核内还具有核骨架和染色质等纤维结构。细胞器及细胞骨架等结构需要借助电子显微镜下才能观察到，它们构成了真核细胞的超微结构（图2-4）。

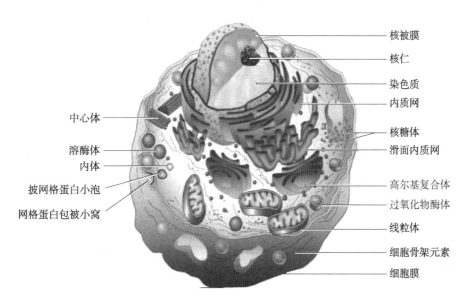

图 2 – 4　真核细胞结构模式图

核被膜　核仁　染色质　内质网　核糖体　滑面内质网　高尔基复合体　过氧化物酶体　线粒体　细胞骨架元素　细胞膜

中心体　溶酶体　内体　披网格蛋白小泡　网格蛋白包被小窝

按照成分及功能，真核细胞的超微结构可划分为 3 种结构体系。

1. 以脂质 – 蛋白成分为基础的生物膜系统　这一系统由细胞的各种膜性结构组成，包括细胞膜、核膜、各种膜性细胞器（如内质网、高尔基复合体、溶酶体、线粒体、过氧化物酶体和叶绿体）及其他膜泡结构等。这些结构的一致特征是具有以脂质和蛋白质为主要成分、组成和结构相似的生物膜。它们大多在发生与功能上联系紧密，形成一个可相互转化的内膜系统。生物膜不仅为细胞提供了更多的膜表面，还将细胞内部隔离成不同的功能区室，有利于各种代谢反应独立而高效地完成。

2. 以纤维状蛋白为基础的细胞骨架系统　是由一系列蛋白纤维构建的网架结构体系，分为细胞质骨架和细胞核骨架。细胞质骨架主要由微管、微丝和中间纤维构成，对细胞形态的维持、胞内物质的定位和运输、细胞分裂分化等多种功能活动具有重要作用。细胞核骨架由核纤层蛋白和核基质组成，参与基因表达、染色体的包装和核内排布等。

3. 以核酸 – 蛋白质为主要成分的遗传信息表达系统　是由 DNA – 蛋白质复合体和 RNA – 蛋白质复合体组成的颗粒状或纤维状结构体系，包括细胞核内的染色质/体、核仁以及位于胞质中的核糖体等。染色质为遗传物质的载体，由 DNA 和组蛋白结合形成，在细胞分裂时染色质凝集形成染色体；染色质 DNA 的复制和转录形成 RNA 均在细胞核内进行；核仁为核糖体 RNA 转录并与蛋白质包装形成核糖体大小亚基的场所；位于细胞质中的核糖体为 80S 的 RNA – 蛋白质颗粒，是合成蛋白质的机器。

膜包被的细胞核、多样的膜性细胞器以及发达的细胞骨架是真核细胞与原核细胞在结构上的显著区别。真核细胞这种比原核细胞更为复杂精细的超微结构是由其更大量的遗传信息、更精巧的遗传装置和多层次的遗传信息表达调控决定的，相比结构上的差异，这种遗传信息及其传递表达上的差异才是两类细胞最本质的区别（表 2 – 1）。

表 2 – 1　原核细胞与真核细胞的比较

比较类别	原核细胞	真核细胞
细胞大小	较小（1~10μm）	较大（10~100μm）
细胞壁	主要成分为肽聚糖	主要成分为纤维素
细胞核	拟核，无核膜及核仁	有核膜及核仁
内膜系统	无	发达

续表

比较类别	原核细胞	真核细胞
细胞骨架	无	有
核糖体	70S	80S
遗传物质	一个环状 DNA，不与组蛋白结合	多个线性 DNA 分子，与组蛋白结合形成染色质
转录与翻译	同时同地进行	转录在核内，翻译在细胞质
细胞分裂	二分裂	有丝分裂，减数分裂

⊕ 知识链接

古核细胞

人们习惯上将构成生物体的细胞分为原核与真核两类，但进化生物学研究显示，原核生物在很早时候就演化为古细菌和真细菌两类。1990 年，C. R. Woese 提出，将生物界划分为古菌域、细菌域和真核域。基于此，细胞可分为古核细胞（古细菌）、原核细胞与真核细胞 3 类。目前已鉴定出数百种古细菌，包括产甲烷菌、盐杆菌、热原质体、硫氧化菌等。古细菌具有某些原核细胞的特征，如没有核膜包被的细胞核，具有细胞壁、环状 DNA 分子和操纵子结构，大部分基因无内含子等。但古细菌的细胞壁不含胞壁酸成分，环状 DNA 会与组蛋白结合成类似核小体的结构，翻译起始氨基酸为甲硫氨酸等，这些特点又与真核细胞类似。基因组序列比对结果揭示古细菌与真核细胞在进化上更为接近。

（三）非细胞结构生命

除原核与真核生物外，地球上还存在一些非细胞结构的"生命"，主要包括病毒（virus）、类病毒（viroid）和蛋白质感染因子（prion）。

1. 病毒 从结构上讲，病毒是一类核酸 - 蛋白质复合体，由核酸分子（DNA 或 RNA）包裹蛋白质衣壳形成。因不含自主代谢体系，其单独存在时不表现出任何生命特征。当病毒感染细胞后，可利用宿主细胞的代谢体系复制自身核酸，并以之指导合成自身蛋白质，进而组装形成新的病毒颗粒，最终从细胞中释放后再感染其他细胞，病毒通过这种方式实现增殖。病毒的生命活动（增殖）不能独立完成，只能在宿主细胞中进行，因而是细胞的寄生体，是一类不完全的生命。根据宿主细胞的不同，病毒可分为动物病毒、植物病毒和细菌病毒（噬菌体）。

病毒核酸在细胞内的复制转录可能会关闭或改变宿主细胞基因的表达调控，从而影响细胞的正常生理活动，甚至造成细胞死亡。因此，病毒的感染常会导致宿主患病。病毒导致的人类疾病时有发生，如病毒性流感、肺炎等。有的病毒甚至会引起严重的疾病，如人类免疫缺陷病毒（HIV）会导致艾滋病，人乳头瘤病毒（HPV）可导致女性患宫颈癌。1976 年出现于非洲的埃博拉病毒引起严重的出血热，感染者的死亡率达到 50% ~90%，是人类历史上最致命的病毒之一。

2. 类病毒和蛋白质感染因子 是结构上比病毒更简单的感染物。前者是一类具有感染能力的 RNA 分子，可在细胞受损时侵入细胞进行复制增殖，目前仅发现于植物细胞；后者只是一类具感染性的蛋白质分子，又称为"朊病毒"。与病毒和类病毒不同，最初的朊病毒不是入侵者，而是机体自身某种蛋白构象改变所致，它本身不能复制，但可以通过与正常同类蛋白接触而诱导其构象发生改变，从而形成复制的效应。朊病毒能侵染哺乳动物神经组织，引起羊瘙痒病、牛海绵状脑炎（疯牛病）和人类克 - 雅病、库鲁病等神经系统疾病的发生。

PPT

第三节　细胞的分子基础

组成细胞的全部物质统称为原生质，不同细胞的原生质在化学成分上虽有差异，但所含化学元素却基本相同。构成原生质的化学元素有 50 多种，其中最主要的是 C、H、O、N 4 种元素，占全部组成元素的 90% 以上。其次为 P、S、Na、K、Ca、Mg、Cl 等元素，这 11 种元素约占细胞总量的 99.9% 以上，被称为宏量元素。除此以外的其余元素，如 Fe、Cu、Zn、Mn、Mo、Co、Cr、Se、Ni、F、Br、I 等，在细胞中含量极少，称为微量元素。它们可参与细胞内化学物质的组成，与许多蛋白质或酶的活性有关。微量元素与宏量元素一样不可或缺，都是维持细胞生命活动的所必需的。原生质中的化学元素不单独存在，而是结合形成无机化合物和有机化合物存在于细胞内。

一、细胞内的无机化合物

细胞内的无机化合物包括水和无机盐。水是细胞中含量最多的成分，占细胞总量的 70% ~ 80%。细胞中的水主要以游离态存在，构成了细胞内的液体环境。水具有极性，因而是细胞内各种极性分子和离子的良好溶剂；细胞的大部分生化代谢反应都在水环境中进行，因而水也是细胞生命活动的介质。不到 5% 的水分子可通过氢键与蛋白质分子结合形成结合水，参与构成细胞结构。

无机盐占细胞总重的 1% ~ 1.5%，在细胞中均以离子状态存在，主要包括 Na^+、K^+、Ca^{2+}、Mg^{2+}、Fe^{2+} 等阳离子以及 Cl^-、PO_4^{3-}、SO_4^{2-}、HCO_3^- 等阴离子。无机盐离子或游离于水中，参与细胞渗透压和 pH 值的维持、生物膜电位的形成以及酶活性的调节等；或直接与蛋白质或脂类结合形成结合蛋白（如血红蛋白）或类脂（如磷脂）。

二、细胞内的有机小分子

细胞内的有机化合物包括小分子和生物大分子。有机小分子是指相对分子量为 100 ~ 1000 的含碳化合物，主要包括单糖、脂肪酸、氨基酸和核苷酸等 4 类。此外，还有维生素及上述 4 类分子的低聚合物或衍生物，如二糖、寡糖、小分子肽、生物胺以及类脂等。

1. 单糖（monosaccharide）　细胞中常见的单糖有葡萄糖、果糖、半乳糖、核糖和脱氧核糖等，其中，葡萄糖是细胞主要的能源物质，可被氧化分解释放能量供细胞生命活动所需，其代谢中间物还是合成其他含碳化合物（如氨基酸、脂肪酸或核苷）的原料。葡萄糖也是构成淀粉、糖原等多糖的主要单体。另两种重要的单糖是核糖和脱氧核糖，是组成核酸的重要成分。细胞中还存在由少数单糖聚合形成的寡糖（oligosaccharide），寡糖多与蛋白或脂类结合形成糖蛋白或糖脂，可作为细胞表面的黏附分子或信号分子在细胞连接和黏附、细胞识别、细胞信号传递等过程中起作用。

2. 脂肪酸（fatty acid）　为含烃链的有机酸，由疏水的烃链和亲水的羧基组成。机体内的脂肪酸只有少数以游离形式存在，大部分存在于脂肪、类脂和固醇等脂类中。细胞内几乎所有的脂肪酸分子都通过其羧基与其他分子共价连接。不同的脂肪酸分子的烃链长度及所含饱和键数目和位置不同，决定了它们不同的化学特性。脂类在细胞中的主要功能：①储存能量，如脂肪是机体储存能量的主要形式，可经氧化分解为细胞提供能量；②形成细胞结构，如磷脂分子是构建生物膜的主要成分之一；③作为激素参与细胞功能调节，如雌激素、雄性激素、前列腺素等。某些类脂分子，如三磷酸肌醇（IP_3）是细胞内重要的第二信使，可通过参与细胞信号转导调控细胞内钙信号。

3. 氨基酸（amino acid）　是一类分子结构中同时含有羧基（—COOH）和氨基（—NH_2）的有机小分子，是构成蛋白质的基本结构单位。自然界中氨基酸种类有 300 多种，但组成蛋白质的主要氨基酸只有 20 种。每个氨基酸分子都有一个羧基和一个氨基与同一个 α 碳原子连接，这构成了所有氨基酸的共同结构。α 碳原子还结合一个侧链基团（—R），不同氨基酸的差别主要是 R 基团不同（图 2-5）。R 侧链基团决定了氨基酸的理化性质，而氨基酸的性质又决定着所组成的蛋白质的特性及功能。除形成蛋白质外，某些氨基酸经代谢可转化为其他胺类化合物，如多巴胺、肾上腺素、甲状腺素等，发挥重要作用。

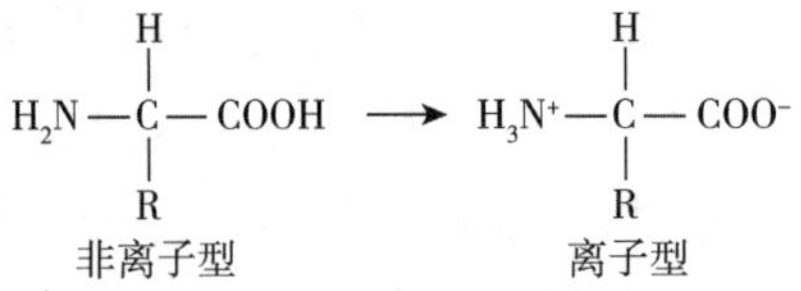

图 2-5 氨基酸分子结构通式

4. 核苷酸（nucleotide） 是一类由核苷（nucleoside）与磷酸形成的有机小分子。一分子戊糖与一分子含氮碱基脱水缩合形成的小分子称为核苷，核苷与一个磷酸分子结合形成一个单核苷酸分子，是构成核酸的基本单位（图 2-6）。其中，戊糖可以是核糖或脱氧核糖，碱基包括嘌呤（purine）和嘧啶（pyrimidine）两类：嘌呤有腺嘌呤（A）和鸟嘌呤（G），嘧啶包括胞嘧啶（C）、胸腺嘧啶（T）和尿嘧啶（U）。核苷酸分子按所含戊糖的不同分为脱氧核糖核苷酸和核糖核苷酸两类，其中，组成脱氧核糖核苷酸分子的碱基为 A、T、C、G，而组成核糖核苷酸分子的碱基为 A、U、C、G，因而根据碱基的不同，两类核苷酸分子又各自分为 4 种基本类型（表 2-2）。数量不等的脱氧核糖核苷酸分子和核糖核苷酸分子分别聚合形成细胞的两类核酸。

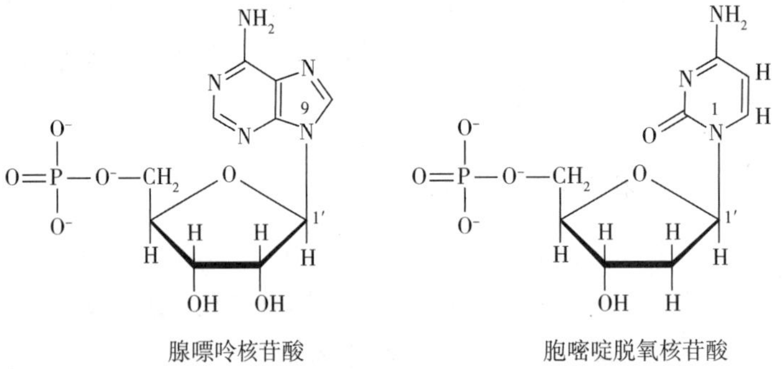

腺嘌呤核苷酸　　　　　　　　　胞嘧啶脱氧核苷酸

图 2-6 核苷酸结构通式

表 2-2 两类核苷酸的比较

比较类别	脱氧核糖核苷酸	核糖核苷酸
戊糖	脱氧核糖	核糖
碱基	A、G、C、T	A、G、C、U
核苷酸种类	脱氧腺苷酸（dAMP）	腺苷酸（AMP）
	脱氧鸟苷酸（dGMP）	鸟苷酸（GMP）
	脱氧胞苷酸（dCMP）	胞苷酸（CMP）
	脱氧胸苷酸（dTMP）	尿苷酸（UMP）
形成的核酸	DNA	RNA

核苷也可与 2 分子或 3 分子磷酸结合形成核苷二磷酸或核苷三磷酸，核苷三磷酸是核苷酸在细胞内的存储形态。其中腺苷三磷酸（ATP）还是细胞内化学能的主要载体，其分子中两个高能磷酸键解离所释放的能量是细胞生命活动能量的直接来源。此外，某些结构特殊的核苷酸分子，如环腺苷酸（cAMP）是细胞内重要的信号分子。

三、细胞内的生物大分子

在细胞中，构成原生质主体的是各种分子量巨大的有机大分子，主要包括核酸、蛋白质和多糖等，它们分别由数量众多的核苷酸、氨基酸和单糖等小分子聚合而成，相对分子量可达 $10^4 \sim 10^6$。它们有着复杂的结构和完全不同于其组成单体的生物学特性，是细胞结构和功能的主要承担者和执行者，被称为生物大分子（biomacromolecule）。

（一）核酸

核酸（nucleic acid）是由核苷酸聚合形成的生物大分子，存在于目前已知的所有生命体中，是生物遗传的物质基础，担负着遗传信息的存储、复制和表达的功能。

核酸由数量众多的单核苷酸聚合而成：一个核苷酸分子戊糖的 3′ 位碳原子上的羟基与另一个核苷酸分子戊糖的 5′ 位碳原子连接的磷酸脱水缩合形成酯键（图 2 - 7）。众多的单核苷酸之间通过这样的 3′，5′ - 磷酸二酯键聚合形成多核苷酸链，即核酸分子。细胞中的核酸根据化学组成和结构的不同分为脱氧核糖核酸（deoxyribonucleic acid，DNA）和核糖核酸（ribonucleic acid，RNA）两类。

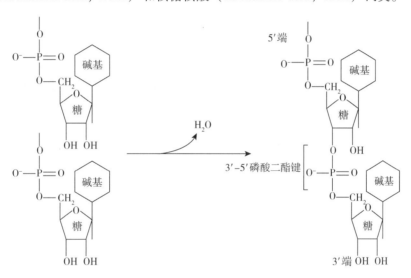

图 2 - 7　核苷酸的聚合

1. DNA 是由脱氧核糖核苷酸聚合形成的高分子链式聚合物，在真核细胞中，主要存在于细胞核内，并与组蛋白结合形成染色质。此外，在一些特定细胞器中，如线粒体、叶绿体等，也含有少量 DNA 分子。由于组成 DNA 的单核苷酸数量巨大，因而 DNA 分子的相对分子质量非常大。DNA 分子中 4 种脱氧核糖核苷酸的数量和线性排列顺序（称为序列）构成了 DNA 的一级结构，由于不同的核苷酸分子仅为碱基种类的不同，所以通常用碱基的排列顺序来表示 DNA 的序列信息，如写作 5′…AAGCTTCA…3′。

（1）DNA 双螺旋结构　20 世纪 50 年代初，对 DNA 样品的 X 射线衍射结果分析表明，DNA 是由两条链组成的螺旋状分子。在对不同生物来源的 DNA 的碱基组成分析发现，4 种碱基符合 [A] = [T]，[C] = [G]（[ ] 表示摩尔浓度）。根据这些研究结果，Watson 和 Crick 于 1953 年提出了 DNA 双螺旋结构模型（DNA double helix model）。该模型认为：①DNA 由两条相互平行且方向相反的多核苷酸链组成，即一条链是 5′→3′，另一条链是 3′→5′，两条链围绕同一中心轴盘绕形成右手双螺旋结构，脱氧核糖和磷酸位于双螺旋外侧形成链的主体骨架，碱基位于双螺旋内侧；②两条链通过内侧碱基之间形成氢键而彼此结合，碱基之间的结合遵循严格的互补配对原则，即 A 与 T 通过 2 个氢键配对结合，C 与 G 通过 3 个氢键配对结合。相互配对结合的一对碱基称为一个碱基对（basepair，bp）；③螺旋内互补配对的每对碱基均位于同一平面，且垂直于螺旋纵轴，相邻碱基平面间的距离为 0.34nm，每 10 个碱基对形成

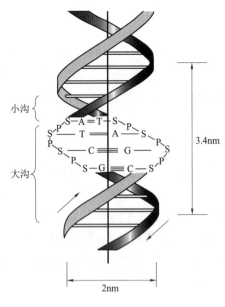

小沟
大沟

图 2 - 8　DNA 双螺旋结构

一圈螺旋，螺距为 3.4nm，双螺旋直径为 2nm（图 2 - 8）。双螺旋结构模型完美解释了 DNA 分子的组成及结构特性，得到后续大量实验的证明，成为之后解析遗传信息复制和转录、对遗传物质进行分子操作的基础，它的提出是生命科学研究从细胞水平迈入分子水平的标志性事件。

（2）DNA 的功能　主要功能是储存和传递遗传信息。虽然组成 DNA 的脱氧核苷酸只有 4 种，但由于其数量巨大，且随机排列，所以不同的脱氧核苷酸可以形成巨量的排列组合方式。例如，假定一个 DNA 分子中含有 100 个碱基对，那么 4 种脱氧核苷酸的组合方式就有 4^{100} 之多。这种巨量的排列组合使得 DNA 的碱基序列中蕴藏了大量的遗传信息。含有遗传信息的 DNA 序列称为基因（gene）。DNA 分子的大小通常以所含的碱基对数量来计量，一般而言，DNA 分子的碱基对数量越多，其编码的遗传信息的量也就越丰富。人类基因组的全部 DNA 约为 3.0×10^9bp，编码 2 万 ~3 万个基因。

在细胞增殖时，亲代细胞的 DNA 会发生复制并随细胞分裂而传递给子代细胞，遗传信息由此得以复制并在细胞间传递。由于 DNA 双链是互补的，因而两条链携带有相同的遗传信息。DNA 在进行复制时，分别以两条链为模板，在 DNA 聚合酶作用下合成出两条与模板链互补的子链，从而形成两个完全相同的子代 DNA 分子。由于子代 DNA 分子的双链一条为亲本 DNA 的模板链，另一条为新合成的链，故称 DNA 复制方式为半保留复制（semi - conservative replication）。

DNA 所含遗传信息最终呈现为丰富多样的蛋白质分子的过程称为基因表达，这是一个遗传信息由 DNA 经过特定 RNA 最终传递给蛋白质的过程。在 RNA 聚合酶作用下，细胞以 DNA 的一条链中的特定序列为模板，按照碱基互补配对原则，合成一个 RNA 分子，这一过程称为转录（transcription）。通过转录，DNA 特定序列中的碱基顺序被转化为 RNA 分子中相应的碱基顺序。之后 RNA 的遗传信息经翻译形成蛋白质多肽链，而蛋白质则决定着细胞的结构和各种生命活动。因此，DNA 的碱基顺序是细胞乃至个体生命活动的信息基础。

近些年来的研究显示，DNA 序列并不是决定基因表达的唯一因素，有时在基因的碱基顺序保持不变的情况下，基因表达却发生了可遗传的改变，这一现象被称为"表观遗传"。产生表观遗传的机制包括 DNA 甲基化、组蛋白修饰、基因沉默、RNA 编辑、染色质重塑或失活等，这反映了真核细胞遗传信息表达的多样性和复杂性。

2. RNA　由 DNA 转录形成的 RNA 是细胞的另一类核酸，主要位于细胞质中，细胞核内也有少量分布。RNA 是核糖核苷酸分子的多聚体，组成 RNA 的 4 种主要核苷酸为腺苷酸、鸟苷酸、胞苷酸和尿苷酸，其中，只有一种所含碱基与 DNA 中的不同，即尿苷酸中尿嘧啶（U）替代了 DNA 中的胸腺嘧啶（T）。此外，某些 RNA 分子中还有一些含量较少的稀有碱基，如假尿嘧啶、甲基腺嘌呤、甲基鸟嘌呤等。大部分 RNA 以单链形式存在，但 RNA 分子内部的一些满足碱基互补配对的区段可折叠并通过碱基间氢键结合，从而形成局部双螺旋结构，这种双链称为假双链。

细胞内有多种 RNA 分子，它们的分子大小和结构不同，所承担的功能各异。RNA 结构与功能的研究是近些年来进展最迅速的领域之一，多种新的非编码 RNA 的发现极大地扩展了人们对 RNA 分子的认识。细胞内与蛋白质合成有关的 RNA 主要有 3 类，即信使 RNA（messenger RNA，mRNA）、核糖体 RNA（ribosomal RNA，rRNA）和转运 RNA（transfer RNA，tRNA）。

（1）mRNA　占细胞总 RNA 量的 1%～5%，为线性单链结构。在细胞中种类极多，如哺乳动物每个细胞中含数千种大小不同的 mRNA，不同组织细胞中 mRNA 的含量和种类差别极大。mRNA 是一类具有遗传信息的 RNA，基因经转录后遗传信息由 DNA 碱基顺序转化为 mRNA 的碱基顺序。真核细胞mRNA 的初始转录产物称为核不均一 RNA（heterogeneous nuclear RNA，hnRNA），它比成熟的 mRNA 分子大很多，在核内经剪接加工后成为成熟的 mRNA 并转移到胞质中起作用。

真核细胞成熟的 mRNA 分子具有特定的分子结构，即在 5′端有一个 7 - 甲基三磷酸鸟苷（m^7G^5 ppp）帽子，3′端有一段由 30～300 个腺苷酸组成的多聚腺苷酸尾。mRNA 分子中每三个相邻碱基组成一个密码子（coden），决定多肽链中的一个氨基酸。因而 mRNA 是指导蛋白质合成的模板，是遗传信息由 DNA 流向蛋白质的"中转站"。

（2）rRNA　是细胞中含量最丰富的一类 RNA，占细胞 RNA 总量的 80%～90%。真核细胞中有 5S、5.8S、18S 和 28S 4 种 rRNA（S 为沉降系数）。所有 rRNA 均为单链结构，某些类型在局部可形成假双链。rRNA 是核糖体的重要组分，占核糖体总量的 60%。因而，rRNA 的功能是与特定蛋白质结合形成核糖体，参与细胞内蛋白质的合成。

（3）tRNA　占细胞 RNA 总量的 5%～10%。tRNA 是 3 类主要 RNA 分子中分子量最小的一类，仅由 70～90 个核苷酸组成，其中有 10%～20% 为稀有碱基。tRNA 分子内部常回折形成假双链，整个分子呈三叶草形：在柄部的 3′端为 CCA 3 个核苷酸，其中末端的腺苷酸可与氨基酸共价结合；与柄部相对的一端为一环状结构，含有反密码子，故此结构称为反密码环。反密码子是此环上相邻的 3 个碱基，可与mRNA 上的密码子进行碱基互补配对（图 2-9）。

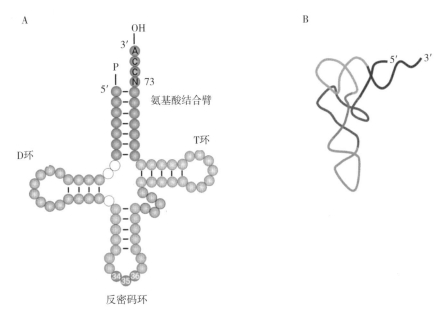

图 2-9　tRNA 的分子结构

A. tRNA 的二级结构；B. tRNA 的三级结构

tRNA 的功能是在蛋白质合成过程中转运活化的氨基酸到核糖体的特定部位。在特定的氨酰 tRNA合成酶作用下，不同的 tRNA 与特定氨基酸结合，并通过自身反密码子与 mRNA 上的密码子互补配对，从而将活化的氨基酸运输到核糖体。近年来发现，tRNA 还可作为反转录时的引物发挥作用。常见的可作为引物的 tRNA 有色氨酸 - tRNA 和脯氨酸 - tRNA。

除这 3 类主要 RNA 外，真核细胞内还存在一些小分子 RNA，如构成剪接体、参与 mRNA 剪接加工的小核 RNA（small nuclear RNA，snRNA）；参与核内 rRNA 加工的小核仁 RNA（small nucleolar RNA， snoRNA）；可通过碱基互补结合 mRNA，从而抑制翻译或促使 mRNA 降解的微小 RNA（micro RNA，miRNA）等。此外，还有一类小 RNA 分子，可在没有任何蛋白质参与的情况下催化特定 RNA 加工剪切，这类具有酶活性的 RNA 称为核酶（ribozyme）。近年来，在真核细胞中还发现了长链非编码 RNA（long noncoding RNA，lncRNA）和环状 RNA（circular RNA，circRNA）分子，它们以多种途径参与真核基因的表达调控，其确切功能及分子机制是目前分子生物学研究的热点之一。

⊕ 知识链接

核　酶

核酶（ribozyme）是一类具有催化功能的 RNA。1981 年，美国学者 T. Cech 等在研究原生动物四膜虫 RNA 的剪接时，首次发现 rRNA 基因转录产物的 I 型内含子剪切和外显子拼接过程可在无任何蛋白质存在情况下发生。在 rRNA 剪接过程中，前体 RNA 会释放出一个内含子短链 L19RNA，它能高度专一地催化核苷酸底物的剪接，证明了 RNA 分子具有催化功能。Cech 将其命名为核酶（RNaseP），以区别于传统的蛋白酶。之后，Altman 等（1983 年）在细菌中也发现了具有切割 rRNA 前体功能的核酶，并证明其具有全酶的活性。核酶以 RNA 为底物，通过与靶 RNA 进行特异性序列配对而发挥剪接作用。核酶的发现拓展了传统上生物学中对"酶"的定义，改变了以往只有蛋白质才有催化功能的概念。Cech 和 Altman 因此获得 1989 年诺贝尔化学奖。

（二）蛋白质

蛋白质（protein）是由氨基酸聚合而成的生物大分子，是构成细胞的主要成分，占细胞干重的 50% 以上。蛋白质也是细胞中最具多样性的生物大分子，人体中蛋白质的种类约有 10 万种，每个哺乳细胞中都有至少数千种不同的蛋白质。它们结构不同，功能各异，不仅决定着细胞的形态和结构，而且是细胞几乎所有生理活动的主要物质基础。

1. 蛋白质的结构与组成　组成蛋白质的氨基酸种类虽然仅有 20 种，但一个蛋白质分子可以由数十至上千个氨基酸聚合而成。一个氨基酸分子的 α - 羧基（—COOH）与另一个氨基酸分子的 α - 氨基发生脱水缩合，所形成的共价键称为肽键（peptide bond）（图 2-10）。不同的氨基酸分子通过肽键依次相连形成线性肽链（peptide chain），肽链中的每个氨基酸称为氨基酸残基。由少数氨基酸连接而成的小分子肽称为寡肽（oligopeptide）。如由 3 个氨基酸组成的三肽化合物谷胱甘肽和含有 5 个氨基酸的五肽化合物脑啡肽都属于寡肽。由多个氨基酸聚合而成的高分子肽链称为多肽（polypeptide）。细胞内有的蛋白质分子只由一条多肽链组成，而有的蛋白质则是数条多肽链的复合体。

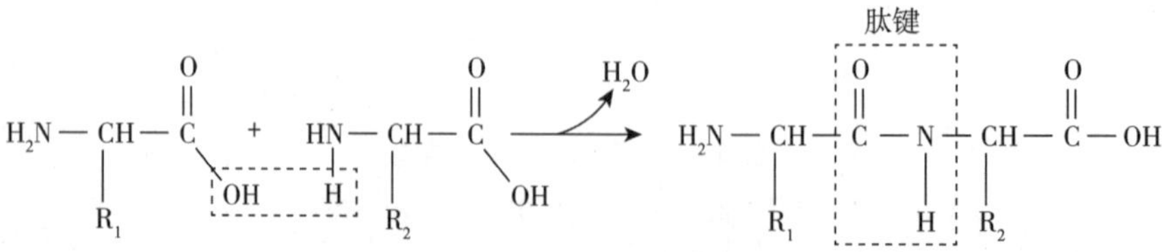

图 2-10　肽键的形成

多肽链中氨基酸的种类、数量和排列顺序称为蛋白质的一级结构，主要由氨基酸之间形成的肽键维系，此外，多肽链中的半胱氨酸之间还可形成二硫键。人类解析的首个蛋白质一级结构是胰岛素的一级结构，由英国化学家 Sanger 于 1953 年测定得到。它由 A、B 两条链共 51 个氨基酸残基组成，A 链含 21 个氨基酸，B 链含 30 个氨基酸，两条链间通过二硫键连接（图 2-11）。一级结构的不同决定了蛋白质种类的不同，是蛋白质分子多样性的来源。蛋白质一级结构由基因所含的遗传信息决定，基因突变会造成多肽链中氨基酸的种类或数量的改变。

蛋白质一级结构是蛋白质形成高级空间结构的基础。在细胞内，有功能活性的蛋白质不是以线性多肽链方式存在，而是由多肽链经折叠弯曲后形成的具有一定空间构象的三维立体分子。多肽链中氨基酸的种类、数量及其所处的位置决定了蛋白质分子最终的空间结构，而蛋白质空间结构的改变会导致其功能的改变或丧失，从而引发疾病。例如，人类血红蛋白由 2 条 α 链和 2 条 β 链组成，珠蛋白β 基因突变导致 β 链第 6 位谷氨酸被缬氨酸取代，使得血红蛋白空间结构改变而发生聚集，从而引发镰状细胞贫血。

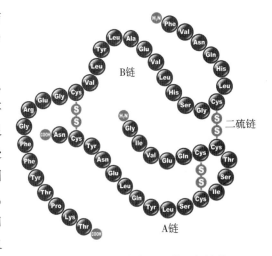

图 2-11　人胰岛素分子的一级结构

⇒ 案例引导

　　案例　患者，女，15 岁，因双侧大腿和臀部疼痛 1 天就诊。患者贫血 10 余年，近期无外伤和剧烈运动。家族其他成员无类似表现。查体显示，患者双侧大腿前部有非特异性疼痛；结膜稍显苍白；白细胞计数增高，17000/mm³；血红蛋白含量减少，71g/L；红细胞大小不均，可见异形红细胞，部分红细胞呈镰刀形。

　　讨论：该患者所患疾病是什么？其发病机制是什么？

蛋白质的高级空间结构包括二级、三级和四级结构（图 2-12）。在一级结构基础上，多肽链内一定位置的氨基酸残基之间会有规则地形成氢键，在氢键维系下，肽链局部区域形成特定的空间结构，称为蛋白质的二级结构（图 2-12A）。主要的二级结构包括 α-螺旋（α-helix）、β-片层（β-sheet）、β 转角和无规卷曲等。α-螺旋是局部肽段按右手螺旋盘绕形成的螺旋状结构，是多肽链中最稳定的构象，大量存在于球状蛋白中，如肌红蛋白中约 75% 的肽链呈 α-螺旋；也是某些纤维状蛋白，如胶原蛋白、肌球蛋白等的结构基础。β-片层是肽链自身回折后反向平行的肽段形成的锯齿状结构。主要存在于纤维状蛋白，如角蛋白中。大部分蛋白质分子同时具有这两种二级结构。

多肽链在二级结构基础上进一步盘曲折叠形成的空间结构称为蛋白质的三级结构。一个三级结构的蛋白常包含多个二级结构单元。维系三级结构的是氨基酸侧链基团间的氢键、离子键和疏水性作用力等。分子量较大的蛋白质在空间上可被划分为几个相对独立的区域，称为结构域（domain），每个结构域包含一个或几个二级结构单元。结构域可看作是蛋白质的功能单元，不同结构域具有各自不同的功能（图 2-12B）。由单条肽链形成的蛋白质分子在具备三级结构之后就具有了完整的生物学功能，如肌红蛋白、免疫球蛋白等均为三级结构的蛋白。

对于由多条肽链组成的蛋白质分子，每一条肽链在形成三级结构后尚不具备生物学活性，此时称为蛋白质的一个亚基（subunit），只有当所有亚基通过氢键、离子键或二硫键等结合在一起时才会形成一个具备完整功能的蛋白质分子，这种由 2 个或 2 个以上的亚基聚合形成的结构称为蛋白质的四级结构（图 2-12C）。组成四级结构的亚基可以相同，也可以不同。如过氧化氢酶由 4 个相同的亚基组成，而人血红蛋白则由 2 个 α 亚基和 2 个 β 亚基组成。

具有一定空间结构的多肽链是所有蛋白质的结构主体，细胞中有些蛋白只由肽链构成，称为单纯蛋白质，如组蛋白、清蛋白等；而多数蛋白质则与其他成分结合形成复合体，如与糖类或脂类结合，分别形成糖蛋白和脂蛋白；或者与磷酸或金属离子等无机盐结合，如磷蛋白、铜蓝蛋白等。

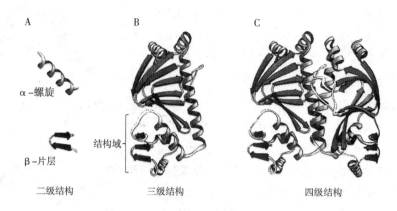

图 2 – 12　蛋白质的高级结构示意图
A. 二级结构；B. 三级结构；C. 四级结构

2. 蛋白质的功能　作为细胞内含量最丰富的生物大分子，蛋白质具有多样的生物学功能，主要如下。

（1）结构与支持作用　细胞的膜蛋白构成了细胞膜和细胞内各种膜性细胞器的膜结构；骨架蛋白、胞外基质蛋白等是维持细胞及机体形态结构的主要成分。

（2）催化作用　酶是细胞内各种生化代谢反应必需的催化剂，细胞内绝大多数酶的化学本质是蛋白质。酶蛋白的异常会导致机体代谢障碍而引发各种疾病。

（3）物质运输作用　膜上的转运蛋白、内吞相关蛋白等参与了跨细胞膜的物质转运，红细胞中的血红蛋白负责运输氧气和二氧化碳。

（4）运动功能　细胞的微管蛋白、动力蛋白等参与了细胞及胞内物质的运动，肌细胞中肌动蛋白与肌球蛋白的相互滑动导致肌肉收缩。

（5）防御作用　细胞内的抗体，即免疫球蛋白，能识别侵入机体的病原体并介导免疫细胞对其清除，从而保护机体健康。

（6）调节作用　细胞膜上的受体蛋白可将胞外信号传递到胞内，一些信号分子如肽类激素本身就属于蛋白类物质，生物体依赖由蛋白质介导的信号传输对生长、发育和代谢等各种生命活动进行调节；此外，遗传信息的表达也离不开转录因子等蛋白的调控。总之，蛋白质几乎参与了细胞的所有生命活动，可以说没有蛋白质就没有生命。

第四节　细胞的起源

PPT

地球生物多样性的基础是在生命演化过程中形成的细胞的多样性，不同类型的细胞尽管在形态、结构和功能特性上差异巨大，但同时又具有某些惊人的共性特征，这反映出细胞或者说生命在最初发生上的同源性。一般认为，地球上所有生物都源自35亿~40亿年前的一个共同原始祖先细胞。根据生命的化学起源假说，原始细胞是由原始地球上的非生命物质经过漫长的自然演化形成的。这一过程可划分为以下几个阶段。

1. 从无机小分子到有机小分子　据推测，原始地球的大气主要由火山喷出的气体和地表水蒸发构成，其成分包括二氧化碳、氮气、氢气，少量的甲烷、氨及水蒸气等。这些物质在雷电、紫外线和火山爆发释放的热等能量作用下，可反应形成简单的有机小分子，如氨基酸、核苷酸、脂肪酸等。1953年，

Miller 将模拟的原始大气成分注入密闭循环装置中，在经过一周的持续放电后，在冷凝的液体中检测到了包括氨基酸、尿素等在内的多种有机分子。这一实验证实了在原始地球条件下，由无机小分子生成有机小分子是可能的。有机小分子的产生为原始细胞的形成提供了物质基础。

2. 从有机小分子到有机大分子 在漫长的演化过程中，大量的有机小分子在原始地球水体中聚集，并在适当的条件下聚合形成有机大分子。如核苷酸分子之间通过形成磷酸二酯键聚合成线性多核苷酸链，氨基酸分子通过肽键逐步聚合形成多肽或原始蛋白质。这些有机大分子可进一步聚合形成更复杂的蛋白复合体或核酸 - 蛋白复合体。有机小分子可在细胞外聚合形成多肽或多核苷酸链等生物大分子已得到实验证实。

3. 从有机大分子到多分子体系 随着有机分子数量的增多，包含糖类、脂类、多肽、核酸以及它们形成的复合体在水溶液中聚集形成多分子的团聚体。而磷脂分子在原始地球的水相环境中富集时可自发形成闭合的双分子层膜结构。磷脂膜在形成过程中可将聚集的核酸、原始蛋白质及其他分子包裹于内，从而形成了独立于周围环境的多分子微球体。

4. 从多分子体系到原始细胞 有机大分子本身并不表现出生命现象，但当聚集成多分子体系后，分子间的相互作用增加，一些 RNA 和原始蛋白开始具有酶的特性。20 世纪 80 年代，可催化 RNA 剪接的小分子 RNA 即核酶的发现证实了 RNA 可以具有酶的功能。在这些酶的催化下，一方面，RNA 分子通过碱基互补实现了自身复制；另一方面，复杂多样的 RNA 分子及其聚合体开始形成，并逐步具备了通过自身核苷酸排列顺序指导蛋白质的合成的能力，从而促使更高级的蛋白质的形成。因此，在多分子实体最初的演化阶段，原始的核酸与蛋白质是相互依存、相互作用的。经过长期的演化，随着有机大分子多样性的增加，多分子微球体逐渐能够从周围环境中摄取化学分子和能量，体积也逐渐增大，当开始具有原始新陈代谢和遗传特性（自我复制）时，就标志着原始细胞或称原始生命的诞生。

RNA 被认为是原始细胞最初的遗传物质，在之后的进化过程中，先由 RNA 指导合成了单条 DNA 链，继而通过碱基互补形成了双链的 DNA。在进化选择下，结构更稳定、在复制中具有纠错能力的双链 DNA 最终取代 RNA 成为细胞主要的遗传物质。原始细胞经过漫长的演进，经原核细胞进化为最初的单细胞真核生物，进而由单细胞生物进化形成地球上丰富多样的多细胞生物。

目标检测

答案解析

一、选择题

1. 下列因素中，与细胞形态无关的是（　　）

    A. 细胞的类型　　　　　　　B. 生物个体的大小　　　　　　C. 细胞的发育阶段

    D. 细胞骨架　　　　　　　　E. 细胞所处的环境

2. 下列不属于膜性细胞器的是（　　）

    A. 内质网　　　　　　　　　B. 高尔基复合体　　　　　　　C. 溶酶体

    D. 线粒体　　　　　　　　　E. 核糖体

3. 糖类在细胞中的作用不包含（　　）

    A. 为细胞提供能量　　　　　　　　　　　B. 参与细胞连接和黏附

    C. 形成固醇类激素　　　　　　　　　　　D. 构成细胞表面受体，参与信号转导

    E. 构成细胞抗原，参与细胞识别或免疫作用

4. 下列关于病毒的描述，不正确的是（　　）

    A. 可独立在培养基上生长　　　　　　B. 仅由核酸与蛋白质构成

    C. 只能在细胞内增殖　　　　　　　　D. 遗传物质为 DNA 或 RNA

    E. 是非细胞结构生命

5. 在细胞质中含量丰富、以核酸－蛋白质复合体存在的是（　　）

    A. mRNA　　　　　　　　B. tRNA　　　　　　　　　　C. miRNA

    D. rRNA　　　　　　　　E. hnRNA

二、简答题

1. 如何理解细胞是生命的基本单位这一概念？

2. 简述 DNA 双螺旋结构模型的内容和发现的意义。

3. 从细胞的哪些特征可以推测"地球生命均起源于同一个原始细胞"？

三、论述题

1. 试比较原核细胞与真核细胞在结构、组成及生命活动中的主要差异。

2. 阐述蛋白质分子的各级结构，并举例说明蛋白质的结构对其生理功能的重要意义。

（张新旺）

书网融合……

本章小结　　　　　　微课1　　　　　　微课2　　　　　　题库

第三章　细胞膜与物质的穿膜运输

📖 学习目标

1. 掌握　细胞膜的化学组成及分子结构模型；被动运输、主动运输（离子泵和协同运输）和受体介导的胞吞作用。

2. 熟悉　细胞膜的生物学特性和功能。

3. 了解　细胞膜结构异常；物质跨膜运输异常与疾病的关系。

4. 具备认识细胞膜微观结构的能力，以及辨别病理状态下细胞膜形态结构和功能异常的技能。

5. 培养学生正确的人生观、价值观、社会观和世界观。

细胞膜（cell membrane）是包围在细胞质表面的一层薄膜，又称质膜（plasma membrane）。在生命进化过程中细胞膜的形成是关键的一步，因为没有细胞膜，细胞形式的生命就不能存在。细胞膜的功能主要涉及维持细胞形态、界膜、内环境稳定、物质运输、能量转换、信息传递、细胞的黏附与识别、细胞免疫等。细胞膜的结构和功能改变与神经退行性疾病、遗传病和肿瘤的发生相关。

除质膜外，细胞内还有各种膜性细胞器，如内质网、高尔基复合体、溶酶体、各种膜泡等，称为细胞内膜系统。质膜和细胞内膜系统总称为生物膜（biomembrane）。

第一节　细胞膜的化学组成与分子结构 📱微课1

PPT

一、细胞膜的化学组成

细胞膜由脂类、蛋白质和糖类构成，其中以脂类和蛋白质为主。脂类排列成双分子层，构成膜的结构骨架；蛋白质以不同形式与脂类结合，构成膜的功能主体；糖类分布在膜的外表面，与脂类或蛋白质共价结合形成糖脂或糖蛋白。构成膜的蛋白质与脂的比例依据膜的类型（如质膜、内质网膜）、细胞类型（如肌细胞、肝细胞）、生物类型（动物、植物）的不同而不同。一般来说，功能复杂的膜，蛋白质的比例较大，如线粒体内膜的蛋白质成分可高达75%，脂类约占25%；功能简单的膜所含蛋白质的种类和数量则较少，如神经髓鞘的功能比较简单，主要起绝缘作用，其膜含脂量可达80%，而蛋白质只有3种，含量显著低于脂类。

一般而言，脂类占膜总含量的30%~80%，蛋白质占20%~70%，碳水化合物占2%~10%。此外，细胞膜中还含有少量水分、无机盐与金属离子等。

⇒ **案例引导**

案例　患者，男，24 岁，因胸痛伴喘气 1 年，加重 2 周入院；查体无明显异常；有吸烟史，父母、同胞中有高脂血症病史。血生化检测：总胆固醇 9.77 mmol/L（参考值 < 5.17），低密度脂蛋白 8.18mmol/L（参考值 < 0.37），载脂蛋白 - B 2.27g/L（参考值 0.60 ~ 1.10g/L）。心电图：窦性心律，下壁导联 T 波倒置。心脏 B 超：节段性室避运动异常，左室稍扩大（53mm），LVEF 57%。

讨论：该患者所患疾病是什么？其发病机制是什么？

（一）膜脂

细胞膜上的脂类统称膜脂（membrane lipid）。膜脂以磷脂和胆固醇为主，并含糖脂。

1. 磷脂（phospholipid）　是膜脂的基本成分，大多数磷脂分子结构中含有磷脂酰碱基，被称为磷脂，约占整个膜脂总量的一半以上。磷脂可分为甘油磷脂（phosphoglyceride）和鞘磷脂（sphingomyelin，SM）两类。根据磷脂酰碱基的不同，甘油磷脂又分为磷脂酰胆碱（phosphatidylcholine，PC；卵磷脂）、磷脂酰乙醇胺（phosphatidylethanolamine，PE；脑磷脂）、磷脂酰丝氨酸（phosphatidylserine，PS）和磷脂酰肌醇（phosphatidylinositol，PI）等。膜中含量最多的是磷脂酰胆碱，其次是磷脂酰乙醇胺，磷脂酰肌醇主要位于质膜的内层，在膜结构中含量很少，但在细胞信号转导中起重要作用。甘油磷脂有着共同的特征：以 1 分子甘油为骨架，甘油分子的 1、2 位羟基分别与脂肪酸形成酯键，3 位羟基与磷酸基团形成酯键。如果磷酸基团分别与胆碱、乙醇胺、丝氨酸或肌醇结合，即形成上述 4 种甘油磷脂。

鞘磷脂是细胞膜中唯一不以甘油为骨架的磷脂，主要存在于神经元细胞膜中，在其他类型的细胞膜中含量很少，因此又称神经鞘磷脂。鞘磷脂是双亲性分子，其结构与磷脂酰胆碱相似，以鞘氨醇代替甘油为骨架，鞘氨醇分子末端的一个羟基与胆碱磷酸结合形成亲水头部，其氨基与一条脂肪酸链以酰胺键结合形成疏水尾部，另一个游离羟基可与相邻脂分子的极性头部、水分子或膜蛋白形成氢键（图 3 - 1）。

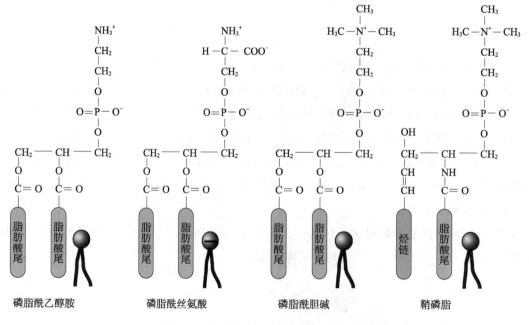

图 3 - 1　构成质膜的主要磷脂的分子结构

　　组成生物膜的磷脂分子的主要特征：①具有一个极性亲水的头部和两个非极性疏水的尾部（脂肪酸链），故称为双亲性分子（amphipathic molecule）或兼性分子；②磷脂分子中的脂肪酸链的长短不一，多数由 14～24 个碳原子组成，均为偶数个；③脂肪酸链的饱和度不同，常常含有饱和脂肪酸（如软脂酸）和不饱和脂肪酸（如油酸），不饱和脂肪酸含有顺式双键，顺式双键处形成一个约 30° 的弯曲。

　　2. 胆固醇（cholesterol）　　是真核细胞膜中另一类重要的脂类（图 3 - 2），存在于动物细胞和少数原核细胞质膜上，动物细胞膜中含量丰富，有的动物细胞膜中胆固醇与磷脂之比可达 1:1。胆固醇也是双亲性分子，分子较小，散布在磷脂分子之间，极性头部为连接于固醇环（甾环）上的羟基，贴近磷脂的极性头部，非极性的固醇环和烃链位于磷脂尾部之间，与脂肪酸链相互作用（图 3 - 3）。胆固醇分子具有调节膜的流动性、增强膜的稳定性和降低水溶性物质通透性的功能。同时，胆固醇还是脂筏的基本结构成分。原核细胞细菌的质膜中不含胆固醇，因而相对比较脆弱。

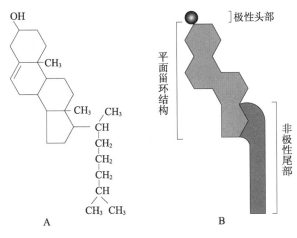

图 3 - 2　胆固醇
A. 分子式；B. 示意图

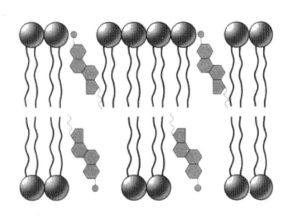

图 3 - 3　构成生物膜的胆固醇分子结构与磷脂分子的关系

　　3. 糖脂（glycolipid）　　由脂类和寡糖分子构成。糖脂普遍存在于原核和真核细胞膜表面，含量占膜脂总量的 5% 以下，在神经元质膜上糖脂含量较高，占 5%～10%。目前已发现 40 多种糖脂，不同类型糖脂之间的区别主要在于其含糖基的数量和种类的差异。糖脂也是双亲性分子，极性头部为单糖或寡糖残基，非极性尾部是两条烃链（图 3 - 4）。细菌和植物细胞膜中的糖脂多为磷脂酰胆碱的衍生物，而动物细胞膜中的糖脂主要是鞘氨醇的衍生物，结构似鞘磷脂，只是糖基取代了磷脂酰胆碱，如脑苷脂、神经节苷脂等。脑苷脂为最简单的糖脂，只含 1 个单糖残基，而神经节苷脂是较复杂的糖脂，是神经细胞质膜中的特色成分，其极性头部除含有半乳糖和葡萄糖残基外，还含有数目不等的带负电荷的唾液酸（又称 N-乙酰神经氨酸，NANA）。糖脂在所有细胞中均位于质膜的非胞质面，糖基暴露在细胞表面。据此推测，糖脂的作用与细胞同外环境的相互作用有关，可能作为细胞表面受体，参与细胞的信号转导、细胞的识别及细胞的黏附等。

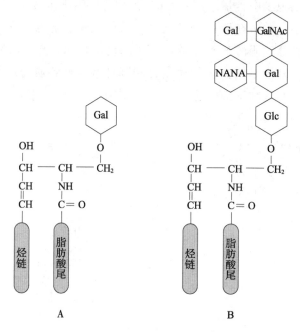

图 3-4　糖脂的分子结构

A. 半乳糖脑苷脂；B. G_{M1} 神经节苷脂

Gal：半乳糖；Glc：葡萄糖；GalNAc：N-乙酰半乳糖胺；NANA：N-乙酰神经氨酸

　　膜脂都是双亲性分子，兼有亲水性极性头部和疏水性非极性尾部，这种结构特性赋予了膜脂独特的物理性质：当脂质分子处于水环境时，能自发地聚集成亲水头部排列在外层，与水接触并相互作用，使疏水尾部埋在内部避开水环境。这种排列形式可形成两种结构：一种是球状的分子团（micelle）；另一种是先形成双分子层（bilayer），进而自我封闭形成脂质体（liposome）（图 3-5）。

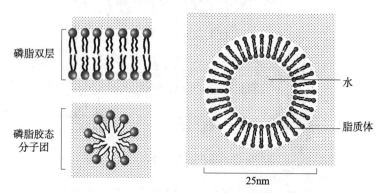

磷脂双层

磷脂胶态分子团

水

脂质体

25nm

图 3-5　磷脂分子团和脂质体结构

（二）膜蛋白

　　虽然脂双层构成细胞膜的基本结构，但细胞膜的不同特性和功能却是膜蛋白赋予的。膜蛋白的种类繁多，功能各异。不同类型的细胞或不同类型的生物膜，膜蛋白的含量和种类有很大差异。功能越复杂的膜，蛋白质含量越高。如线粒体内膜中蛋白质含量较高，约占 75%。而主要起绝缘作用的髓鞘，膜蛋白的含量低于25%。一般的细胞膜中蛋白质含量介于两者之间，约为50%。

根据膜蛋白与脂双层结合的方式及其分布的位置，可将膜蛋白分为3类：膜内在蛋白（intrinsic protein）或整合蛋白（integral protein）、膜外在蛋白（extrinsic protein）和脂锚定蛋白（lipid anchored protein）（图3-6）。

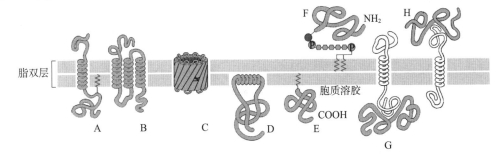

图3-6　膜蛋白与脂双层的结合方式及膜蛋白的主要类型

1. 膜内在蛋白　又称穿膜蛋白（transmembrane protein），占膜蛋白总量的70%~80%，为双亲性分子，是膜功能的主要承担者。它们通过非极性氨基酸区域与膜脂双分子层的疏水区域相互作用而嵌入膜内。分为单次穿膜（图3-6A）、多次穿膜（图3-6B）和多亚基穿膜蛋白3种类型。单次穿膜蛋白的肽链只穿过脂双层一次，穿膜区一般含有20~30个疏水性氨基酸残基，以α-螺旋构象穿越脂双层的疏水区。亲水的胞外区和胞质区则主要由极性氨基酸残基构成，它们暴露在膜的一侧或两侧，可与水溶性物质（如激素或其他蛋白质）相互作用。多次穿膜蛋白含有多个由疏水性氨基酸残基组成的穿膜序列（可多达14个），通过多个α-螺旋构象穿越脂双层。大多数穿膜蛋白穿膜域都是α-螺旋构象，也有以β-片层构象穿膜，在脂双层中围成筒状结构，称β-筒（β-barrel）（图3-6C），主要分布于线粒体外膜、叶绿体和一些细菌的细胞膜。内在蛋白与膜结合紧密，分离比较困难，只有在较剧烈的条件下，如采用去垢剂或有机溶剂破坏膜结构的方法才能将其从膜上溶解分离。

2. 膜外在蛋白　又称周边蛋白（peripheral protein），占膜蛋白总量的20%~30%。为水溶性蛋白，分布在膜的内外表面。与膜的结合松散，以离子键或其他较弱的非共价键附着在内在膜蛋白的亲水区域或膜脂分子头部极性区域的一侧，间接与膜结合（图3-6G，H）；一些周边蛋白位于膜的胞质一侧，通过暴露于蛋白质表面的α-螺旋的疏水面与脂双层的胞质面单层相互作用而与膜结合（图3-6D）。采用较温和的方法，如改变溶液的离子强度或pH、加入金属螯合剂等，干扰蛋白质之间的相互作用，即可将其从膜上分离下来，而不需破坏膜的结构。

3. 脂锚定蛋白　又称脂连接蛋白（lipid-linked protein）。这类蛋白通过共价键与脂双层内的脂分子结合，位于膜的内外两侧，形似周边蛋白。脂锚定蛋白通过两种方式以共价键与脂类分子结合：①直接与脂质中的某些脂肪酸链结合，这种脂锚定蛋白多位于质膜胞质侧（图3-6E）；②与连接于磷脂酰肌醇分子上的寡糖链结合，间接连于脂分子上，这种脂锚定蛋白多位于质膜外侧，称为糖化磷脂酰肌醇（glycosylphosphatidyl inositol，GPI）锚定蛋白（图3-6F）。表3-1为3类膜蛋白的比较。

表3-1　膜蛋白比较

	含量	分布位置	性质	结合方式	紧密程度	分离方式
膜外在蛋白	20%~30%	膜的两侧	水溶性蛋白	离子键、非共价键或氢键间接与膜结合	较弱	改变溶液的离子强度或浓度
膜内在蛋白	70%~80%	嵌入、穿膜	双亲性分子	α-螺旋构象穿越脂双层	紧密	离子或非离子去垢剂
脂锚定蛋白	微量	膜的两侧	多种水解酶、免疫球蛋白、细胞黏附因子、膜受体	共价键	居中	非离子去垢剂

（三）膜糖类

细胞膜中含有一定量的糖类，在真核细胞中占质膜重量的 2% ~ 10%。细胞膜中含有的糖类称为膜糖类，大多数膜糖以低聚糖或多聚糖的形式以共价键方式与膜脂或膜蛋白结合形成糖脂（glycolipid）或糖蛋白（glycoprotein）。膜糖类位于细胞膜的外表面，而内膜系统的膜糖则位于膜的内表面。

在动物细胞膜中，组成膜糖链的单糖及其衍生物主要有 7 种：D - 葡萄糖、D - 半乳糖、D - 甘露糖、L - 岩藻糖、N - 乙酰半乳糖胺、N - 乙酰葡萄糖胺和唾液酸。寡糖链一般由 1 ~ 10 个单糖或单糖衍生物组成直链或分支状。唾液酸常位于糖链的末端。由于寡糖链中单糖的种类、数量、排列顺序、结合方式及有无分支等不同，使得寡糖链的种类繁多。膜糖链的功能还不清楚，根据其分布特点和结构的复杂性，目前一般认为膜糖主要起保护细胞的作用，可能与细胞和周围环境的相互作用有关，如参与细胞的识别、黏附、迁移等功能活动。

在大多数真核细胞膜外表面有富含糖类的周缘区，称为细胞外被（cell coat）或糖萼（glycocalyx）。细胞外被中的糖类主要包括与糖蛋白和糖脂相连的低聚糖侧链。同时也包括被分泌出来又吸附于细胞表面的糖蛋白与蛋白聚糖的多糖侧链，即细胞外基质的成分。

二、细胞膜的分子结构

细胞膜中蛋白质和脂类分子是如何排列并组建起来的？它们之间的相互关系又是怎样的？这一点对阐明膜的功能十分重要。许多科学工作者对膜的分子结构问题进行了很多研究。

在分离质膜以前，有关膜的分子结构理论是根据间接材料提出的。19 世纪 90 年代，E. Overton 研究各种卵细胞的通透性，发现脂溶性物质很容易透过细胞膜，而非脂溶性物质不易穿过细胞膜。他据此推测细胞膜是由脂类物质组成的。1925 年，E. Gorer 和 F. Grendel 用有机溶剂（丙酮）提取了人类红细胞膜的脂类成分，并将其在空气 - 水界面上铺展成单分子层，测定铺展面积，发现其约为所用红细胞表面面积的 2 倍，因而认为红细胞膜是由两层脂类形成的，这样就第一次提出了脂质双分子层是细胞膜的基本结构的概念。脂双层的概念成为后来出现的大部分膜结构模型的基础。在此基础上提出了许多种不同的膜分子结构模型，以下主要介绍几种有代表性的模型。

（一）片层结构模型

1935 年，J. Danielli 和 H. Davson 发现细胞膜的表面张力显著低于油 - 水界面的表面张力，已知脂滴表面吸附蛋白成分后表面张力降低，因此，他们认为细胞膜不可能单纯由脂类构成，推测细胞膜除了有脂类分子外，还有蛋白质成分，并提出片层结构模型（lamella structure model）。该模型认为，细胞膜中有两层磷脂分子，磷脂分子的疏水脂肪酸链在膜的内部彼此相对，而磷脂分子的亲水端则朝向膜的内外表面，球形蛋白质分子附着在脂双层的两侧表面，形成"蛋白质 - 磷脂 - 蛋白质"三层夹板式结构（图 3 - 7）。这一模型的影响达 20 多年。1959 年，J. Danielli 和 H. Davson 为了解释细胞膜对一些亲水性小分子的通透原理，对该模型进行了修改，认为膜上具有由贯穿脂双层的蛋白质围成的通道——极性孔，供亲水物质通过。

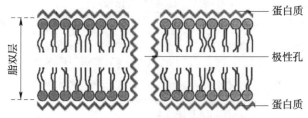

图 3 - 7　片层结构模型

（二）单位膜模型

20世纪50年代，电子显微镜的问世使人们得以对生物膜直接观察。1959年，J. D. Robertson用电子显微镜观察各种生物细胞膜和细胞内膜，发现这些膜都呈现"两暗一明"的三层式结构，即内外两侧为电子密度高的暗线，中间夹一层电子密度低的明线，内外两层暗线各厚约2nm，中间的明线厚约3.5nm，膜的总厚度约为7.5nm，把这种"两暗一明"的结构称为单位膜（unit membrane），并在片层结构的基础上提出了单位膜模型（unit membrane model）（图3-8）。

单位膜模型认为，磷脂双分子层构成膜的主体，其亲水端头部向外，与附着的蛋白质分子构成暗线，磷脂分子的疏水尾部构成明线。这个模型和片层结构模型不同，认为脂双分子层内外两侧的蛋白质并非球形蛋白质，而是单层肽链以β-片层结构形式存在，通过静电作用与脂质分子亲水性头部结合。单位膜模型第一次把膜的分子结构和膜的电镜图像联系起来，能对膜的某些属性做出解释，名称一直沿用至今。但这个模型把膜作为一种静态的单一结构，无法说明膜的动态变化及膜的许多生物学功能。

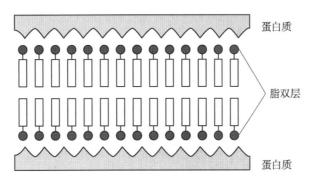

蛋白质

脂双层

蛋白质

图3-8 单位膜模型

（三）流动镶嵌模型

20世纪60年代以后，由于新技术的发明和应用，对细胞膜的认识越来越深入。如应用电镜冷冻蚀刻技术显示膜中嵌有蛋白质颗粒；示踪技术表明膜具有流动性；红外光谱、旋光色散等技术证明膜蛋白主要不是β-片层结构，而是α-螺旋的球形结构。这些事实都对单位膜模型提出了修正，此阶段又相继提出了许多新的模型，其中被广泛接受的是流动镶嵌模型（fluid mosaic model，图3-9），这是1972年S. J. Singer和G. Nicolson提出的。这一模型认为，流动的脂质双分子层构成膜的连续主体，蛋白质分子以不同方式与脂质分子结合，有的嵌在脂质双分子中，有的附着在脂质双分子层的表面。该模型将膜描绘成一种动态结构，强调了膜的流动性和不对称性，较好地解释了生物膜的许多功能特性，是目前被普遍接受的膜结构模型。

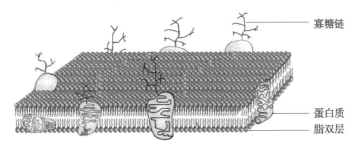

寡糖链

蛋白质
脂双层

图3-9 流动镶嵌模型

流动镶嵌模型可以解释膜中所发生的许多现象，但也有不足之处，如具有流动性的质膜如何维持膜的稳定性和完整性，嵌入膜中的蛋白质分子对脂质分子的流动性有何影响等。随着实验技术的改进以及人们对膜的认识的不断深入，1975 年 Wallach 提出了晶格镶嵌模型（crystal mosaic model），认为生物膜中的膜脂处于无序（液态）和有序（晶态）的动态相变之中，嵌入脂质分子中的蛋白质对其周围的脂质分子运动有限制作用，二者形成膜中晶态部分（晶格），其间是具有流动性的脂质，即脂质分子层的流动性是局部的，晶格和流动性的脂质相间分布，这就较合理地解释了生物膜既具有一定程度的流动性，又具有相对稳定性和完整性的原因。1977 年，Jain 和 White 提出了板块镶嵌模型（block mosaic model），认为生物膜是由流动性不同的"板块"镶嵌而成的。事实上，这两种模型与流动镶嵌模型并没有本质差别，只是从分子基础上对膜的流动性进行了解释，是对流动镶嵌模型的完善或补充。

（四）脂筏模型

1988 年，Simon 提出了脂筏（lipid raft）模型，该模型认为在以甘油磷脂为主体的生物膜中，内部存在富含胆固醇和鞘磷脂以及特定种类膜蛋白组成的微区（microdomain）称为脂筏（图 3 – 10）。由于鞘磷脂具有较长的饱和脂肪酸链，分子之间的作用力强，因此，微区比膜的其他部分厚，更有秩序且流动性小。其周围则是富含不饱和脂肪酸的磷脂的流动性较高的液态区，脂筏提供一个有利于蛋白质形成有效构象的变构环境。研究显示，脂筏参与信号转导、受体介导的内吞作用以及胆固醇代谢运输等，脂筏功能的紊乱涉及多种疾病的发生。

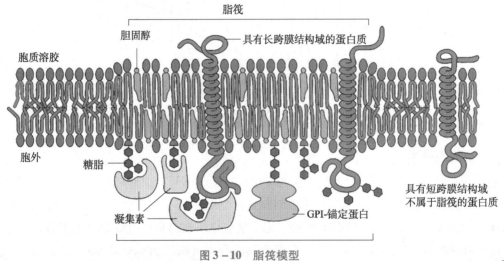

图 3 – 10　脂筏模型

第二节　细胞膜的生物学特性 微课 2

PPT

细胞膜的分子结构决定了细胞膜具有两个显著的特性，即膜的流动性和膜的不对称性。

一、膜的流动性

膜的流动性（fluidity）包括膜脂的流动性和膜蛋白的流动性。正常的生理温度下，膜具有一定的流动性。大量研究结果表明，生物膜的许多重要功能都与膜的流动性密切相关，膜的流动性是生物膜的基本特性之一，是细胞进行正常生命活动的必要条件。因此，对膜流动性的研究已成为膜生物学的主要研究内容之一。

（一）膜脂的流动性

目前认为，作为生物膜主体的脂双层分子，既有晶体分子排列的有序性，又有液体的流动性，这一两种特性兼有的居于晶态和液态之间的状态，即液晶态（liquid – crystal state）是细胞膜极为重要的特性。温度对膜脂的流动性有明显的影响，当温度降低至某一点时，膜脂可从具有流动性的液晶态转变为晶态，这时膜脂分子的运动将受到很大限制；当温度上升至某一点时，膜脂又可恢复为液晶态，这种变化称为相变（phase transition），发生相变的这一临界温度称为相变温度。

20世纪70年代，由于一些新技术的应用，如应用差示扫描量热术、核磁共振、放射性核素标记等多种技术检测膜脂分子的运动，结果表明，在高于相变温度的条件下，脂质分子主要有以下几种运动形式（图3-11）。

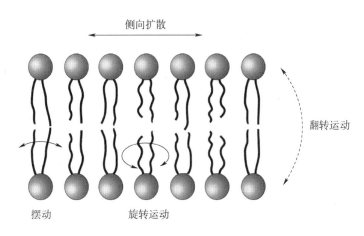

图3-11 膜脂分子的几种主要运动形式

1. 侧向扩散（lateral diffusion） 是指在脂质双层的单分子层内，脂分子沿膜平面侧向运动，与相邻分子快速交换位置，脂质分子始终保持原有排布方向，亲水的头部朝向膜的表面，疏水的尾部在膜内彼此相对。实验表明，在处于液晶态的脂质双层中，这种运动速度极快，交换频率约为每秒10^7次。脂质分子的侧向扩散系数约为$10^{-8}\,cm^2/s$，即一个脂分子每秒移动$2\,\mu m$的距离。侧向扩散是膜脂分子的主要运动形式，具有重要的生物学意义。

2. 旋转运动（rotation） 是膜脂分子围绕与膜平面相垂直的轴进行的快速旋转。

3. 摆动 膜脂分子的烃链是具有韧性和可弯曲的，可发生一定程度的摆动。摆动幅度呈现有序梯度，即靠近亲水端头部的部分摆动幅度小，越远离亲水性头部的部分摆动幅度越大。

4. 翻转运动（flip-flop） 是指膜脂分子从脂双层的一单层翻转到另一单层的运动。但这种运动极少发生，且运动速度很慢。因为当发生翻转运动时，脂质分子的亲水性头部需穿越膜中的疏水层，克服疏水区的阻力方能抵达另一层，这在热力学上是很不利的。脂质分子的翻转运动在细胞某些膜系统中发生的频率很高，尤其在内质网膜上有一种翻转酶（flippase），几分钟内，它能促使某些新合成的磷脂分子（约有半数）通过翻转运动从脂质双层的胞质侧翻转到非胞质侧，翻转运动对于维持膜脂分子的不对称性非常重要。

此外，膜脂分子的脂肪酸链还可沿其自身长轴方向发生一定程度的伸缩、振荡运动。

（二）影响膜脂流动性的因素

影响膜脂流动性的因素很多，主要是生物膜本身的组分和一些环境因子。

1. 脂肪酸链的饱和度 膜相变温度的高低及流动性的大小与膜脂分子的排列紧密程度密切相关。脂肪酸链的饱和度是影响膜脂分子排列状况的重要因素之一。不饱和脂肪酸链中含有不饱和双键，双键处发生弯曲，致使分子排列比较疏松，因而可增加膜的流动性。通常，脂质双分子层中含不饱和脂肪酸越多，膜相变温度越低，流动性越大；饱和脂肪酸链呈直线形，分子排列紧密，相互之间作用力强，饱和脂肪酸含量高的膜流动性低。一些受外界环境温度影响的细胞，可以通过代谢调节其膜脂的脂肪酸链的饱和度以适应环境。

2. 脂肪酸链的长度　脂肪酸链的长短也与膜的流动性有关。脂质分子的脂肪酸链长短直接影响脂质分子相互作用的潜能。长的脂肪酸链之间相互作用力强，还可与相对脂分子层中的脂肪酸长链尾部相互作用，限制了膜脂分子的运动，降低了膜的流动性；脂肪酸链越短，层内尾部之间相互作用和相对层间尾部相互作用越弱，在相变温度下，不易发生凝集，增加了膜的流动性。

3. 胆固醇　其含量对膜的流动性具有双重调节作用。相变温度以上时，胆固醇分子的固醇环与靠近磷脂分子亲水性头部的烃链部分结合，限制了膜的流动性，起了稳定质膜的作用。相变温度以下时，膜脂处于晶态，分布于磷脂分子之间的胆固醇具有隔离作用，可有效地防止脂肪酸链相互凝集而形成晶态，一定程度上保持膜的流动性。

4. 卵磷脂和鞘磷脂的比值　卵磷脂和鞘磷脂的比值越高，膜的流动性越高；反之，膜的流动性越低。这是因为两者结构上的差异，卵磷脂的脂肪酸链不饱和度高，相变温度较低；而鞘磷脂则相反，它含的脂肪酸链饱和度高，相变温度较高且范围较宽（25～35℃）。在正常生理温度37℃下，两者均呈流动状态，但鞘磷脂的黏度比卵磷脂的黏度约大6倍，因而鞘磷脂含量高则流动性降低。

5. 膜蛋白　与其周围脂质分子相互作用，限制脂质分子的运动，降低膜的流动性。在膜内在蛋白含量高的膜中，膜蛋白成为脂质分子运动的"障碍"，降低膜的流动性。

除上述因素外，膜脂的流动性还受环境温度、pH、离子强度、金属离子和极性基团等因素的影响。如在一定的温度范围内，环境温度越高，脂质层流动性越大；反之，膜脂的流动性越小。但温度升高或降低到一定程度时，液晶态遭到破坏，膜的功能丧失。

（三）膜蛋白的流动性

分布在膜脂中的膜蛋白也有发生分子运动的特性，其主要运动方式是侧向扩散和旋转运动。

1. 侧向扩散　1970年，L. Frye和M. Eddidin采用间接免疫荧光法和细胞融合实验证明，分布在脂质二维流体中的膜蛋白可以沿膜平面侧向扩散。他们以离体培养的人和小鼠的成纤维细胞为材料，先用红色荧光素和绿色荧光素分别标记人和小鼠成纤维细胞的特异性抗体，然后用两种标记的抗体分别标记人和小鼠的成纤维细胞。用融合剂使两种细胞融合，在荧光显微镜下观察杂交细胞特异膜蛋白（抗原）分布的变化。刚融合时，杂交细胞一半呈红色，一半呈绿色，说明人和小鼠细胞的膜蛋白只限于各自的细胞膜部分。在37℃下培养40分钟后，两种颜色的荧光颗粒在杂交细胞膜上呈现基本均匀分布（图3-12）。表明两种细胞的膜蛋白在膜中进行了侧向扩散。

目前测定膜蛋白的侧向扩散常采用光致漂白荧光恢复法（fluorescence recovery after photobleaching，FRAP）。此法是利用荧光物质标记某种膜蛋白，然后用激光束照射细胞表面某一微区，使该微区的荧光淬灭形成一个漂白斑。漂白斑外的带有荧光标记的膜蛋白，由于侧向扩散不断地进入漂白斑区，荧光逐渐恢复，漂白斑消失。根据荧光恢复的速度就可推算膜蛋白的侧向扩散速率。不同种类的膜蛋白其扩散速率不同，扩散系数为$1 \times 10^{-12} \sim 5 \times 10^{-9} cm^2/s$。

2. 旋转运动（rotational diffusion）　或称旋转扩散，膜蛋白能围绕与膜平面相垂直的轴进行旋转运动，但旋转扩散的速度比侧向扩散更为缓慢。不同种类的膜蛋白旋转速率差异很大，这与其分子结构及其所处的微环境有关。

生物膜的流动性具有十分重要的生理意义，膜的许多重要生命活动，如物质运输、细胞识别、信号转导等都与膜的流动性有密切关系。生物膜各种生理功能的完成是在膜的流动状态下进行的，若膜的流动性降低，细胞膜固化，黏度增大到一定程度时，许多穿膜运输中断，膜内的酶丧失活性，代谢终止，最终导致细胞死亡。

二、膜的不对称性

膜的内外两层在结构和功能上有很大的差异，这种差异称为膜的不对称性（asymmetry）。膜中各种

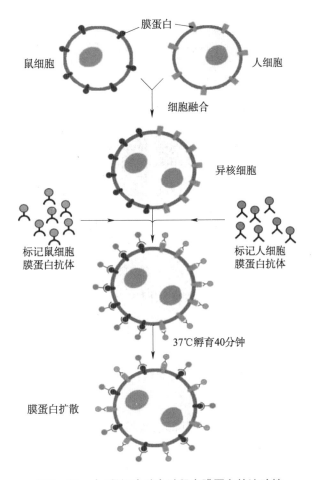

图 3 - 12   人/鼠细胞融合过程中膜蛋白的流动性

成分的分布不对称性决定了膜功能的方向性，保证了细胞生命活动的高度有序性。

（一）膜脂的不对称性

膜脂的不对称性是指同一种膜脂分子在膜的脂双层中呈不均匀分布（图 3 - 13）。多项实验分析了各种膜脂双层的化学组成，发现各种膜脂分子在脂双层内、外单层中的分布是不同的。例如，在人红细胞膜中，绝大部分的鞘磷脂和磷脂酰胆碱位于脂双层的外层中，而磷脂酰乙醇胺、磷脂酰丝氨酸和磷脂酰肌醇则在内层中含量较多，胆固醇在内外两个单层中的比例大致相等。磷脂和胆固醇的不对称分布是相对的，只是含量和比例上的不同，而糖脂的不对称分布是绝对的，糖脂均位于脂双层的非胞质面。

另外，不同膜性细胞器中脂类成分的组成和分布不同。如质膜中一般富含鞘磷脂、磷脂酰胆碱和胆固醇等；核膜、内质网膜和线粒体外膜则富含磷脂酰胆碱、磷脂酰乙醇胺、磷脂酰肌醇；线粒体内膜富含心磷脂。正是由于存在膜脂各组分分布的差异，使细胞内的生物膜具有不同的特性和功能。

（二）膜蛋白的不对称性

膜蛋白的不对称性是指膜蛋白分子在细胞膜上具有明确的方向性和分布的特定区域性。跨膜蛋白穿越脂双层都有一定的方向性。如红细胞膜上血型糖蛋白肽链的 N 端伸向质膜外侧，C 端在质膜内侧胞质面；带 3 蛋白肽链的 N 端则在质膜内侧胞质面。膜蛋白的不对称性还表现在跨膜蛋白的两个亲水端氨基酸残基的数量、种类和排列顺序也各不相同。膜蛋白结构的方向性决定了其功能的方向性，如细胞膜表面的受体、膜上载体蛋白等，都是按一定的方向传递信号和转运物质；细胞膜上结合的酶分子，有的活性位点在膜外侧，有的活性位点在膜内侧。

膜蛋白的不对称性还体现在膜蛋白在膜脂双层两侧面的分布不同，各种膜蛋白在质膜中都有其特定

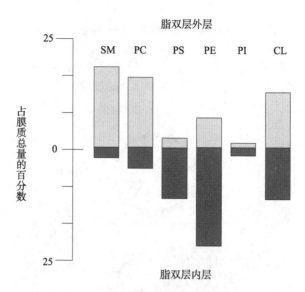

图 3-13　人红细胞膜内外层中脂分子不均匀分布

的位置，如血影蛋白分布于红细胞的内侧面，酶和受体多位于质膜的外侧面，外周膜蛋白主要附着在膜的内表面等。冷冻蚀刻技术显示，在膜脂双层内外两层中膜蛋白的分布数量有明显差异。如红细胞膜胞质面内蛋白颗粒为 2800 个/μm^2，而外侧面内蛋白颗粒仅为 1400 个/μm^2。

（三）膜糖的不对称性

膜糖类的分布为绝对不对称，生物膜的膜糖都以糖脂和糖蛋白两种形式存在，糖链部分只分布在膜的非胞质侧。

第三节　物质的穿膜运输 微课3

PPT

细胞膜是细胞与细胞外环境之间一种选择性通透屏障，它既能保障细胞对所需基本营养物质的摄取、代谢产物或废物的排出，又能调节细胞内离子浓度，使细胞维持相对稳定的内环境。因此，物质的跨膜运输对细胞的生存和生长至关重要。

细胞内外的物质交换有许多不同的机制，总体看来，与细胞膜有关的物质运输活动有两大途径：①小分子物质和离子的穿膜运输；②大分子或颗粒物质的膜泡运输，即胞吞与胞吐作用。小分子物质和离子的穿膜运输可分为被动运输和主动运输两类。被动运输又依据是否有载体协助而分为简单扩散和协助扩散两种。

一、小分子物质和离子的跨膜运输

（一）膜转运蛋白与物质转运

由于细胞质膜具有选择性通透作用，使一些脂溶性的和非极性的小分子自由扩散通过细胞膜，但是一些相对较大的极性分子和带电荷的离子，如葡萄糖、氨基酸及阴、阳离子等物质均不能自由通过，这些细胞活动所必需的物质需要特定的膜蛋白介导才能进行跨膜运输。负责转运这些物质的膜蛋白称为膜转运蛋白（membrane transport protein）。通常每种运输蛋白只转运一种特定类型的分子（葡萄糖、氨基酸或离子）。所有膜转运蛋白都是跨膜蛋白，其肽链穿越脂双层，形成跨膜运输的蛋白质通道，使其转运的物质通过细胞膜。

根据介导物质转运形式的不同，膜转运蛋白可分为两类：载体蛋白（carrier protein）和通道蛋白

（channel protein）。载体蛋白与通道蛋白之间的主要不同在于它们以不同的方式辨别溶质。载体蛋白只允许与其结合部位相适合的溶质分子与其结合，然后通过其自身构象的改变，介导该溶质分子的穿膜。载体蛋白既可介导被动运输（passive transport，易化扩散），也可介导主动运输（active transport，图3-14）。通道蛋白主要根据溶质分子大小和电荷进行辨别，通道蛋白能形成贯穿膜脂双层的孔道，当孔道开放时，特定的溶质（足够小的和带有适当电荷的分子或离子）就可以通过。通道蛋白只能介导顺浓度梯度的被动运输。

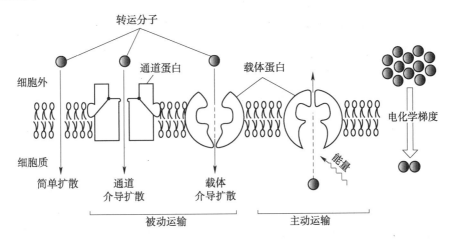

图3-14　被动运输和主动运输及膜转运蛋白

1. 载体蛋白　是多次跨膜蛋白，它能与特定的溶质分子结合，通过一系列构象改变介导溶质分子的跨膜转运（图3-15）。利用这种方式转运的溶质，既可以是小的有机分子，也可以是无机离子。

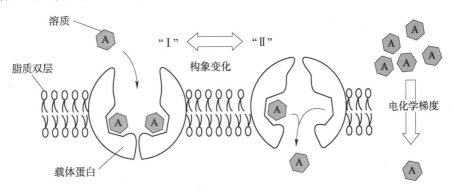

图3-15　载体蛋白通过构象改变介导溶质分子被动运输

（1）载体蛋白的类型　几乎所有类型的生物膜上都普遍存在载体蛋白，一些载体蛋白为进行被动运输（易化扩散）的膜运输蛋白，也有许多载体蛋白是为进行主动运输的"泵"，能进行逆浓度梯度运输，且需要消耗代谢能量（表3-2）。

表3-2　主要的载体蛋白类型

载体蛋白	分布	能量来源	功能
葡萄糖载体蛋白	大多数动物细胞膜	不消耗能量	被动输入葡萄糖
Na^+驱动的葡萄糖泵	肾与肠上皮细胞顶部细胞膜	Na^+梯度	主动输入葡萄糖
$Na^+ - H^+$交换器	动物细胞膜	Na^+梯度	主动输出H^+，调节pH
钠钾泵（钠钾ATP酶）	大多数动物细胞膜	水解ATP	主动输出Na^+，输入K^+
钙泵（$Ca^{2+} - ATP$酶）	真核细胞膜	水解ATP	主动输出Ca^{2+}
H^+泵（$H^+ - ATP$酶）	动物细胞溶酶体膜	水解ATP	从胞质中主动将H^+输入溶酶体

（2）载体蛋白介导物质跨膜运输的特点　一种载体蛋白特异地结合和转运一种溶质分子通过细胞膜，这个过程类似于酶对底物的催化反应。各种类型的载体蛋白对溶质分子（底物）有特异的结合位点，专一性高，一类载体蛋白只转运一种分子或离子，有类似于酶与底物作用的饱和动力学曲线特征，当载体分子都参与转运时，速度即达到最大；既可以被底物的类似物竞争性抑制，又可被某种抑制剂非竞争性抑制；对 pH 敏感。与酶不同的是，载体蛋白对所转运的物质不做任何共价修饰，可以改变转运过程的平衡点，加快物质沿势能降低的方向转运。

2. 通道蛋白　是横跨质膜的亲水性通道，允许适当大小的离子顺浓度梯度通过，故又称离子通道。有些通道蛋白形成的通道通常处于开放状态，如钾渗漏通道，允许钾离子不断外流。有些通道蛋白平时处于关闭状态，即"门"不是连续开放的，仅在特定刺激下才打开，而且是瞬时开放瞬时关闭，在几毫秒的时间里，一些离子、代谢物或其他溶质顺着浓度梯度自由扩散通过细胞膜，这类通道蛋白又称为门控通道（gated channel）。

门控通道可以分为 5 类：配体门通道、电压门控离子通道、环核苷酸门通道、机械门通道和水通道。

不同通道对不同离子的通透性不同，即具有离子选择性（ionic selectivity）。这是由通道的结构所决定的，只允许具有特定离子半径和电荷的离子通过。根据离子选择性的不同，通道可分为钠通道、钙通道、钾通道、氯通道等。但通道的离子选择性只是相对的而不是绝对的，比如，钠通道除主要对 Na^+ 通透外，对 NH_4^+ 也通透，甚至对 K^+ 也稍有通透（图 3-16）。

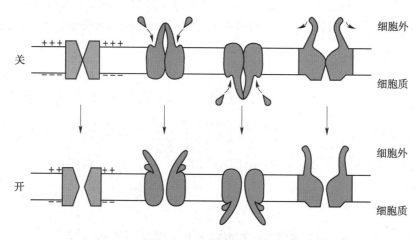

图 3-16　各类离子通道

（1）配体门通道　细胞膜表面受体与细胞外的特定物质——配体（ligand）结合，引起门通道蛋白发生构象变化，结果使"门"打开，又称离子通道型受体。分为阳离子通道（如乙酰胆碱、谷氨酸和五羟色胺的受体）和阴离子通道（如甘氨酸和 γ - 氨基丁酸的受体）。

乙酰胆碱（Ach）门通道具有 3 种状态：开启、关闭和失活。当受体的两个 α 亚单位结合 Ach 时，引起通道构象改变，通道瞬间开启，膜外 Na^+ 内流，膜内 K^+ 外流。使该处膜内外电位差接近于 0，形成终板电位，然后引起肌细胞动作电位，肌肉收缩。即使在结合 Ach 时，Ach 门通道也处于开启和关闭交替进行的状态，只不过开启的概率大一些（90%）。Ach 释放后，瞬间即被乙酰胆碱酯酶水解，通道在约 1 毫秒内关闭。如果 Ach 存在的时间过长（约 20 毫秒后），则通道会处于失活状态。这种特性有利于一些顺序性活动，例如一个通道离子的流入，可引起另一个通道的开放，后者在顺序变化中又可影响其他专一的通道开放。因此，第一个通道闸门的关闭对第二个通道的活动有调节作用。

在神经－肌肉接头处，沿神经传来的冲动刺激肌肉收缩，整个反应在不到 1 秒内完成，这样一个看来似乎很简单的反应至少包括 4 个不同部位的离子通道闸门按一定的顺序开放和关闭。如图 3－17 所示：①当神经冲动到达神经末梢，去极化发生，膜电位升高，引起神经末梢膜上的电压闸门通道开放，Ca^{2+} 急速进入神经末梢，刺激分泌神经递质——乙酰胆碱；②释放的乙酰胆碱与肌肉细胞膜上的配体闸门通道上的特异部位（受体）结合，闸门瞬间开放，Na^+ 大量涌入肌肉细胞，引起肌肉细胞局部膜去极化，膜电位改变；③肌肉细胞膜的去极化，又使其膜上的电压闸门 Na^+ 通道依次开放，Na^+ 更多地进入，进一步促进膜的去极化扩展到整个肌膜；④肌肉细胞膜去极化又引起肌肉细胞内肌质网上的钙离子通道开放，Ca^{2+} 从肌质网内流入细胞质，细胞质内钙离子浓度急剧升高，肌原纤维收缩。

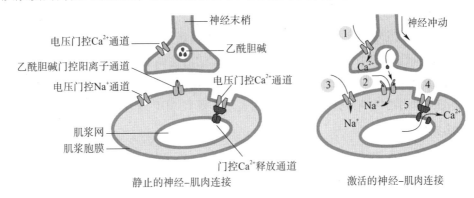

图 3－17　神经－肌肉连接处的闸门通道

1. 神经末梢膜上的电压闸门通道开放；2. 肌肉细胞膜上的配体闸门瞬间开放；3. 肌肉细胞膜上的电压闸门 Na^+ 通道依次开放；4. 肌肉细胞膜上的 Ca^{2+} 通道开放；5. 肌肉细胞内肌质网上的 Ca^{2+} 通道开放

（2）电压门控离子通道（voltage gated channel）　是对细胞内或细胞外特异离子浓度发生变化时，或其他刺激引起膜电位变化时，致使其构象变化，"门"打开的通道蛋白。例如，神经－肌肉接点由 Ach 门控通道开放而出现终板电位时，这个电位改变可使相邻的肌细胞膜中存在的电位门 Na^+ 通道和 K^+ 通道相继激活（通道开放），引起肌细胞动作电位；动作电位传至肌质网，Ca^{2+} 通道打开引起 Ca^{2+} 外流，引发肌肉收缩。

（3）环核苷酸门通道　分布于化学感受器和光感受器中，与膜外信号的转换有关。例如，气味分子与化学感受器中的 G 蛋白偶联型受体结合，可激活腺苷酸环化酶，产生 cAMP，开启 cAMP 门控阳离子通道（cAMP－gated cation channel），引起 Na^+ 内流，膜去极化，产生神经冲动，最终形成嗅觉或味觉。

（4）机械门通道　细胞可以接受各种各样的机械力刺激，如摩擦力、压力、牵拉力、重力、剪切力等。细胞将机械刺激的信号转化为电化学信号最终引起细胞反应的过程称为机械信号转导（mechanotransduction）。

目前比较明确的有两类机械门通道：一类是牵拉活化或失活的离子通道，另一类是剪切力敏感的离子通道。前者几乎存在于所有的细胞膜，研究较多的有血管内皮细胞、心肌细胞以及内耳中的毛细胞等；后者仅发现于内皮细胞和心肌细胞。牵拉敏感的离子通道是指能直接被细胞膜牵拉所开放或关闭的离子通道。其特点为对离子的无选择性、无方向性、非线性及无潜伏期。这种通道为 2 价或 1 价的阳离子通道，有 Na^+、K^+、Ca^{2+}，以 Ca^{2+} 为主。研究表明，当内皮细胞被牵拉时，由于通道开放引起 Ca^{2+} 内流，使 Ca^{2+} 介导的血管活性物质分泌增多，Ca^{2+} 还可作为胞内信使，导致进一步的反应。

内耳毛细胞顶部的听毛也是对牵拉力敏感的感受装置，听毛弯曲时，听毛细胞会出现短暂的感受器电位。从听毛受力而致听毛根部所在膜的变形，到该处膜出现跨膜离子移动之间，只有极短的潜伏期。

（5）水通道　长期以来，普遍认为细胞内外的水分子是以简单扩散的方式透过脂双层膜。后来发现某些细胞在低渗溶液中对水的通透性很高，很难以简单扩散来解释。例如，将红细胞移入低渗溶液后，很快吸水膨胀而溶血，而水生动物的卵母细胞在低渗溶液中不膨胀。因此，人们推测水的跨膜转运除了简单扩散外，还存在某种特殊的机制，于是提出了水通道的概念。

1988 年，Agre 在分离纯化红细胞膜上的 Rh 血型抗原时，发现了一个 28kD 的疏水性跨膜蛋白，称为 CHIP28（channel – forming integral membrane protein），1991 年得到其 cDNA 序列。Agre 将 CHIP28 的 mRNA 注入非洲爪蟾的卵母细胞中，在低渗溶液中，卵母细胞迅速膨胀，并于 5 分钟内破裂，纯化的 CHIP28 置入脂质体，也会得到同样的结果。细胞的这种吸水膨胀现象会被 Hg^{2+} 抑制，这是已知的抑制水通透的处理措施。这一发现揭示了细胞膜上确实存在水通道，Agre 因此与离子通道的研究者 R. MacKinnon 共同获得 2003 年诺贝尔化学奖。

目前在人类细胞中已发现的此类蛋白至少有 13 种，被命名为水孔蛋白（aquaporin，AQP），又称水通道蛋白，均具有选择性地让水分子通过的特性。水通道的活性调节可能具有以下途径：通过磷酸化使 AQP 的活性增强；通过膜泡运输改变膜上 AQP 的含量，如血管加压素（抗利尿激素）对肾脏远曲小管和集合小管上皮细胞水通透性调节；通过调节基因表达，促进 AQP 的合成。

（二）被动运输

物质穿膜的被动扩散不消耗细胞能量，而是利用物质在膜两侧的浓度差，顺浓度梯度扩散。

1. 简单扩散（simple diffusion） 　也叫自由扩散（free diffusing）。特点：①沿浓度梯度（或电化学梯度）扩散；②不需要消耗细胞本身的代谢能；③没有膜蛋白的协助。

某种物质对膜的通透性（P）可以根据它在油和水中的分配系数（K）及其扩散系数（D）来计算：$P = KD/t$，t 为膜的厚度。

脂溶性越高通透性越大，水溶性越高通透性越小；非极性分子比极性分子容易透过，小分子比大分子容易透过。具有极性的水分子容易透过是因为水分子小，可通过由膜脂运动产生的间隙。

非极性的小分子如 O_2、CO_2、N_2 可以很快透过脂双层；不带电荷的极性小分子（水、尿素、甘油等）也可以透过人工脂双层，尽管速度较慢；相对分子质量略大一点的葡萄糖、蔗糖则很难透过；而膜对带电荷的物质如 H^+、Na^+、K^+、Cl^-、HCO_3^- 是高度不通透的（图 3 – 18）。

事实上，细胞的物质转运过程中，透过脂双层的简单扩散现象很少，绝大多数情况下，物质是通过载体或者通道来转运的。离子、葡萄糖、核苷酸等物质有的是通过质膜上运输蛋白的协助，按浓度梯度扩散进入质膜的，有的则是通过主动运输的方式进行转运。

2. 易化扩散（facilitated diffusion） 　又称协助扩散，也称促进扩散，是通过运输蛋白形成亲水环境，使极性分子顺电化学梯度穿膜的被动运输方式。各种极性分子和无机离子，如糖、氨基酸、核苷酸以及细胞代谢物等顺其浓度或电化学梯度进行跨膜转运，该过程不需要细胞提供能量。其运输特点：①比自由扩散转运速率高；②存在最大转运速率，在一定限度内运输速率同物质浓度成正比，如超过一定限度，浓度再增加，运输也不再增加，这是因为膜上载体蛋白的结合位点已达饱和；③有特异性，即与特定溶质结合。这类特殊的载体蛋白主要有离子载体和通道蛋白两种类型。

绝大多数哺乳类细胞都是利用血糖作为细胞的主要能源，人类基因组编码 14 种与糖转运相关的载体蛋白 GLUT1 ~ GLUT14，构成葡萄糖载体（glucose transporter，GLUT）蛋白家族，它们具有高度同源的氨基酸序列，都含有 12 次跨膜的 α – 螺旋。研究发现，多肽跨膜段主要是由疏水性氨基酸残基组成。

3. 离子的被动跨膜转运 　是借助膜上的离子通道完成的。现已知道通道蛋白是由 α – 螺旋蛋白构成，其中心具有亲水性通道，它对离子具有高度的亲和力，允许适当大小的离子顺浓度梯度瞬间大量地通过（图 3 – 19）。

进行通道扩散的物质有离子和神经递质等，它们在进行通道扩散时，也是由高浓度侧向低浓度侧运

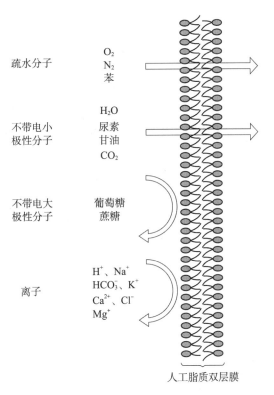

图 3-18 人工脂双层膜对不同物质的相对通透性

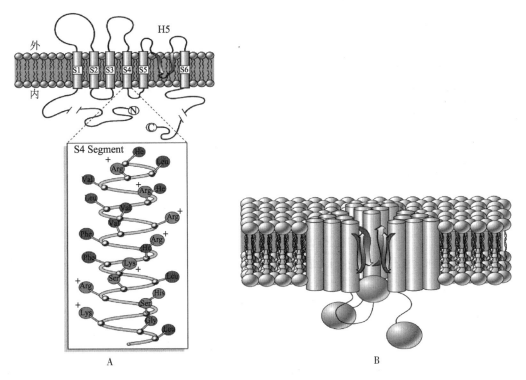

图 3-19 真核生物 K^+ 通道蛋白结构示意图

A. K^+ 通道的一个亚基（多肽链）包含 6 个 α-螺旋跨膜片段，H5 连接 S5 和 S6 跨膜螺旋；

B. 4 个亚基围成单个 K^+ 通道，4 个 H5 片段扎入通道中央

输，利用自身的势能和特定的通道，不消耗细胞的代谢能。通道扩散实际上是利用"通道"进行简单扩散。离子通道结构和功能异常引起一些人类遗传性疾病的发生。

4. 水分子的快速跨膜转运　水分子为极性分子，尽管水可以通过简单扩散缓慢地穿过生物膜，但对于某些组织的特殊功能（如肾小管对水的重吸收，从脑中排出额外的水、唾液和眼泪的形成等）来说，水分子通过水孔的快速跨膜转运是非常重要的。水孔蛋白（AQP）是内在膜蛋白的一个家族，在哺乳类细胞中至少有 11 种水孔蛋白，在各种特异性组织细胞中，提供了水分子快速跨膜运动的通道。红细胞质膜上水孔蛋白密度很高，当血液流经肾髓质时，红细胞可根据细胞外渗透压的突然变化来快速膨胀或收缩。近曲肾小管细胞适应水分重吸收，细胞膜上同样富集水孔蛋白，表 3 - 3 列出一些水孔蛋白的例子。

水孔蛋白为 4 个亚基组成的四聚体，每个亚基又由 6 个跨膜 α - 螺旋组成（图 3 - 20）。每个水孔蛋白亚基单独形成一个供水分子运动的中央孔。水孔蛋白形成对水分子高度特异的亲水通道，只允许水分子通过。这种严格的选择性首先源于通道内高度保守的氨基酸残基（Arg、His 以及 Asp）侧链与通过的水分子形成氢键，其次是源于孔径非常狭窄。

表 3 - 3　水孔蛋白举例

水孔蛋白	功能
AQP - 1	近曲肾小管水分重吸收；眼中水状液和中枢神经系统脑脊髓液的分泌；肺中水平衡
AQP - 2	肾集液管中水通透力（突变产生肾源性糖尿病）
AQP - 3	肾集液管中水的保持
AQP - 4	中枢神经系统中脑脊髓液的重吸收；脑水肿的调节
AQP - 5	唾液腺、泪腺和肺泡上皮的液体分泌

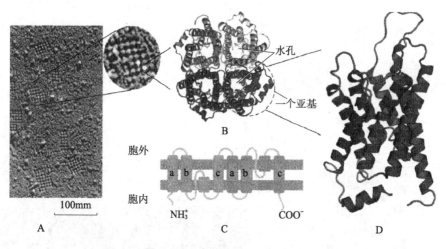

图 3 - 20　水孔蛋白结构示意图

A. 电镜下细胞膜上的水孔；B. 水孔蛋白是由 4 个亚基组成的四聚体；C. 每个亚基由 3 对同源的跨膜螺旋（aa′，bb′和 cc′）组成；D. 水孔亚基三维结构示意图，中间球形分子为水分子

（三）主动运输

主动运输（active transport）是由载体蛋白介导的物质逆浓度梯度或电化学梯度由低浓度一侧向高浓度一侧进行跨膜转运的方式。特点：①逆浓度梯度（逆电化学梯度）运输；②需要能量（由 ATP 直接供能）或与释放能量的过程偶联（协同运输）；③都有载体蛋白。

主动运输所需能量的主要来源：①协同运输中的离子梯度动力；②ATP 驱动的泵通过水解 ATP 获得能量；③光驱动的泵利用光能运输物质，见于细菌。

1. ATP - 驱动泵（ATP - driven pump）　是 ATP 酶，直接利用水解 ATP 提供的能量，实现离子或小分子逆浓度梯度或电化学梯度的跨膜运输。所有 ATP 驱动泵都是跨膜蛋白。根据泵蛋白的结构和功能特性，ATP-驱动泵可分为 P-型离子泵、V-型质子泵、F-型质子泵和 ABC 超家族。前三种只转运离子，后一种主要转运小分子。

（1）P-型离子泵（P-type ion pump）　也称 P-型 ATP 酶（P-type ATPase），是分布于各种生物细胞质膜中的 ATP 动力泵的一类，含两个相同的催化性 α 亚基，转运时至少有一个 α 亚基被磷酸化，故得名。如高等生物中的钠钾 ATP 酶、钙泵和真菌及细菌的 H^+ 泵。

1）钠钾 ATP 酶（sodium-potassium ATPase，Na^+-K^+-ATPase）　又称钠钾泵（sodium-potassium pump），一般认为是由 2 个大亚基、2 个小亚基组成的四聚体（图 3-21）。钠钾 ATP 酶通过磷酸化和去磷酸化过程发生构象的变化，导致与 Na^+、K^+ 的亲和力发生变化。在膜内侧 Na^+ 与酶结合，激活 ATP 酶活性，使 ATP 分解，酶被磷酸化，构象发生变化，于是与 Na^+ 结合的部位转向膜外侧；这种磷酸化的酶对 Na^+ 的亲和力低，对 K^+ 的亲和力高，因而在膜外侧释放 Na^+，与 K^+ 结合。K^+ 与磷酸化酶结合后促使酶去磷酸化，酶的构象恢复原状，于是与 K^+ 结合的部位转向膜内侧，K^+ 与酶的亲和力降低，使 K^+ 在膜内被释放，而又与 Na^+ 结合。其总的结果是每一循环消耗一个 ATP，转运出 3 个 Na^+，转进 2 个 K^+。

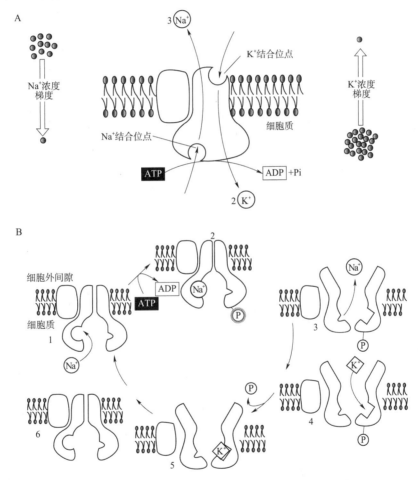

图 3-21　Na^+-K^+ 泵的结构（A）与工作模式（B）示意图

钠钾泵的一个特性是其对离子的转运循环依赖自磷酸化过程，ATP 上的一个磷酸基团转移到钠钾泵的一个天冬氨酸残基上，导致构象的变化。通过自磷酸化来转运离子的离子泵就叫作 P-型离子泵，与钠钾泵相类似的还有钙泵和质子泵。它们组成了功能与结构相似的一个蛋白质家族。

钠钾泵的作用：①维持细胞的渗透性，保持细胞的体积；②维持低 Na^+ 高 K^+ 的细胞内环境，维持细胞的静息电位。

乌本苷（ouabain）、地高辛（digoxin）等强心剂能抑制心肌细胞钠钾泵的活性，从而降低钠钙交换器效率，使内流钙离子增多，加强心肌收缩，因而具有强心作用。

2）钙泵（calcium pump，Ca^{2+} – pump） 也称钙 – ATP 酶（calcium ATPase），是另一类 P – 型离子泵。钙泵对于细胞是非常重要的，因为 Ca^{2+} 通常与信号转导有关，Ca^{2+} 浓度的变化会引起细胞内信号途径的反应，导致一系列的生理变化。通常细胞内 Ca^{2+} 浓度（10^{-7} mol/L）显著低于细胞外 Ca^{2+} 浓度（10^{-3} mol/L），主要是因为质膜和内质网膜上存在 Ca^{2+} 转运体系，细胞内钙泵有两类：一类是 P 型离子泵（图 3 – 22），其原理与钠钾泵相似，每分解一个 ATP 分子，泵出 2 个 Ca^{2+}；另一类叫作钠钙交换器（Na^+ – Ca^{2+} exchanger），属于对向运输（antiport）体系，通过钠钙交换来转运钙离子。

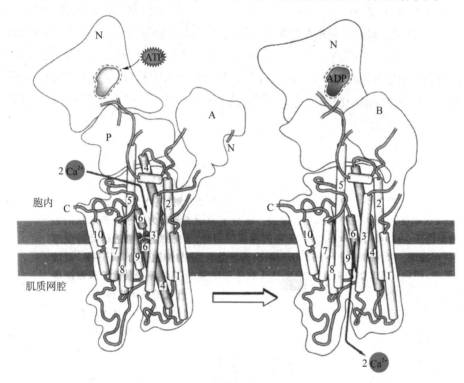

图 3 – 22 肌质网钙泵转运 Ca^{2+} 前（A）和后（B）的工作模型

位于肌质网（sarcoplasmic reticulum）上的钙离子泵是了解最多的一类 P 型离子泵，占肌质网膜蛋白的 90%。肌质网是一类特化的内质网，形成网管状结构位于细胞质中，具有贮存 Ca^{2+} 的功能。肌细胞膜去极化后引起肌质网上的 Ca^{2+} 通道打开，大量 Ca^{2+} 进入细胞质，引起肌肉收缩之后由钙泵将 Ca^{2+} 泵回肌质网。

（2）V – 型质子泵和 F – 型质子泵

1）V – 型质子泵（V – type proton pump） 也称 V – 型 ATP 酶（V – type ATPase）和液泡质子 ATP 酶（vacuolar proton ATPase），位于小泡（vacuole）的膜上，由许多亚基构成，水解 ATP 产生能量，但不发生自磷酸化，位于溶酶体膜、动物细胞的内吞体、高尔基复合体的囊泡膜、植物液泡膜上。

2）F – 型质子泵 也称 F – 型 ATP 酶（F – type ATPase）是由许多亚基构成的管状结构，H^+ 沿浓度梯度运动，所释放的能量与 ATP 合成偶联起来，因此也称 ATP 合酶（ATP synthase），F 是氧化磷酸化或光合磷酸化偶联因子（factor）的缩写。F – 型质子泵位于细菌质膜，线粒体内膜和叶绿体的类囊体膜上，其详细结构将在线粒体一章讲解。F – 型质子泵不仅可以利用质子动力势将 ADP 转化成 ATP，也可以利用水解 ATP 释放的能量转移质子。

（3）ABC 超家族（ATP binding cassette superfamily） 也是一类 ATP 驱动泵，但含有更多的成员，也更为多样。ABC 超家族含有几百种不同的转运蛋白，广泛分布在从细菌到人类各种生物中。ABC 转运器（ABC transporter）最早发现于细菌，是细菌质膜上的一种运输 ATP 酶（transport ATPase），属于一个庞大而多样的蛋白家族，每个成员都含有两个高度保守的 ATP 结合区（ATP binding cassette），故名 ABC 转运器，它们通过结合 ATP 发生二聚化，ATP 水解后解聚，通过构象的改变将与之结合的底物转移至膜的另一侧。

2. **协同（伴随）运输（cotransport）**　是一类靠间接提供能量完成的主动运输方式。物质跨膜运输所需要的能量来自膜两侧离子的电化学浓度梯度，而维持这种电化学势的是钠钾泵或质子泵。动物细胞中常常利用膜两侧 Na$^+$ 浓度梯度来驱动，植物细胞和细菌常利用 H$^+$ 浓度梯度来驱动。根据物质运输方向与离子沿浓度梯度的转移方向，协同运输又可分为同向运输和对向运输（图 3-23）。

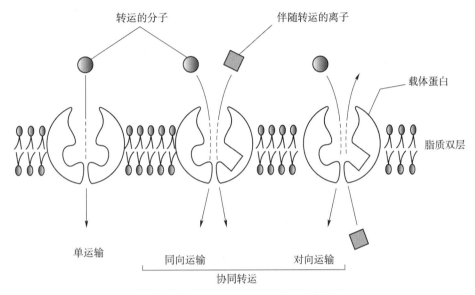

图 3-23　载体蛋白转运溶质的几种方式

（1）**同向运输（symport）**　指物质运输方向与离子转移方向相同。例如，动物小肠上皮细胞从肠腔吸收葡萄糖就是伴随着 Na$^+$ 的进入，细胞内的 Na$^+$ 又被钠钾泵泵出细胞外，细胞内始终保持较低的钠离子浓度，形成电化学梯度，为离子梯度驱动的主动运输（图 3-24，图 3-25）。在某些细菌中，乳糖的吸收伴随着 H$^+$ 的进入，每转移一个 H$^+$ 吸收一个乳糖分子。

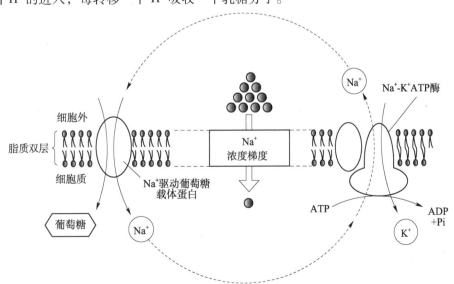

图 3-24　钠钾泵维持的 Na$^+$ 梯度驱动葡萄糖的主动转运示意图

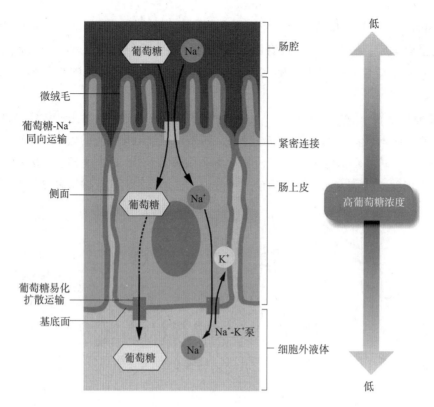

图 3 – 25　肠腔中的葡萄糖经小肠上皮细胞吸收转运入血液的示意图

（2）对向运输（antiport）　是指物质跨膜运动的方向与离子转移的方向相反，如动物细胞常通过 Na^+ 驱动的 Na^+/H^+ 反向协同运输的方式来转运 H^+ 以调节细胞内的 pH，即 Na^+ 进入胞内伴随者 H^+ 的排出。此外，质子泵可直接利用 ATP 运输 H^+ 来调节细胞 pH。

还有一种机制是 Na^+ 驱动的 $Cl^- - HCO_3^-$ 交换，即 Na^+ 与 HCO_3^- 的进入伴随着 Cl^- 和 H^+ 的外流，如红细胞膜上的带 3 蛋白。

综上所述，主动运输都需要消耗能量，所需能量可直接来自 ATP 或来自离子电化学梯度；同时也需要膜上的特异性载体蛋白的协助，这些载体蛋白不仅有结构上的特异性，而且具有结构上的可变性（构象的变化影响其与溶质分子的亲和力的改变）。细胞运用各种不同的方式通过不同的体系在不同的条件下完成小分子物质的跨膜运输。

二、细胞膜对大分子物质的膜泡运输

小分子物质和离子在膜运输蛋白的介导下进行穿膜运输，对于大分子，如蛋白质、多核苷酸、多糖等是不能通过细胞膜的，但细胞却能排出和摄入特定的大分子，有些细胞甚至能吞入大的颗粒，细胞在转运这些物质的过程中涉及一些有界膜的小囊泡有顺序地形成和融合，故属于膜泡运输。细胞与外界进行物质交换的膜泡运输同细胞膜的活动密切相关，可分为胞吞作用和胞吐作用。

（一）胞吞作用

胞吞作用又称内吞作用，是质膜内陷，将细胞外的大分子和颗粒物质包围形成胞吞泡，脱离细胞膜进入细胞内的转运过程。根据内吞物质的大小、状态及特异程度等不同，可将胞吞作用分为吞噬作用、胞饮作用和受体介导的胞吞作用 3 种类型（图 3 – 26）。

1. 吞噬作用　细胞内吞入较大的固体颗粒或分子复合物（直径 > 250nm），如细菌、细胞碎片等物质的过程，称为吞噬作用（phagocytosis）。被吞噬的颗粒首先吸附在细胞膜表面，随之，吸附区域的细

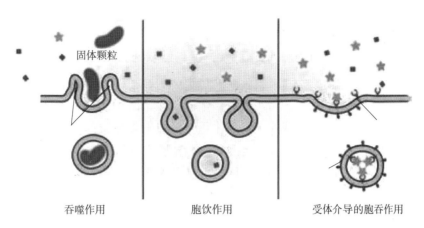

固体颗粒

吞噬作用　　　　　胞饮作用　　　　受体介导的胞吞作用

图 3 - 26　胞吞作用的三种方式

胞膜向内凹陷形成囊，将颗粒包裹后摄入细胞，形成的小囊泡称吞噬体（phagosome）或吞噬泡（phagocytic vesicle）。吞噬泡在细胞内与溶酶体融合，溶酶体酶将其物质降解。动物体内几种具有吞噬功能的细胞，如中性粒细胞、单核细胞和巨噬细胞等，广泛分布在血液和组织中，具有吞噬入侵的微生物、清除损伤和衰老死亡的细胞等功能，在机体防御中发挥重要的作用。

2. 胞饮作用（pinocytosis）　是细胞非特异性地摄取细胞外液的活动。当细胞周围环境中某些液体物质达到一定浓度时，可通过胞饮作用被细胞吞入。胞饮作用通常发生在质膜上的特殊区域，该区域的质膜内陷形成一个小窝，最后形成一个没有外被包裹的膜性小泡，称为胞饮体（pinosome）或胞饮泡（pinocytic），直径小于150nm。根据细胞外物质是否吸附在细胞表面，将胞饮作用分为两种类型：①液相内吞（fluid - phase endocytosis），这是一种非特异性的固有内吞作用，通过这种作用，细胞将细胞外液及其中的可溶性物质摄入细胞内；②吸附内吞（absorption endocytosis），在这种胞饮作用中，细胞外大分子和（或）小颗粒物质先以某种方式吸附在细胞表面，因此具有一定的特异性。

胞饮作用多见于能形成伪足和转运功能活跃的细胞中，如巨噬细胞、白细胞、毛细血管内皮细胞、肾小管上皮细胞、小肠上皮细胞等。

胞饮作用形成的胞饮泡进入细胞后与内体（endosome）融合或与溶酶体融合后被降解，由胞饮作用所造成的质膜的损失和吞进的细胞外液，由胞吐作用补偿和平衡。

3. 受体介导的胞吞作用（receptor mediated endocytosis）　是特异性很强的胞吞作用。有些大分子在细胞外液中的浓度很低，进入细胞需先与细胞膜上特异性受体识别并结合，然后通过膜的内陷形成囊泡，囊泡脱离质膜而进入细胞。这种作用使细胞特异性地从胞外摄取含量很低的成分，而不需要摄入大量的细胞外液，与非特异性的胞吞作用相比，可使特殊大分子的内吞效率增加1000多倍。

（1）有被小窝和有被小泡的形成　细胞膜上存在有多种配体的受体，如激素、生长因子、酶和血浆蛋白的受体等。受体集中在细胞膜的特定区域，称为有被小窝（coated pits）。有被小窝具有选择受体的功能，此处集中的受体的浓度是质膜其他部分的10～20倍。电镜下有被小窝处质膜向内凹陷，直径50～100nm，凹陷处的质膜内表面覆盖着一层毛刺状电子致密物，其中包括网格蛋白和衔接蛋白。

受体介导的胞吞，第一步是细胞外溶质分子（配体）同有被小窝处的受体识别并结合，形成配体－受体复合物，网格蛋白聚集在有被小窝的胞质侧，有被小窝形成后进一步内陷，与质膜断离后形成有被小泡（coated vesicle）进入细胞。有被小泡的外表面包被由网格蛋白组装成的笼状篮网结构。

1）网格蛋白（clathrin）　是一种进化上高度保守的蛋白复合物，由3条重链和3条轻链组成。重链是一种纤维蛋白，分子量为180kD，轻链分子量为35～40kD，二者组成二聚体，3个二聚体形成包被的基本结构单位——三腿蛋白复合物（triskelion）（图3－27）。36个三腿蛋白复合物聚合成六角形或五角形的

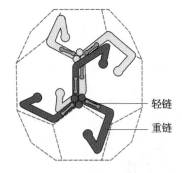

图 3 - 27　三腿蛋白复合物模式图

籃网状结构，覆盖于有被小窝（或有被小泡）胞质侧表面。网格蛋白的作用主要是牵拉质膜向内凹陷，参与捕获特定的膜受体使其聚集于有被小窝内（图 3 -28）。

2）衔接蛋白（adaptin）　构成有被小泡的包被组成成分中，还有一种衔接蛋白，介于网格蛋白与配体 - 受体复合物之间，参与包被的形成并起连接作用。目前发现细胞内至少有 4 种不同的衔接蛋白，可与不同种类的受体特异性地结合，使细胞捕获不同的运载物。受体介导的胞吞，网格蛋白无特异性，其特异性受衔接蛋白的调节。

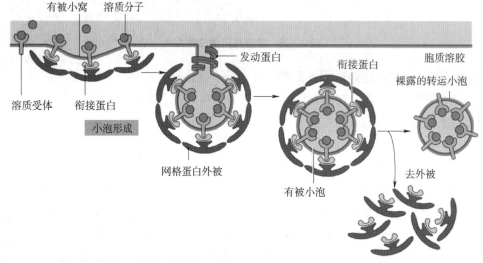

图 3 - 28　有被小窝与有被小泡的形成

（2）无被小泡形成并与内体融合　当配体与质膜上的受体结合后，网格蛋白聚集在质膜的胞质侧，通过一些六边形的网格转变成五边形的网格，促进网格蛋白的外被弯曲转变成笼形结构，牵动质膜凹陷。有被小窝开始内陷并将从质膜上缢缩形成有被小泡，还需要一种 GTP 结合蛋白——发动蛋白（dynamin）的参与。发动蛋白自组装形成一个螺旋状的领圈结构，环绕在内陷的有被小窝的颈部，发动蛋白通过水解与其结合的 GTP，引起其构象改变，从而将有被小泡从质膜上切离下来，形成网格蛋白有被小泡。有被小泡一旦脱离质膜，很快脱去包被变成表面光滑的无被小泡。网格蛋白分子返回质膜下方，重新参与新的有被小泡的形成。无被小泡继而与早期内体（early endosome）融合。内体是动物细胞质中经胞吞作用形成的一种由膜包围的细胞器，其作用是将由胞吞作用新摄入的物质运输到溶酶体被降解。内体膜上有 ATP 驱动的质子泵，将 H^+ 泵入内体腔中，使腔内 pH 降低（pH 5 ~ 6）。多数情况下，内体的低 pH 改变了受体分子和配体分子的亲和力，从而使受体与配体分离。受体与配体分离后，内体以出芽的方式形成运载受体的小囊泡，返回质膜，受体被重新利用，开始下一轮的内吞作用。含有配体的内体将与溶酶体融合。

（3）受体介导的 LDL 胞吞作用　胆固醇是构成膜的脂类成分，也可用以合成类固醇激素。动物细胞通过受体介导的胞吞摄入所需的大部分胆固醇。胆固醇在肝脏中合成并包装成低密度脂蛋白（low density lipoproteion，LDL）在血液中运输。LDL 为球形颗粒，直径约为 22nm，中心含有大约 1500 个酯化的胆固醇分子，其外包围着 800 个磷脂分子和 500 个游离的胆固醇分子。载脂蛋白 ApoB100 是细胞膜上 LDL 受体的配体，它将酯化胆固醇、磷脂、游离胆固醇组装成球形颗粒（图 3 -29）。

LDL 受体是由 839 个氨基酸残基构成的单次穿膜糖蛋白，当细胞需要利用胆固醇时，细胞即合成 LDL 受体，并将其镶嵌到质膜中，受体介导的 LDL 胞吞过程如图 3 -30 所示。如果细胞内游离的胆固醇积累过多时，细胞通过反馈调节，停止胆固醇及 LDL 受体的合成。正常人每天降解 45% 的 LDL，其中

2/3 经由受体介导的胞吞途径摄入细胞而被降解利用，如果细胞对 LDL 的摄入过程受阻，血液中的胆固醇含量过高易导致动脉粥样硬化。

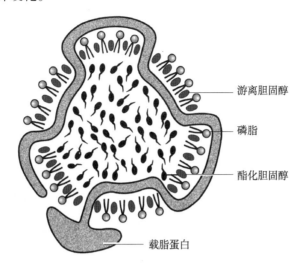

游离胆固醇

磷脂

酯化胆固醇

载脂蛋白

图 3-29　低密度脂蛋白颗粒结构模式图

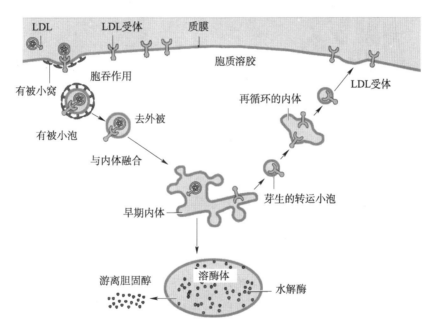

图 3-30　LDL 受体介导的 LDL 胞吞过程

　　受体向有被小窝集中与 LDL 结合，有被小窝凹陷、缢缩形成有被小泡进入细胞；有被小泡迅速脱去外被形成无被小泡；无被小泡与内体融合，在内体酸性环境下 LDL 与受体解离；受体经转运囊泡返回质膜，被重新利用。含 LDL 的内体与溶酶体融合，LDL 被分解释放出游离胆固醇。

　　动物细胞对许多重要物质的摄取都是依赖受体介导的胞吞，大约有 50 种以上不同的蛋白质、激素、生长因子、淋巴因子以及铁、维生素 B_{12} 等通过此种方式进入细胞。流感病毒和 AIDS 病毒（HIV）也通过此种途径感染细胞。肝细胞从肝血窦向胆小管转运 IgA 也是通过胞吞途径进行的。

（二）胞吐作用

　　胞吐作用又称外排作用或出胞作用，是指将细胞内合成的物质通过膜泡转运至细胞膜，与质膜融合后将物质排出细胞外的过程，是胞吞作用的逆过程。是将细胞分泌产生的酶、激素及一些未被分解的物质排出细胞外的重要方式。根据方式的不同，胞吐作用分为连续性分泌和受调分泌两种形式。

1. 连续性分泌（constitutive secretion） 又称固有分泌，是指分泌蛋白合成后立即被包装入高尔基复合体的分泌囊泡中，随即很快被运送至质膜处，与质膜融合将分泌物排出细胞外的过程。分泌的蛋白包括某些驻留蛋白、膜蛋白和细胞外基质各组分等，这种分泌途径是不受调节持续不断的细胞分泌，普遍存在于动物细胞中。

2. 受调分泌（regulated secretion） 是指细胞分泌蛋白合成后先储存于分泌囊泡中，只有当细胞接收到细胞外信号（如激素）的刺激，引起细胞内 Ca^{2+} 浓度瞬时升高，才能启动胞吐过程，使分泌泡与细胞膜融合，将分泌物释放到细胞外。这种分泌途径只存在于分泌激素、酶、神经递质的特化细胞中（图 3 - 31）。

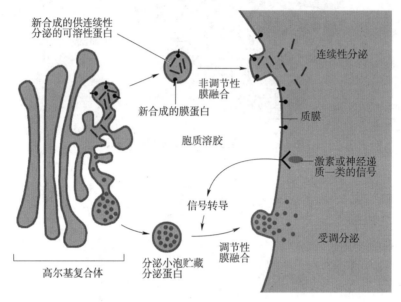

图 3 - 31　连续性分泌和受调分泌

⊕ **知识链接**

细胞的社会性

　　细胞是一个个体，同时细胞又存在社会性，任何一个细胞的生命活动都不是孤立进行的，而是受整个机体、局部组织、周围细胞以及细胞外各种信号分子所施以的必不可少的影响与控制。每个细胞又作为整个机体的一个基本生命活动单位，通过内分泌、旁分泌或细胞间直接通讯的形式，以其产物或行为对整个机体或局部环境及其他细胞产生影响。细胞与细胞、细胞外环境乃至整个机体的相互依存、相互作用、相互制约，即细胞社会性。正如每个人，是一个个体，同时又是社会中的一员，我们的生活离不开社会群体，因此，作为社会的一分子，每个人在实现自我人生价值的过程，必须与国家、社会和集体的价值观保持一致，这样才能促使整个国家健康发展。

答案解析

> 目标检测

一、选择题

1. 能与特定溶质结合，改变构象，使溶质分子顺浓度梯度通过膜的运输方式是（　　）

A. 膜脂双层的简单扩散　　　　　　　B. 膜通道蛋白的易化扩散

C. 载体蛋白的易化扩散　　　　　　　D. 离子梯度驱动的主动运输

E. 受体介导的胞吞作用

2. 在一般生理情况下，每分解 1 分子 ATP，钠泵转运可使（　　）

A. 2 个 Na^+ 移出膜外

B. 2 个 K^+ 移入膜内

C. 2 个 Na^+ 移出膜外，同时有 2 个 K^+ 移入膜内

D. 3 个 Na^+ 移出膜外，同时有 2 个 K^+ 移入膜内

E. 2 个 Na^+ 移出膜外，同时有 3 个 K^+ 移入膜内

3. 膜脂的运动方式中少见的类型是（　　）

A. 旋转异构运动　　　　　B. 旋转运动　　　　　C. 侧向运动

D. 振荡伸缩运动　　　　　E. 翻转运动

4. 肠上皮细胞由肠腔吸收葡萄糖属于（　　）

A. 简单扩散　　　　　B. 易化扩散　　　　　C. 协同运输

D. 入胞作用　　　　　E. 吞噬

5. 受体介导式入胞过程不包括（　　）

A. 某种配体为细胞膜上的相应受体所"辨认"形成配体 – 受体复合物

B. 配体 – 受体复合物向有被小窝集中

C. 其他种类的配体 – 受体复合物相继在同一有被小窝集中

D. 有被小泡的形成

E. 无被小泡融入胞内体，实现受体与膜的再循环

二、简答题

1. 生物膜主要由哪些分子组成？它们在膜结构中各起什么作用？

2. 细胞膜的分子结构模型中哪一种模型被广泛认可？请说明理由。

3. 比较主动运输与被动运输的特点及其生物学意义。

4. 说明钠钾泵的工作原理及其生物学意义。

5. 以肝细胞吸收 LDL 为例，说明受体介导的胞吞作用及有被小窝和有被小泡的形成在胞吞过程中的作用。

（杨慈清）

书网融合……

本章小结　　　　　微课 1　　　　　微课 2　　　　　微课 3　　　　　题库

第四章 细胞质基质与核糖体

学习目标

1. **掌握** 细胞质基质的概念；核糖体的形态结构、存在形式及功能。
2. **熟悉** 细胞质基质的化学组成。
3. **了解** 细胞质基质的特性和功能；核糖体与医学的关系。
4. 具备对核糖体基因突变引起的遗传病初步判断的能力。
5. 增强学生在社会发展中的主体作用和责任感。

细胞质基质（cytoplasmic matrix）是细胞质中除细胞器以外的胶态物质，包括细胞质中均质而半透明的液态部分和糖原、脂滴等内容物。核糖体是合成蛋白质的细胞器，其功能是以 mRNA 为模板，以氨基酸为原料，高效且精确地合成蛋白质多肽链。

案例引导

案例 患者，女，出生体重2.46kg，6周时严重贫血入院。常规检查表明严重贫血、心率过快和嗜睡。无炎症、病原体感染和黄疸等症状，体重3200g，头围38cm，没有明显的颜面或骨骼异常，其他系统检查正常。血常规指标：血红蛋白（Hb）水平3.1gm/dl（10～18gm/dl），血细胞比容9%（31%～55%），平均红细胞体积106fl（85～123fl），平均血红蛋白浓度为34g/dl（32～37g/dl），网织红细胞生成指数0.0，绝对网织红血球计数 $5.1×10^9/L$（$20～60×10^9/L$）。白细胞计数 $4.0×10^9/L$（$5～19.5×10^9/L$），中性粒细胞计数 $0.32×10^9/L$（$1～9×10^9/L$），血小板计数增加 $655×10^9/L$（$140～420×10^9/L$）。

讨论： 该患者所患疾病有可能是什么？其发病机制是什么？

第一节 细胞质基质 微课1

PPT

细胞质基质是细胞的重要结构成分，在真核细胞中，细胞质基质可占细胞总体积的50%～60%。它不仅构成细胞生命代谢活动的内环境，而且参与细胞与环境、细胞质与细胞核以及细胞器之间的物质运输、能量交换、信息传递等生命过程，很多重要的中间代谢反应也在细胞质基质中进行。

一、细胞质基质的化学组成

细胞质基质的化学组分极为复杂。根据其相对分子量的大小划分为3种类型，即小分子、中等分子和大分子。

1. 小分子类 包括水、无机离子（K^+、N^+、Ca^{2+}、Mg^{2+}、Cl^- 等）和溶解的气体，其中单价离子多游离于细胞质内，而双价离子则可能附在一些大分子如核酸、多糖、酶等上。

2. 中分子类 主要有脂类、糖类、氨基酸、核苷酸及其衍生物等，主要是细胞代谢过程中的一些中间产物。

3. 大分子类　包括多糖、蛋白质、脂蛋白和 RNA 等，同时也包含很多酶，特别是一些与大分子物质合成有关和参与主要代谢过程所必需的酶。

二、细胞质基质的特性

细胞质基质是细胞最重要的结构之一，是细胞整体不可分割的部分，具有显著的理化特性和生物学特性。

1. 细胞质基质的理化特性　细胞质基质中蛋白质含量占 20% ~ 30%，形成一种黏稠的胶体，多数的水分子紧紧地结合在蛋白质和其他大分子表面的极性部位成为结合水，只有少数的水分子游离存在，起溶剂作用。蛋白质分子和颗粒性物质的扩散速率仅为水溶液中的 1/5。细胞质基质为细胞的生命活动提供了相对独立、稳定的内环境。

2. 细胞质基质的生物学特性　细胞质基质是许多中间代谢过程如糖酵解、磷酸戊糖途径、糖醛酸途径、糖原的合成与部分分解等，以及蛋白质的合成、脂肪酸的合成的重要场所。在细胞质基质中合成的蛋白质，多数将进一步进入细胞核或细胞器中发挥作用。

（1）细胞质基质是物质反应的场所　细胞内的一些生化反应主要在细胞内环境或主要细胞器的接触界面进行，也在整个细胞质内进行。

（2）细胞质基质的应激性　细胞质对外界环境的影响将产生不同的反应，如培养细胞的铺展、收缩等特性，这一特性是极易观察的。

（3）细胞质基质本身具有运动的特性　如变形虫可伸出伪足并不断改变形状；又如巨噬细胞吞噬异物过程伸出伪足改变形态的过程。

三、细胞质基质的功能

细胞质基质是细胞整体结构不可缺少的组成部分，在细胞的生命活动过程中担负着一系列重要的功能。它直接或间接地影响并体现于细胞生命活动的各个方面，为各种细胞器维持其正常结构提供所需要的离子环境，为各类细胞器完成其功能活动供给所需的一切底物，同时也是进行某些生化活动的场所。

1. 细胞内某些生化反应的重要场所　在细胞生化反应中，有 3 条重要的代谢途径是在细胞质中进行的，即糖酵解过程、戊糖磷酸化过程及脂肪酸的合成，这 3 种生化反应所需的酶系都存在于细胞质的可溶相中，其反应过程也都在细胞基质中进行。尽管人们对这些代谢反应的具体生化步骤早已比较清楚，但对它们在细胞质基质中如何进行的细节，特别是反应的底物和产物如何定向转运的机制还了解得不多。

2. 蛋白质合成、分选和修饰的场所　近些年来所取得的最主要的进展是关于蛋白质在细胞质基质中转运机制的研究，证明了 N 端含有某种信号序列的蛋白质合成起始于细胞质基质，起始后很快就转移到内质网上，继续进行蛋白质的合成。其他在细胞质合成的蛋白质，根据自身所携带的信号，分别转运到线粒体、叶绿体、微体以及细胞核中，其余的则驻留在细胞质基质中，构成细胞质基质的结构成分。

在细胞质基质中发生的蛋白质修饰类型主要有以下几种。

（1）磷酸化与去磷酸化　是最早发现的能够快速调节蛋白质生物活性的一种翻译后修饰，分别由蛋白激酶和磷酸酶催化。蛋白质磷酸化和去磷酸化在细胞代谢调控、信号转导、基因表达调控、细胞周期调控等多种生命活动中发挥核心开关的作用。可以被磷酸化的氨基酸残基主要包括酪氨酸、丝氨酸和苏氨酸。

（2）对某些蛋白质的 N 端进行甲基化修饰　这种修饰的蛋白质（如很多细胞骨架蛋白和组蛋白等）

不易被细胞内的蛋白水解酶水解，从而在细胞中维持较长的寿命。组蛋白甲基化一般发生在精氨酸或赖氨酸残基上，是基因表达调控的重要方式，是表观遗传学的重要研究领域之一。

（3）糖基化修饰　在细胞质基质中发现的糖基化是在哺乳动物的细胞中 N - 乙酰葡萄糖胺分子（N - acetyl glucosamine）加到蛋白质的丝氨酸残基的羟基上。

（4）乙酰化修饰　最早在组蛋白中发现，最近发现细胞质基质的蛋白也广泛存在乙酰化修饰。组蛋白乙酰化发生在 N 端的赖氨酸残基上，在基因表达调控中发挥重要作用。组蛋白乙酰化是一个可逆的过程，乙酰化是由组蛋白乙酰转移酶活性的转录因子调控，可促进转录；组蛋白去乙酰化酶通过降低赖氨酸乙酰化水平，增加染色体凝聚，抑制基因转录。

3. 控制蛋白质的寿命　细胞中的蛋白质处于不断的降解与更新的过程中。细胞质基质中的蛋白质，大部分寿命较长，其生物活性可维持几天。但也有一些寿命很短，合成后几分钟就降解了。在蛋白质分子的氨基酸序列中，既含有决定蛋白质定位和功能的信息，也含有决定蛋白质寿命的信号。这种信号广泛存在于蛋白质 N 端的第一个氨基酸残基，如果 N 端的第一个氨基酸是蛋氨酸、丝氨酸、苏氨酸、丙氨酸、缬氨酸、半胱氨酸、甘氨酸或脯氨酸，蛋白质一般是稳定的；如果是其他氨基酸，蛋白质常常是不稳定的。

⊕ **知识链接**

泛素 - 蛋白酶体系统介导的蛋白质降解途径

在真核细胞的细胞质基质中，有一种识别并降解错误折叠或不稳定蛋白质的机制，即泛素 - 蛋白酶体系统（ubiquitin - proteasome system，UPS）介导的蛋白质降解途径。泛素 - 蛋白酶体系统通过调控细胞的增殖、分化、凋亡以及 DNA 的修复等生理活动，在真核生物的生长和发育调节中起着重要作用。泛素 - 蛋白酶体系统的异常会导致细胞内蛋白质动态平衡的打破，引起蛋白质水平的失衡，甚至引发癌症、神经退行性疾病（如阿尔茨海默病和帕金森病）、炎症发生、病毒感染、中枢神经系统紊乱、动脉粥样硬化和代谢功能障碍等多种疾病。以色列科学家阿龙·西查诺瓦（Aaron Ciechanover）、阿弗拉姆·赫尔什科（Avram Hershko）和美国科学家伊尔温·罗斯（Inwin Rose）三位科学家因发现泛素介导的蛋白质降解途径而获得 2004 年诺贝尔化学奖。

---

4. 控制蛋白质降解和正确分子构象的形成　细胞质基质中的变性蛋白、错误折叠的蛋白或含有被氧化或其他非正常修饰氨基酸的蛋白，不管其 N 端氨基酸残基是稳定的还是不稳定的，都常常很快被清除。推测这种蛋白质降解作用可能涉及对畸形蛋白质所暴露出来的氨基酸疏水基团的识别，并由此启动了对蛋白质 N 端的第一个氨基酸残基的作用，其结果形成了 N 端的不稳定的氨基酸，随后也同样被依赖于泛素化的蛋白质降解途径将这些蛋白质彻底水解。

在生物进化过程中，为了确保细胞功能的正常并防止蛋白质错误折叠，所有生物都进化出了蛋白质控制系统，以帮助蛋白质多肽链折叠为正确的构象或蛋白亚基形成正确的复合物。目前已知的参与蛋白质折叠的蛋白可以分为两大类：第一类是由 ATP 依赖性的分子伴侣和分解酶组成，比如热休克蛋白（heat shock protein，Hsp）家族，它们可以选择性地与错误折叠的蛋白质结合形成聚合物，利用水解 ATP 释放的能量阻止和逆转蛋白质聚集，并帮助多肽链进一步折叠成正确构象的蛋白质；第二类是由不依赖 ATP 的分子伴侣组成，包括蛋白质二硫键异构酶和肽基脯氨酰顺反异构酶，这些分子以一种不依赖 ATP 的方式加快帮助蛋白质形成正确的二硫键以及折叠成正确的分子构象。

PPT

第二节 核糖体 微课2

核糖体（ribosome）是一种非膜相的细胞器，呈椭圆形或球形的粒状小体。是1953年由Ribinsin和Broun用电镜观察植物细胞时发现胞质中存在一种颗粒物质。1955年，Palade在动物细胞中也看到同样的颗粒，进一步研究了这些颗粒的化学成分和结构。1958年，Roberts根据化学成分命名为核糖核蛋白体，简称核糖体，又称核蛋白体。

核糖体除哺乳动物成熟红细胞外，所有活细胞（真核细胞、原核细胞）中均有，它是进行蛋白质合成的重要细胞器，在快速增殖、分泌功能旺盛的细胞中尤其多。

一、核糖体的类型、化学组成与结构

核糖体的基本类型可因其来源的生物类型不同而存在差异，也可以因存在于细胞中的部位不同而存在差异，并且不同类型的核糖体在大小和化学组成上存在着一定的差别。

（一）核糖体的类型

根据存在的生物类型可分为2种，即真核生物核糖体和原核生物核糖体，而根据核糖体存在的部位可分为3种，即细胞质核糖体、线粒体核糖体、叶绿体核糖体。细胞质中核糖体的分布类型有2种，即游离核糖体和附着核糖体。游离核糖体（free ribosome）指游离于细胞质中的核糖体，主要合成细胞本身所需的结构蛋白，如膜结构蛋白、细胞内代谢酶、血红蛋白和肌细胞的肌动蛋白等；附着核糖体（attached ribosome）指附着于内质网上的核糖体，主要合成外输性的分泌蛋白质，如激素和抗体等。另外，溶酶体酶也是由附着核糖体合成的。

（二）核糖体的化学组成

核糖体是由rRNA和蛋白质以特定的方式聚合而成，核糖体的大、小亚基间可因环境条件及生理状态的改变发生聚合和解聚。核糖体的大亚基、小亚基分别在核仁中形成，通过核孔释放到细胞质中。当进行蛋白质合成时，大、小亚基必须结合在一起，成为完整的核糖体才能发挥作用，当合成结束时，大、小亚基随即分离。在活细胞中，核糖体的大、小亚基、单体及多聚核糖体处于动态平衡之中（表4-1）。

表4-1 不同类型、不同来源核糖体的大小和化学组成

类型		来源	单体	大亚基	小亚基	rRNA及蛋白质	
						大亚基	小亚基
原核生物核糖体		细菌	70S	50S	30S	23S，5S rRNA+34rP	16S Rrna +21rP
		植物	80S	60S	40S	28S，5.8S，5S rRNA+49rP	18S rRNA +33rP
真核生物核糖体	细胞质核糖体	动物	80S	60S	40S	28S，5.8S，5S rRNA+49rP	18S rRNA +33rP
	线粒体核糖体	哺乳动物	55~60S	35S	25S	16SrRNA	12S rRNA
		酵母	78S	60S	45S	26S，5SrRNA	18S rRNA
	叶绿体核糖体	植物	70S	60S	30S	23S，5SrRNA	16S rRNA

S表示沉降系数（sedimentation coefficient），是在离心状态下衡量物质颗粒沉降速度的参数，大小主

要决定于物质颗粒本身的大小，因此常用沉降系数来间接表示物质颗粒的大小，沉降系数越大，物质颗粒越大，沉降系数越小物质颗粒则越小。

1. 原核细胞　核糖体较小，沉降系数为70S，相对分子质量为2.5×10^3kD，由50S和30S两个亚基组成。典型的原核生物大肠埃希菌核糖体是由50S大亚基和30S小亚基组成的。在完整的核糖体中，rRNA约占2/3，蛋白质约为1/3。50S大亚基含有34种不同的蛋白质和2种RNA分子，相对分子质量大的rRNA的沉降系数为23S，相对分子质量小的rRNA为5S。30S小亚基含有21种蛋白质和一个16S的rRNA分子。

2. 真核细胞　核糖体较大，沉降系数为80S，大亚基为60S，小亚基为40S。在大亚基中，有大约49种蛋白质，另外有3种rRNA分别为28S rRNA、5S rRNA和5.8S rRNA。小亚基含有大约33种蛋白质，1种18S的rRNA。真核细胞中，核糖体进行蛋白质合成时，既可以游离在细胞质中，称为游离核糖体，也可以附着在内质网的表面，参与构成粗面内质网，称为附着核糖体或结合核糖体，附着核糖体是以大亚基圆锥形部与内质网膜结合的游离核糖体。分布在线粒体中的核糖体，比一般核糖体小，约为55S（35S大亚基和25S小亚基），称为细胞器或线粒体核糖体。叶绿体核糖体与原核生物核糖体基本一致。凡是幼稚的、未分化的细胞、胚胎细胞、培养细胞、肿瘤细胞，它们生长迅速，在胞质中一般具有大量游离核糖体。真核细胞含有较多的核糖体，每个细胞平均有$10^6 \sim 10^7$个，而原核细胞中核糖体较少每个细胞平均只有$15 \times 10^3 \sim 18 \times 10^3$个。

（三）核糖体的结构

核糖体是由大、小两个亚基以特定的方式聚合而成。大亚基的体积约为小亚基的2倍，略呈圆锥形，上部为扁平状，两侧稍突起，中间偏右的位置有一条很窄的沟；下部略尖圆，中央部位有一条管道，是新合成多肽链的释放通道。小亚基呈略微弯曲的葫芦形，一面略外凸，一面略凹陷，中段有一分界线，将其分成两个不等的部分。在完整的核糖体中，小亚基以凹面与大亚基的扁平上部相贴，而小亚基的中间分界线正与大亚基上部的沟相吻合。在核糖体大、小亚基的结合部之间，有特殊的间隙结构，它是蛋白质合成过程中mRNA链结合并穿越的部位（图4-1）。此外，在大亚基内有一垂直的通道为中央管，所合成的多肽链由此排放，以免受蛋白酶的分解。

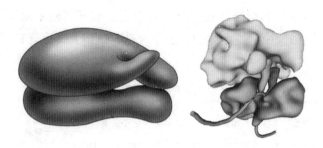

图4-1　核糖体三维结构模式图

在核糖体上存在着4个重要的功能活性部位，直接适应肽链合成的功能。具体如下。

1. 氨酰基位点（aminoacyl site）　也称受位，简称A位。是接受并结合新掺入的氨基酰tRNA的位点，主要位于大亚基上。

2. 肽酰基位点（peptigyl site）　又称供位，简称P位。是与延伸中的肽酰基tRNA结合的位点，位于大亚基上。

3. 肽酰基转移酶位点　具有肽酰基转移酶的活性，可在肽链合成延伸过程中催化氨基酸之间形成肽键，位于大亚基上。

4. GTP酶位点　具有GTP酶活性，能分解GTP并将肽酰基tRNA由A位移到P位；另外一个E位点为 tRNA 离开核糖体的位点（图 4 – 2）。

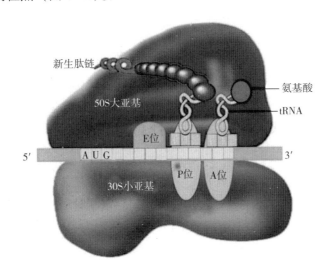

图 4 – 2　核糖体的功能活性部位

每个核糖体上都有与肽酰基 tRNA 从 A 位点转移到 P 位点有关的转移酶的结合位点和肽酰基转移酶的催化位点，除此之外，还有与蛋白质合成有关的其他起始因子、延伸因子和终止因子的结合位点。在核糖体的大小亚基结合面，尤其是在 mRNA 和 tRNA 结合处无核糖体蛋白的分布。催化肽键合成的活性位点由 rRNA 组成，rRNA 不仅为 tRNA 提供结合位点（A 位点、P 位点、E 位点，离开核糖体的部位），而且为多种蛋白质合成因子提供结合位点。大多数核糖体蛋白有一个球形结构域和伸展的尾部结构，其球形结构域分布在核糖体的表面，而伸展的多肽链尾部则伸入核糖体内折叠的 rRNA 分子中，也有一些核糖体蛋白完全没有球形结构域。大多数核糖体蛋白与 rRNA 具有多个结合位点，发挥稳定 rRNA 三级结构的功能。

无论哪种核糖体，在进行蛋白质合成时，都常有 3 ~ 5 个或几十个（甚至更多）聚集在一起并与mRNA结合。通常由 mRNA 分子与小亚基凹沟处结合，再与大亚基结合，形成一串，称为多聚核糖体（图 4 – 3）。mRNA 的长短，决定多聚核糖体的多少及排列形状，如螺纹状和念珠状等。多聚核糖体是合成蛋白质的功能团，因为每一核糖体上均以 mRNA 为模板，翻译成蛋白质的氨基酸顺序。在活细胞中，核糖体的大小亚基、单核糖体和多聚核糖体常随功能而变化，处于一种不断解聚与聚合的动态平衡中。执行功能时为多聚核糖体，功能完成后解聚为大、小亚基。

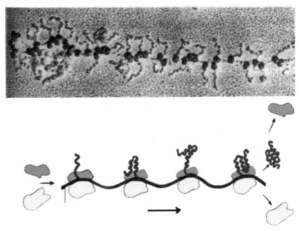

图 4 – 3　多聚核糖体

二、核糖体的功能

无论是真核生物核糖体还是原核生物核糖体，其主要功能都是进行蛋白质的合成。蛋白质的合成亦称为翻译（translation），即把 mRNA 分子中碱基排列顺序转变为蛋白质或多肽链中的氨基酸排列顺序的过程。在蛋白质合成过程中，mRNA 的阅读是从 5′端到 3′端，对应肽链的氨基酸序列从 N 端至 C 端。翻译过程从阅读框架的 5′ - AUG 开始，按 mRNA 模板三联体密码的顺序延长肽链，直至终止子密码出现。终止密码前一位三联体，翻译出肽链 C 端氨基酸。整个翻译过程可分为起始、延长和终止 3 个阶段。

（一）肽链合成的起始

肽链合成起始阶段是指 mRNA 和起始氨基酰 - tRNA 分别与核糖体结合形成翻译起始复合物（translational initiation complex）的过程。参与这一过程的多种蛋白因子称为起始因子（initiation factor，IF）。原核和真核生物翻译起始有类似过程，其中真核生物起始因子称为 eIF，原核生物则有 3 种 IF，即 IF - 1、IF - 2 和 IF - 3（表 4 - 2）。

表 4 - 2　原核生物各种起始因子的生物功能

起始因子	生物功能
IF - 1	占据 A 位防止结合其他 tRNA
IF - 2	促进起始 tRNA 与小亚基结合
IF - 3	促进大小亚基分离，提高 P 位对结合起始 tRNA 敏感性

1. 核糖体亚基分离　蛋白质肽链合成连续进行，上一轮合成终止接下一轮合成的起始。这时完整核糖体大小亚基必须拆离，准备 mRNA 和起始氨基酰 - tRNA 与小亚基结合。其中 IF - 3、IF - 1 与小亚基的结合促进大小亚基分离。

2. mRNA 与小亚基定位结合　原核生物 mRNA 在小亚基上的定位涉及两种机制。

（1）在各种原核生物 mRNA 起始 AUG 密码上游 8～13 个核苷酸部位，存在 4～9 个核苷酸的一致序列，富含嘌呤碱基，如 - AGGAGG - ，称为 Shine - Dalgarno 序列（SD 序列）；而原核生物小亚基 16S - rRNA3′端有一富含嘧啶的短序列，如 - UCCUCC - ，两者互补配对使 mRNA 与小亚基结合。SD 序列又称为核糖体结合位点（ribosomal binding site，RBS）。

（2）mRNA 上紧接 SD 序列的核苷酸序列，可被核糖体小亚基蛋白 rpS - 1 识别结合（图 4 - 4）。通过上述 RNA - RNA、RNA - 蛋白质相互作用使 mRNA 的起始 AUG 在核糖体小亚基上精确定位，形成复合体。

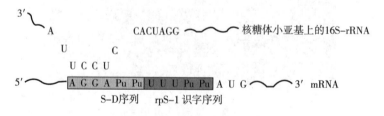

图 4 - 4　原核生物 mRNA 与核糖体小亚基结合位点

3. 起始氨基酰 - tRNA 的结合　起始 fMet - tRNA^{ifMet} 和 GTP 结合的 IF - 2 一起，识别结合对应小亚基 P 位的 mRNA 起始密码 AUG，这也促进 mRNA 的准确就位；而起始时 A 位被 IF - 1 占据，不与任何氨基酰 - tRNA 结合。

4. 核糖体大亚基结合　上述结合 mRNA、fMet - tRNA^{ifMet} 的小亚基再与核糖体大亚基结合，同时 IF - 2 结合的 GTP 水解释能，促使 3 种 IF 释放，形成由完整核糖体、mRNA 和起始氨基酰 - tRNA 组成的翻译起始复合物。此时，结合起始密码 AUG 的 fMet – tRNA^{ifMet} 占据 P 位，而 A 位空留，对应 mRNA 上 AUG 后的下一组三联体密码，准备相应氨基酰 – tRNA 的进入（图 4 – 5）。

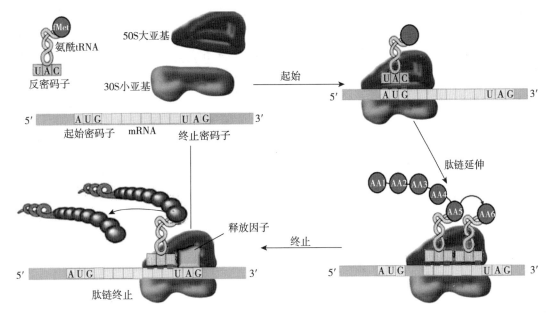

图 4 – 5 原核生物蛋白质合成过程

（二）肽链的延伸

肽链的延伸是指根据 mRNA 密码序列的指导，依次添加氨基酸从 N 端向 C 端延伸肽链，直到合成终止的过程。由于肽链延伸在核糖体上连续性循环式进行，故又称为核糖体循环（ribosomal cycle），每次核糖体循环肽链增加一个氨基酸，而每次循环又可分 3 步，即进位（entrance）、成肽（peptide bond formation）和转位（translocation）。延长需要的蛋白因子称为延伸因子（elongation factor），见表 4 – 3。这里主要介绍原核生物肽链延伸过程。

表 4 – 3 肽链合成的延伸因子

原核延长因子	生物功能
EF – Tu	促进氨基酰 – tRNA 进入 A 位，结合分解 GTP
EF – Ts	调解亚基
EF – G	有转位酶活性，促进 mRNA – 肽酰 – tRNA 由 A 位前移到 P 位，促进卸载 tRNA 释放

1. 进位 肽链合成起始后，核糖体 P 位结合 fMet – tRNA^{ifMet}，但 A 位空留并对应下一组三联体密码，需加入的氨基酰 – tRNA，由该密码子决定。而后的每次肽链延长循环后，核糖体 P 位将结合肽酰 – tRNA，同样是 A 位空留。进位又称注册（registration），即根据 mRNA 下一组遗传密码指导，使相应氨基酰 – tRNA 进入核糖体 A 位。这一过程需要延长因子 EF – T 参与。

延长因子 EF – T 为 EF – Tu 和 EF – Ts 亚基的二聚体，当 EF – Tu 结合 GTP 后可使 EF – Ts 分离。EF – Tu – GTP 与进位的氨基酸 – tRNA 结合，以氨基酸 – tRNA – EF – Tu – GTP 活性复合物形式进入并结合核糖体 A 位。EF – Tu 有 GTP 酶活性促使 GTP 水解，驱动 EF – Tu 和 GTP 从核糖体释出，重新形成 EF – Ts 二聚体。EF – T 继续催化下一个氨基酰 – tRNA 进位。

核糖体对氨基酰 – tRNA 的进位有校正作用。因为肽链生物合成以很高速度进行，例如：在大肠埃希菌细胞合成 100 残基多肽只需 10 秒钟（37℃），这就要求延长阶段每一过程速度与之适应。由于 EF – Tu – GTP 仅存在数毫秒即分解，因此在该时限内，只有正确的氨基酰 – tRNA 才能迅速发生反密码与密码子适当配合而进入 A 位，而错误的氨基酰 – tRNA 因反密码与密码子配对不能及时发生，即从 A 位解离。这是维持蛋白质合成高度保真性的另一机制。

2. 成肽　是转肽酶催化的肽键形成过程，数种大亚基蛋白组成转肽酶活性。结合于核糖体 A 位的氨基酰 – tRNA 使氨基酸臂部分弯折，使该氨基酸在空间上接近 P 位。P 位的起始氨基酰 – tRNA（或延长中的肽酰 – tRNA）由酶催化，将氨基酰基（或延长中的肽酰基）从 tRNA 转移，与 A 位下一氨基酸 α – 氨基形成肽键连接，即成肽反应在 A 位上进行。第一个肽键形成后，肽酰 – tRNA 占据核糖体 A 位，而卸载的 tRNA 仍在 P 位。由于起始的甲酰甲硫氨酸的 α – 氨基被持续保留，将成为新生肽链的 N 末端。肽键延长过程以相似机制连续循环，成肽后形成的三肽、四肽等肽酰 – tRNA 将暂留 A 位，P 位有卸载的 tRNA。

3. 移位　延长因子 EF – G 有转位酶（translocase）活性，可结合并水解 1 分子 GTP，促进核糖体向 mRNA 的 3′ 侧移动。使起始二肽酰 – tRNA – mRNA 相对位移进入核糖体 P 位，而卸载的 tRNA 则移入 E 位。A 位空留并对应下一组三联体密码，准备适当氨基酰 – tRNA 进位，开始下一核糖体循环。同样，再经过第二轮进位 – 成肽 – 移位循环，P 位将出现三肽酰 – tRNA，A 位空留并对应第 4 个氨基酰 – tRNA 进位，依次类推。在肽链合成连续循环时，核糖体空间构象发生着周期性改变，转位时卸载的 tRNA 进入 E 位，可诱导核糖体构象改变有利于下一氨基酰 – tRNA 进入 A 位；而氨基酰 – tRNA 的进位又诱导核核糖体构促使卸载 tRNA 从 E 位排出（图 4 – 5）。

（三）肽链合成的终止

当核糖体 A 位出现 mRNA 的终止密码后，多肽链合成停止，肽链从肽酰 – tRNA 中释出，mRNA、核糖体大、小亚基等分离，这些过程称为肽链合成终止（termination）。相关的蛋白因子称为释放因子（release factor，RF），其中原核生物有 3 种 RF。释放因子的功能：①识别终止密码，如 RF – 1 特异识别 UAA、UAG；而 RF – 2 可识别 UAA、UGA；②诱导转肽酶改变为酯酶活性，相当于催化肽酰基转移到水分子—OH 上，使肽链从核糖体上释放。

原核肽链合成终止过程：①肽链延长到 mRNA 的终止密码在核糖体 A 位出现，终止密码不能被任何氨基酰 – tRNA 识别到位；②释放因子 RF – 1 或 RF – 2 可进入 A 位，识别结合终止密码，RF – 3 可结合核糖体其他部位；③RF – 1 或 RF – 2 任一释放因子结合终止密码后都可触发核糖体构象改变，诱导转肽酶转变为酯酶活性，使新生肽链与结合在 P 位的 tRNA 间酯键水解，将合成的肽链释出，再促使 mR-NA、卸载 tRNA 及 RF 从核糖体脱离，mRNA 模板和各种蛋白因子、其他组分都可被重新利用。RF – 3 有 GTP 酶活性，能介导 RF – 1、RF – 2 与核糖体的相互作用。紧接着进入下一起始过程，在 IF – 1、IF – 3 作用下，核糖体大小亚基解离（图 4 – 5）。

蛋白质生物合成是耗能过程，延长时每个氨基酸活化为氨基酰 – tRNA 消耗 2 个高能键，进位、转位各消耗 1 个高能键，但为保持蛋白质生物合成的高度保真性，任何步骤出现不正确连接，需消耗能量水解清除，因此每增加 1 个肽键实际消耗可能多于 4 个高能键。可以认为蛋白质是包含遗传信息的多聚分子，部分能量用于从 mRNA 信息到有功能蛋白质翻译的保真性上。这是多肽链以高速度合成但出错率低于 10^{-4} 的原因。原核生物 mRNA 转录后不需加工即可作为模板，转录和翻译紧密偶联，即转录过程未结束在 mRNA 上翻译已经开始。

三、核糖体异常与医学

核糖体是细胞内蛋白质的加工厂，目前发现生物体所需要的绝大部分蛋白质都是由核糖体合成的。蛋白质是生物体维持正常结构和功能所必需的最重要的物质基础，生物体众多的生物学功能都是由蛋白质决定的，核糖体结构异常和功能障碍而引起的蛋白质多肽链合成障碍，对任何生物体来说都是致命的。在存活的生物个体中很难发现蛋白质多肽链合成的全面障碍者，在临床上也很难发现这样的就诊者。但是，核糖体也与其他细胞结构一样，面对复杂的细胞内外环境因素的影响，会呈现出敏感多变的特性，这种变化特性有可能导致细胞结构和功能的相应改变，甚至引起某些疾病的产生。长期以来，人们对核糖体功能的认识大多数停留在蛋白质合成的水平上。近年来，随着科学研究手段的进步，对其功能的研究不断深入，核糖体蛋白质的生理功能及其与人类疾病发生的关系逐步被揭示，核糖体蛋白的研究正逐渐成为研究热点问题。

过去认为，构成核糖体的核糖体蛋白是核糖体正常结构和功能的重要保障，核糖体蛋白质基因的突变或者缺失，会严重影响核糖体蛋白的结构与功能，从而导致胚胎的早期死亡，因此忽略了对核糖体蛋白质基因的突变及与疾病发生的相关性研究。目前已有研究证实，核糖体蛋白质基因的突变或缺失在不影响核糖体蛋白质合成功能的程度范围内，也能产生存活的生物个体，但对生物个体的许多功能将产生广泛影响，从而出现异常表型。核糖体蛋白质基因的突变可导致某些遗传病的发生，如 Diamond - blackfan 贫血（DBA）、努南综合征、色素性视网膜炎、先天性上睑下垂、先天性致死性挛缩综合征、营养不良肌强直病等都与核糖体蛋白质基因突变有关。同时，核糖体蛋白质基因表达水平的异常也对肿瘤发生有作用。当然，目前对核糖体蛋白质调控细胞多种生理功能的作用机制以及核糖体蛋白质基因突变导致疾病发生的机制还不清楚，这也是今后核糖体蛋白质和核糖体蛋白质基因研究的重要课题和努力方向。

目标检测

答案解析

一、选择题

1. 下列有关细胞质基质的叙述，不正确的是（　　）

　　A. 细胞质基质能为细胞核提供 ATP、酶、DNA 等

　　B. 胡萝卜的细胞质基质成分中不含有胡萝卜素

　　C. 同一个体不同细胞的细胞质基质成分有区别

　　D. 哺乳动物受精卵的细胞质基质主要来自卵细胞

　　E. 是糖酵解过程、戊糖磷酸化过程及脂肪酸的合成场所

2. 下列细胞器中，属于非膜相结构的是（　　）

　　A. 核糖体　　　　　　　B. 内质网　　　　　　　C. 线粒体

　　D. 溶酶体　　　　　　　E. 高尔基复合体

3. 细胞中合成蛋白质的场所是（　　）

　　A. 溶酶体　　　　　　　B. 滑面内质网　　　　　C. 细胞核

　　D. 核糖体　　　　　　　E. 细胞质

4. 真核细胞质中核糖体的大、小亚基分别为 60S 和 40S，其完整的核糖体颗粒为（　　）

　　A. 100S　　　　　　　　B. 80S　　　　　　　　C. 70S

　　D. 120S　　　　　　　　E. 90S

5. 蛋白质合成过程的 3 个阶段是（　　）

　　A. 复制、转录、翻译　　B. 开始、合成、加工　　C. 起始、延伸、终止

　　D. 解旋、复制、螺旋化　　E. 戴帽、加尾、剪接

二、简答题

1. 什么是细胞质基质？它在细胞整体生命活动过程中有哪些重要功能？

2. 什么是多聚核糖体？它形成的意义何在？

3. 简述原核生物蛋白质合成的过程。

4. 真核细胞中的核糖体有几种存在形式？所合成的蛋白质在功能上有什么不同？

5. 试述核糖体与医学的关系。

（杨慈清）

书网融合……

本章小结　　　　　微课1　　　　　微课2　　　　　题库

第五章　细胞内膜系统

学习目标

1. 掌握　内膜系统的概念及组成；粗面内质网、滑面内质网、高尔基复合体、溶酶体、过氧化物酶体的化学组成、结构与功能。

2. 熟悉　内膜系统在结构、功能及来源发生上的相互关系；囊泡的主要类型及其在胞内物质转运中的作用。

3. 了解　内膜系统结构与功能异常和疾病的关系。

4. 学会从整体上理解和认识细胞内膜系统在细胞正常行使功能中的重要作用，具备辨别内膜系统各细胞器的正常与病理结构的能力。

5. 培养学生正确的人生观、价值观、社会观和世界观，强化爱岗敬业、团结协作的正确观念。

细胞内膜系统（cell endomembrane system）是指真核细胞的细胞质中在结构、功能以及发生上相互关联的膜性细胞器的总称。主要包括内质网、高尔基复合体、溶酶体、各种转运小泡以及核膜等（图 5-1）。过氧化物酶体是否属于内膜系统目前尚有争议，因其发生与内质网相关，在本章一并介绍。

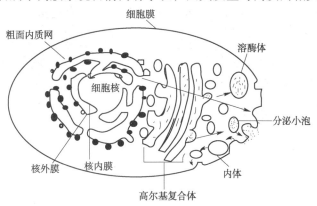

图 5-1　内膜系统在细胞中的分布示意图

真核细胞中内膜系统的出现，不仅是其与原核细胞在结构形态上相互区别的重要标志，而且是真核细胞在演化过程中，内部结构不断完善、形成房室性区域化效应，使细胞内不同的生理、生化反应过程彼此相对独立，互不干扰地在特定区域内进行。内膜系统的出现还有效地增加了细胞内的膜表面积，进而极大地提高细胞的代谢水平和功能效率。

第一节　内质网 📱微课1

PPT

内质网（endoplasmic reticulum，ER）是 1945 年由 K. R. Porter 等人在电镜下观察体外培养的小鼠成纤维细胞时发现的。因其集中分布于靠近细胞核附近的细胞质（内质），由一些小管、小泡连成网状结构，故命名为内质网。现已证实，内质网普遍存在于绝大多数的真核细胞，并非局限分布于细胞质的内质区，常常延伸到靠近细胞膜的细胞质外质区，但由于习惯仍称之为内质网。

内质网广泛分布于除成熟红细胞以外的所有真核细胞的细胞质中，虽然体积仅占细胞总体积的10%，但其面积却约占所有膜相结构的50%，质量相当于整个细胞质量15%~20%。此外，内质网也是细胞内蛋白质、脂类等合成的主要场所，因此在内膜系统中占据着重要地位。

一、内质网的形态结构与类型

（一）内质网的形态结构

内质网广泛分布于除成熟红细胞外的所有真核细胞的细胞质中。其基本结构单位是由小管（ER tubule）、小泡（ER vesicle）或扁囊（ER lamina）构成，膜的平均厚度5~6nm。这些大小不同、形态各异的膜性小管、小泡和扁囊在细胞质中相互连通，构成一个连续的膜性三维管网系统（图5-2）。在结构上，内质网与高尔基复合体、溶酶体等内膜系统的其他组分移行转换，在靠近细胞核的部位与核外膜连通，向外与细胞膜直接连通，可延伸至细胞边缘或细胞突起中；在功能上也与这些结构密切相关。

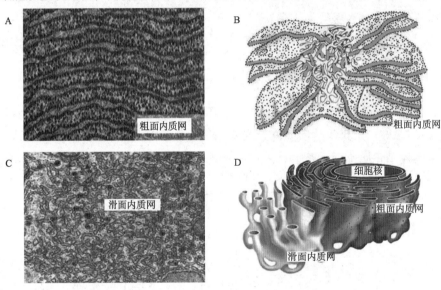

图5-2　内质网的形态结构

在不同的组织细胞中，或同种细胞的不同发育阶段以及不同的生理功能状态下，内质网的形态结构、数量和发达程度往往会呈现出差别。例如，大鼠肝细胞中的内质网主要由5~10个扁囊层叠排列组成，并通过边缘的小管互相连通，小管周围可见散在的小泡，扁囊膜表面附着很多核糖体颗粒。而在睾丸间质细胞中的内质网则是由众多的分支小管或小泡构成的网状结构。胚胎期细胞的内质网相对不发达，结构较简单，随着细胞分化，内质网数目增加，结构越来越复杂。

（二）内质网的基本类型

依据内质网膜外表面是否有核糖体附着，通常将内质网分为粗面内质网（rough endoplasmic reticulum，RER）和滑面内质网（smooth endoplasmic reticulum，SER）两种基本类型。

1. 粗面内质网　主要形态特征为网膜胞质面有核糖体颗粒附着，并由此得名。粗面内质网在形态上多为排列整齐的扁囊，在功能上，主要与外输性蛋白质及多种膜蛋白的合成、加工及转运有关。因此，在具有分泌肽类激素或蛋白质功能的细胞中，粗面内质网发达，如胰腺细胞、浆细胞等；在未分化或低分化的细胞中相对不发达，如胚胎细胞、肿瘤细胞等。

2. 滑面内质网　电镜下呈光滑的小管、小泡样网状结构，常与粗面内质网相通。滑面内质网是一种多功能的细胞器。在不同细胞、同一细胞的不同发育阶段或不同生理时期，其形态结构、数量、细胞内空间分布及发达程度差异较大，而且常表现出不同的功能特性。如睾丸间质细胞、卵巢黄体细胞及肾上腺皮质细胞中有大量的滑面内质网，是与其合成类固醇激素的功能有关；肝细胞中丰富的滑面内质网与其解毒功能有关；在平滑肌和横纹肌中的滑面内质网特化为肌质网，通过储存及释放 Ca^{2+} 调节肌肉收缩。

两种类型的内质网在不同组织类型的细胞中分布状况不同。有的细胞只有粗面内质网，如胰腺细胞；有的只有滑面内质网，如肌细胞；还有些细胞中二者以不同比例共存，而且随着细胞的不同发育阶段或生理功能状态的变化发生类型转换。

内质网除上述两种基本类型外，在某些特殊组织细胞中存在一些由内质网局部特化、衍生而来的异型结构。如视网膜色素上皮细胞中的髓样体（myeloid body），在生殖细胞、快速增殖细胞、某些哺乳类动物神经元和松果体细胞，以及一些癌细胞中出现的孔环状片层体（annulate lamellae）等。

二、内质网膜的化学组成

内质网膜的化学组成与细胞膜基本一致，也主要是由脂类和蛋白质组成，只是各成分的种类和所占比例不尽相同。ER 膜中脂类占 30% ~ 40%，蛋白质占 60% ~ 70%，脂类主要成分为磷脂，此外还有中性脂、缩醛脂、磷脂酰肌醇、神经节苷脂等。其中磷脂酰胆碱最丰富，约占 55%，鞘磷脂最少，占 4% ~ 7%。

内质网膜含有的蛋白质及酶类复杂多样，有 30 多种膜结合蛋白，在膜上呈不对称分布，有的偏向腔面，有的偏向胞质面。另有酶蛋白至少 30 多种。这些蛋白的分布具有异质性，如核糖体结合糖蛋白（ribophorin）只分布在 RER，P_{450} 酶系只分布在 SER。

1. 内质网膜含有以葡糖 - 6 - 磷酸酶为标志酶的许多酶系　依据内质网膜所含酶的功能特性，大致分为以下几种类型：①与细胞解毒功能有关的氧化反应电子传递酶系，主要有细胞色素 P_{450}、NADPH - 细胞色素 P_{450} 还原酶、细胞色素 b_5、NADH - 细胞色素 b_5 还原酶、NADH - 细胞色素 c 还原酶等；②与脂类代谢有关的酶类，如脂肪酸 CoA 连接酶、磷脂醛磷酸酶、转磷酸胆碱酶、胆固醇羟基化酶及磷脂转位酶等；③与糖代谢相关的酶类，主要包括葡糖 - 6 - 磷酸酶、β - 葡糖醛酸酶、葡糖醛酸转移酶及 GDP - 甘露糖基转移酶等；④参与蛋白质加工转运的多种酶类。

2. 内质网腔中普遍存在网质蛋白　网质蛋白（reticulo - plasmin）普遍存在于内质网腔中，其共同的结构特点是在多肽链的羧基端均含有一个简称为 KDEL（Lys - Asp - Glu - Leu，赖氨酸 - 天冬氨酸 - 谷氨酸 - 亮氨酸）或 HDEL（His - Asp - Glu - Leu，组氨酸 - 天冬氨酸 - 谷氨酸 - 亮氨酸）的 4 氨基酸序列驻留信号（retention signal）。网质蛋白通过驻留信号与内质网膜上的相应受体特异识别、结合，驻留于内质网腔不被转运。目前已知的网质蛋白主要有以下几种：①免疫球蛋白重链结合蛋白（immunoglobulin heavy chain - binding protein），具有协助蛋白质正确折叠，阻止蛋白质聚集或不可逆变性的作用；②内质蛋白（endoplasmin）也称葡萄糖调节蛋白 94（glucose regulated protein 94），是内质网标志性的分子伴侣，被蛋白酶激活后，参与新生肽链的折叠及转运；③钙网蛋白（calreticulin），其分子结构中有一个高亲和性和多个低亲和性的钙离子结合位点，参与钙平衡调节、蛋白质折叠加工、抗原呈递、血管生成及细胞凋亡等生命活动；④钙连蛋白（calnexin），是一种钙依赖性的伴侣蛋白，可与未完全折叠的新生肽链结合，促使其完全折叠，还有阻止蛋白质凝集和泛素化的作用；⑤蛋白质二硫键异构酶（protein disulfide isomerase，PDI），催化蛋白质中二硫键的交换、保证蛋白质的正常折叠。

三、内质网的功能

内质网是细胞中蛋白质和脂类等物质的合成场所，还参与细胞内物质转运，具有对细胞的机械支持以及细胞解毒等功能。

(一) 粗面内质网的功能

粗面内质网的功能主要是蛋白质的合成、加工修饰、分选及转运。在粗面内质网中合成的蛋白质包括：①分泌性蛋白质，如肽类激素、细胞因子、抗体、消化酶、细胞外基质蛋白等；②膜整合蛋白，如膜抗原、膜受体等；③细胞器中的驻留蛋白。本章以分泌性蛋白质的合成为例，介绍蛋白质在粗面内质网中的合成过程。

1. 信号肽假说 1975 年，G. Blobel 和 D. Sabatini 提出信号肽假说（signal hypothesis），认为在分泌蛋白新生肽链的氨基端，有一段 18～30 氨基酸的疏水序列，即信号肽（signal peptide 或 signal sequence）。信号肽由位于 mRNA 的起始密码（AUG）之后的信号序列编码，是指导蛋白多肽链在粗面内质网上进行合成的决定因素。信号肽假说的主要内容：①新生的分泌性蛋白多肽链在细胞质基质中的游离核糖体上起始合成。当信号肽被翻译后，立即被细胞质中的信号识别颗粒（signal recognition particle，SRP）识别、结合（图 5－3）。SRP 是由 6 个多肽亚单位和一个 7S 的小分子RNA 构成的复合体，其一端与信号肽结合，另一端结合于核糖体上的氨酰 – tRNA 位点（A 位），形成 SRP – 核糖

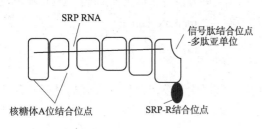

图 5 – 3　信号肽识别颗粒（SRP）结构模式图

体复合体，使肽链的翻译暂时终止，延长受到阻遏。②与信号肽结合的 SRP，识别、结合内质网膜上的膜整合蛋白——信号识别颗粒受体（SRP – receptor，SRP – R），SRP – R 介导核糖体锚泊于内质网膜上的转运体易位蛋白上。SRP 从信号肽 – 核糖体复合体上解离下来，被阻遏的肽链延伸继续进行。③在信号肽的引导下，合成中的肽链通过核糖体大亚基的中央管和转运体易位蛋白共同形成的通道，穿膜进入内质网网腔（图 5 – 4）。随后，信号肽被内质网膜腔面的信号肽酶切除，新生肽链继续延伸，直至完成。最后，完成肽链合成的核糖体大小亚基解聚，并从内质网上解离，重新进入"核糖体循环"。

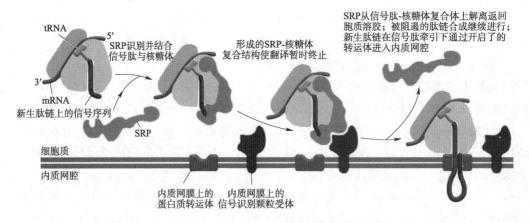

图 5 – 4　信号肽介导的新生肽链在内质网膜的合成及转移过程示意图

2. 新生肽链的折叠与装配 新合成的肽链穿过内质网膜进入内质网腔，进行折叠、装配。这个过程需要内质网腔中的驻留蛋白，如免疫球蛋白结合蛋白（BiP）、内质蛋白、钙网蛋白、钙连蛋白等参与，这类蛋白能特异性识别新生肽链或部分折叠的多肽链并结合，协助多肽链转运、折叠和组装，但其本身并不参与最终产物中，因此被称为"分子伴侣"（molecular chaperone）。分子伴侣羧基端具有驻留信号肽，其氨基酸序列通常为赖氨酸 – 天冬氨酸 – 谷氨酸 – 亮氨酸（Lys – Asp – Glu – Leu，KDEL），KDEL信号序列可以与内质网膜上的 KDEL 受体结合，从而保证这类蛋白质滞留在内质网腔中。分子伴侣还可以识别错误折叠和未完全组装的蛋白质，使其留在内质网中，并通过内质网膜上的 Sec61 转位子转运到细胞

质，进而被降解。同时内质网腔中未折叠蛋白的聚集，可以引起内质网的未折叠蛋白反应（unfolded protein response，UPR），使内质网腔中的分子伴侣表达升高，从而有利于蛋白质的正确折叠和组装。

3. 蛋白质的糖基化 糖基化是指单糖或寡糖链与蛋白质之间通过共价键的结合形成糖蛋白的过程（图 5 - 5）。由附着型核糖体合成并经由内质网转运的蛋白质，其中大多数都要被糖基化。发生在粗面内质网中的糖基化，主要是寡糖与蛋白质天冬酰胺残基侧链上氨基基团的结合，称为 N - 连接糖基化（N - linked glycosylation），其识别序列为 Asn - X - Ser 或 Asn - X - Thr（X 代表除 Pro 之外的任何氨基酸）。催化这一过程的酶是糖基转移酶，是存在于粗面内质网腔面的一种膜整合蛋白。

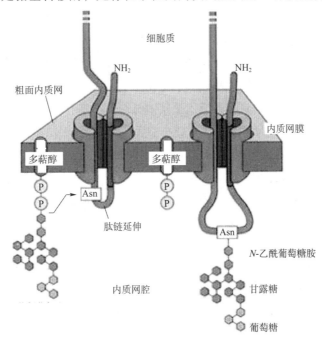

图 5 - 5 N - 连接的糖基化示意图

4. 蛋白质的胞内运输 在粗面内质网合成并经加工修饰后的各种外输性蛋白质，最终被内质网膜包裹，并形成膜性小泡以"出芽"的形式转运。

蛋白质在细胞内主要有两个转运途径：①在内质网中经过折叠组装、糖基化等作用后，以转运小泡的形式进入高尔基复合体，进一步加工修饰，最终以分泌颗粒的形式被排到细胞外，这也是最为普遍和最为常见的蛋白分泌途径；②来自粗面内质网的分泌蛋白以膜泡的形式直接进入一种大浓缩泡，进而发育成酶原颗粒，然后被排出细胞外，这种途径仅见于某些哺乳动物的胰腺外分泌细胞中。

在信号肽的引导下，粗面内质网合成的肽链全部进入内质网腔，通过上述过程，成为可溶性的分泌蛋白和内质网驻留蛋白。而某些多肽链 N - 端含有起始转移信号肽，在多肽链中还有由特定氨基酸组成的疏水区段——停止转移序列（stop transfer sequence），该序列与内质网膜具有极高的亲和性，与内质网膜的脂双层结合，并与转运体相互作用，使转运体处于钝化状态而终止肽链转移，停止转移序列形成跨膜 α - 螺旋结构区，使新生肽链未完全进入内质网腔形成跨膜蛋白。跨膜蛋白还可能通过内信号肽介导插入机制合成，内信号肽（internal signal peptide）是位于肽链中间的信号肽，当内信号肽与转运体作用时，阻止肽链进入内质网腔。若内信号肽氨基端带有的正电荷比羧基端多时，羧基端进入网腔；反之则氨基端进入内质网腔，从而形成跨膜蛋白。当多肽链上含有两个或两个以上的开始转移序列和停止转移序列，即形成多次穿膜的跨膜蛋白。

（二）滑面内质网的功能

滑面内质网是细胞中脂类合成的重要场所。在不同类型的细胞中因化学组成的差异及所含酶的种类不同而具有不同的功能，因此滑面内质网是一种多功能细胞器。

1. 参与脂类、类固醇激素的合成及转运　除线粒体特有的两种磷脂外，细胞所需的膜脂几乎均由滑面内质网合成。合成脂质的底物来源于细胞质基质，催化的酶定位于内质网膜上，脂质合成起始并完成于内质网膜的胞质侧。

（1）脂类合成过程　①脂酰转移酶催化脂酰辅酶 A 与甘油－3－磷酸反应形成磷脂酸；②在磷酸酶的作用下，磷脂酸去磷酸化生成双酰甘油；③在胆碱磷酸转移酶催化下，添加极性基团，形成双亲性脂类分子。

（2）合成的脂质向其他膜结构的转运　主要有两种方式：①以出芽小泡的形式转运到高尔基复合体、溶酶体和质膜；②以磷脂交换蛋白（phospholipid exchange proteins，PEP）作为载体，形成复合体进入细胞质基质，通过自由扩散，到达线粒体和过氧化物酶体膜上。

滑面内质网除合成磷脂外还参与胆固醇及类固醇激素的合成，在滑面内质网膜上有合成胆固醇及类固醇激素的全套酶系，能催化脂肪酸氧化生成乙酰辅酶 A，乙酰基与胆固醇形成类固醇激素。此外，小肠吸收的脂肪分解物甘油、甘油一酯和脂肪酸，进入细胞后在滑面内质网中重新合成甘油三酯，再与粗面内质网来源的蛋白质结合形成脂蛋白，经高尔基复合体分泌到细胞外。例如，肝细胞中合成的低密度脂蛋白和极低密度脂蛋白等，被分泌后携带、运输血液中的胆固醇、甘油三酯及其他脂类到脂肪组织，如果这一运输途径被阻断会造成脂类积聚在内质网中，引起脂肪肝。

2. 参与糖原代谢　肝细胞中滑面内质网膜上的葡糖－6－磷酸酶，催化糖原在细胞质基质中的降解产物葡糖－6 磷酸去磷酸化，去磷酸化后的葡萄糖更易透过脂质双分子层，释放到血液中。

3. 细胞解毒的主要场所　肝脏的解毒作用主要由肝细胞中的滑面内质网来完成。肝细胞滑面内质网上含有的氧化及电子传递酶系可催化多种化合物的氧化或羟化，破坏毒物、药物的毒性，增加化合物的极性，使之便于排泄。如氨基酸代谢生成的氨，在内质网酶的作用下，可形成无毒的尿素被排泄；巴比妥类药物，可在葡萄糖醛酸转移酶催化下与葡糖醛酸结合，形成水溶性物质而利于排泄。但也有的毒物或药物经氧化作用后毒性反而增强，如黄曲霉毒素经过肝脏代谢后毒性急剧增强，可引起肝脏急性病变，严重时可导致肝癌甚至死亡，已被 WHO 划定为 I 类致癌物。

4. 肌细胞 Ca^{2+} 的储存场所　在肌细胞中，滑面内质网特化为一种特殊的结构——肌质网。肌质网网膜上的 Ca^{2+}－ATP 酶可进行 Ca^{2+} 的储存和释放。

5. 与胃酸、胆汁的合成与分泌密切相关　胃壁腺上皮细胞中的滑面内质网可使 Cl$^-$ 与 H$^+$ 结合生成 HCl；在肝细胞中滑面内质网能够合成胆盐，而且通过葡糖醛酸转移酶的作用，使非水溶性的胆红素形成水溶性的结合胆红素。

四、内质网的病理变化

内质网是细胞中极为敏感的细胞器，在各种有害因素如缺氧、射线、化学毒物和病毒等作用下，会发生病理变化，引起内质网形态、结构的改变，进而导致其功能异常。

1. 内质网肿胀、肥大或囊池塌陷　是最常见的病理改变。内质网肿胀是一种水样变性，主要是由于水分和钠的渗入，使内质网形成囊泡，这些囊泡还可互相融合而扩张成更大的囊泡。如果水分进一步聚集，便可使内质网肿胀破裂。在低氧、病毒性肝炎引起的内质网腔扩大并形成空泡，继而核糖体从内质网膜上脱落下来，这是粗面内质网蛋白质合成受阻的形态学标志。膜的过氧化损伤会导致内质网囊池塌陷。

当某些感染因子刺激某些特定细胞时，会引起这些细胞的内质网变得肥大，这反映了内质网具有抗感染作用。例如，当 B 淋巴细胞受到抗原物质（如病菌）刺激时，可转变成浆细胞，此时，浆细胞内的内质网肥大，免疫球蛋白的分泌增加。巨噬细胞的内质网肥大，表现为溶解酶的合成增强。当细胞在药物的作用下，常会出现内质网的代偿性肥大，对药物进行解毒或降解。

2. 内质网囊腔中包涵物形成和累积　由基因突变造成的某些遗传病中，由于内质网合成蛋白质分子结构异常，可观察到蛋白质、糖原和脂类在内质网中的累积；在药物中毒、肿瘤所致的代谢障碍时，可见一些有形或无形的包涵物在内质网中形成。

3. 不同肿瘤细胞中内质网呈多样性改变　在不同生物学特性的癌变细胞中，内质网的形态结构与功能呈现出多样性改变。孔环片层是肿瘤细胞中内质网结构的常见改变。在低侵袭力癌细胞中内质网较少，葡糖 – 6 – 磷酸酶活性下降，分泌蛋白、尿激酶合成相对增多；在高侵袭力癌细胞中，内质网相对发达，分泌蛋白、驻留蛋白、β – 葡糖醛酸苷酶等的合成显著增高。

第二节　高尔基复合体

PPT

1898 年，意大利学者 C. Golgi 用银染技术对猫头鹰脊髓神经节进行光镜观察时，首次发现在细胞质基质中存在一种嗜银的网状结构，并称之为内网器。后来的学者为纪念高尔基就用高尔基复合体来命名。直到 20 世纪 50 年代，随着电子显微镜的应用，对高尔基复合体有了新的、深入的认识，将之更名为高尔基复合体（Golgi complex）。高尔基复合体普遍存在于真核细胞，它不仅在蛋白质合成中起重要作用，也是联络各种细胞器的中心环节。

一、高尔基复合体的形态结构

高尔基复合体是由扁平囊泡、大囊泡、小囊泡组成的有极性的细胞器。常分布于内质网与细胞膜之间，呈弓形或半球形，凸出的一面对着内质网称为形成面（forming face）或顺面（cis face），凹进的一面对着质膜称为成熟面（mature face）或反面（trans face）。顺面和反面都有一些或大或小的囊泡（图 5 – 6）。

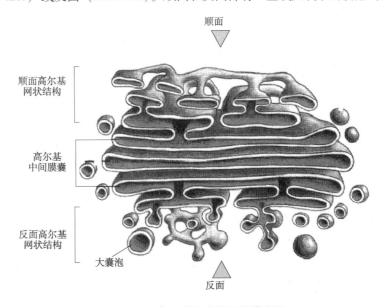

顺面

顺面高尔基
网状结构

高尔基
中间膜囊

反面高尔基
网状结构

大囊泡

反面

图 5 – 6　高尔基复合体结构模式图

1. 扁平囊泡　由单层膜构成，膜厚 6 ~ 7nm，中间形成囊腔，周缘多呈泡状，3 ~ 8 个扁平囊略呈弓形整齐排列层叠在一起，构成高尔基复合体的主体结构，称为高尔基堆（Golgi stack）。

2. 小囊泡　多集中在形成面附近。是一些直径为 40 ~ 80nm 的膜泡结构。一般认为小囊泡是由邻近高尔基复合体的内质网以芽生方式形成的，起着从内质网到高尔基复合体运输物质的作用。它们可以相互融合形成扁平囊泡，一方面，完成蛋白质从内质网到高尔基复合体的转运；另一方面，使高尔基复合体的扁平囊泡的膜结构及其内容物得到更新和补充。粗面内质网腔中的蛋白质，经芽生的小泡输送到高尔基复合体，再从形成面到成熟面的过程中逐步加工。

3. 大囊泡　是由扁平膜囊末端或分泌面局部膨胀，然后断离所形成，也称分泌泡。分泌泡逐渐移向细胞表面，与细胞的质膜融合，而后破裂，内含物随之排出。不同细胞中高尔基复合体的数目和发达程度，既决定于细胞类型、分化程度，也取决于细胞的生理状态。

通过电镜细胞化学及三维结构重建研究，显示高尔基复合体各层囊膜的标志化学反应及所执行的功能均不同，现在一般将高尔基复合体划分为 3 个具有不同功能的组成部分。

（1）顺面高尔基网（cis – Golgi – network）　靠近内质网的一侧，呈连续分支的管网状结构，可被标志性的化学反应——嗜锇反应显示。主要功能是分选来自内质网的蛋白质和脂类、进行蛋白质糖基化和酰基化修饰。

（2）高尔基中间膜囊（medial Golgi stack）　位于顺面高尔基网状结构和反面高尔基网状结构之间的多层间隔囊、管结构复合体系，可被标志性的化学反应——NADP 酶反应显示。主要功能为进行糖基化修饰和多糖及糖脂的合成。

（3）反面高尔基网（trans – Golgi – network）　朝向细胞膜一侧，在其形态结构和化学特性上具有细胞的差异性和多样性。该结构的主要功能是对蛋白质分选和修饰，使经过分选的蛋白质分泌到细胞外或转运到溶酶体。

二、高尔基复合体的化学组成

高尔基复合体膜含有大约 60% 的蛋白质和 40% 的脂类，具有一些和内质网共同的蛋白质成分。膜脂中磷脂酰胆碱的含量介于内质网和质膜之间，中性脂类主要包括胆固醇、胆固醇酯和甘油三酯。高尔基复合体中的酶主要有糖基转移酶、磺基 – 糖基转移酶、氧化还原酶、磷酸酶、蛋白激酶、甘露糖苷酶、转移酶和磷脂酶等不同的类型。

三、高尔基复合体的功能

高尔基复合体是细胞内膜系统的主要组成结构之一，其主要功能是将内质网合成的蛋白质进行再加工、分类、包装，然后定向地转运到细胞的特定部位或细胞外。内质网中合成的脂类一部分也需要通过高尔基复合体向细胞膜和溶酶体膜等部位运输。此外，高尔基复合体还是细胞内糖类合成的部位，在细胞生命活动中起重要作用。主要功能如下。

1. 蛋白质的糖基化　由内质网合成并经高尔基复合体运输的蛋白质，绝大多数需要经过糖基化合成糖蛋白。由内质网转运而来的糖蛋白，在进入高尔基复合体后，其寡糖链末端区的寡糖基往往要被切去，同时再添加上新的糖基，如 UDP 半乳糖、UDP – 唾液酸等，形成新的糖蛋白。糖蛋白的类型主要有两种：①N – 连接糖蛋白，寡糖链结合在蛋白质多肽链中天冬酰胺的氨基侧链上。糖链合成与糖基化修饰始于内质网，完成于高尔基复合体；②O – 连接糖蛋白，寡糖链结合在蛋白质多肽链中丝氨酸、苏氨酸或酪氨酸的羧基侧链上。主要或完全是在高尔基复合体中进行和完成的。蛋白质糖基化的意义在于：①对蛋白质具有保护作用，使它们免遭水解酶的降解；②具有运输信号的作用，引导蛋白质包装形成运输小泡，以便进行蛋白质的靶向运输；③糖基化形成细胞膜表面的糖被，在细胞膜的保护、识别以及通讯联络等生命活动中发挥重要作用。

2. 蛋白质的水解和加工　某些蛋白质或酶只有在高尔基复合体中通过水解成为成熟形式或活性形

式。如人胰岛素，在内质网中合成的胰岛素原，由86个氨基酸残基组成，含有 A、B 两条肽链和起连接作用的 C 肽。在高尔基复合体中将 C 肽水解后才成为有活性的胰岛素。此外，溶酶体酸性水解酶的磷酸化修饰以及蛋白聚糖类的硫酸化修饰等，均发生或完成于高尔基复合体中。

　　3. 细胞内的蛋白质分选和膜泡定向运输　通过加工修饰，不同的蛋白质带上可被反面高尔基网专一受体识别的分选信号，进而按照下列可能的途径被分类输出：①溶酶体酶经高尔基复合体分选和包装，以有被小泡的形式被转运到溶酶体；②分泌蛋白以有被小泡的形式直接运向细胞膜或分泌释放到细胞外；③分泌蛋白以分泌小泡的形式暂时储存于细胞质中，在有需要的情况下，被分泌释放到细胞外（图5-7）。

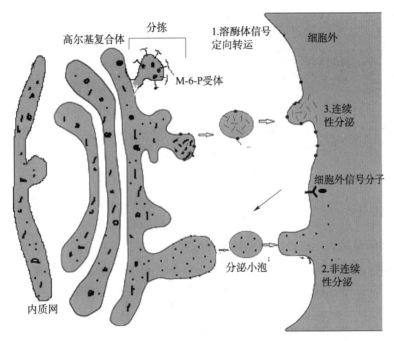

图5-7　经高尔基复合体分选的蛋白质运输小泡的转运途径

　　4. 参与膜流与膜的转化　细胞质膜与内膜系统之间、内膜系统与内膜系统之间膜结构转移、转换和重组的过程，称为膜流（membrane flow）。源于粗面内质网的运输小泡到达高尔基复合体时，小泡膜融入高尔基复合体顺面的膜上；高尔基复合体反面的分泌小泡的膜与质膜或溶酶体膜融合；质膜在胞吞作用中形成的部分小泡也会融入高尔基复合体膜囊；高尔基复合体向内质网逆向膜泡转运过程中，会将膜转化为内质网膜。高尔基复合体在膜流过程中起着承上启下的作用，与膜的更新和转化有密切关系。

四、高尔基复合体的病理变化

　　1. 代偿性肥大　当细胞分泌功能亢进时，常伴有高尔基复合体结构肥大。表现为高尔基复合体体积增大或细胞中出现较多的高尔基复合体。

　　2. 萎缩与损伤　由于毒性物质如酒精等的作用，导致脂肪肝形成及肝细胞损伤时，肝细胞脂蛋白合成受阻，可以观察到肝细胞高尔基复合体中脂蛋白颗粒减少甚至消失，高尔基复合体形态萎缩、结构破坏。

　　3. 不同分化状态的肿瘤细胞中高尔基复合体形态各异　在低分化的癌细胞中，高尔基复合体数量较少，形态不完整，有的仅为聚集、分布在细胞核周围的一些分泌小泡；而在高分化癌细胞中，高尔基复合体相对较为发达，具有典型的结构形态。

PPT

第三节　溶酶体 <small>ⓔ微课2</small>

溶酶体（lysosome）是广泛存在于真核细胞中的一种膜性细胞器，因内含多种酸性水解酶而得名。典型的动物细胞中约有几百个溶酶体。溶酶体普遍存在于除哺乳动物成熟红细胞外的真核细胞中，能分解各种内源性或外源性物质，因此也称为细胞内的消化器官。

一、溶酶体的形态结构和特性

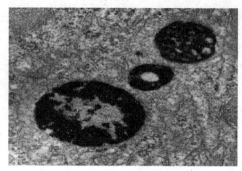
200nm

图 5 - 8　溶酶体形态结构电镜图

溶酶体是由一层单位膜围成的球状小体，其中膜厚约 6nm。溶酶体在形态上具有多样性和异质性（heterogeneity），多为球形或椭球形，大小不一，直径为 0.2～0.8μm，最大的可超过 1μm，最小的直径为 0.025μm（图 5 - 8）。溶酶体的形态和体积不仅因细胞不同而异，即使在同一细胞也不一样。在大量吞噬了外来物质的细胞（如白细胞、吞噬细胞）中，溶酶体不但体积变大，而且数量增多。一般认为，溶酶体形态的多样性与其在消化过程中所处的阶段有关。

尽管如此，溶酶体均具有以下共同特性，从而有利于溶酶体行使消化分解的功能。

1. 均含有以酸性磷酸酶为标志性酶的多种酸性水解酶　溶酶体中所含酶类达 60 多种，包括蛋白酶、核酸酶、脂酶、磷酸酶、糖苷酶、溶菌酶等多种酶类。这些酶的最适 pH 通常为 3.5～5.5，故又称为酸性水解酶。其中酸性磷酸酶为溶酶体的标志性酶。这些酶能够将机体中几乎所有的生物活性物质，包括蛋白质、脂类、糖类和核酸等进行消化分解。

2. 溶酶体膜上的质子泵为酸性水解酶发挥作用提供了酸性环境　溶酶体膜上镶嵌有质子泵（H$^+$ - ATPase），能水解 ATP 释放出能量，将 H$^+$ 泵入溶酶体；同时在溶酶体膜上有 Cl$^-$ 通道蛋白，可向溶酶体中运入 Cl$^-$。两种运输蛋白作用的结果，相当于向溶酶体运输了 HCl，维持了溶酶体酶发挥作用所需的酸性环境。

3. 高度稳定的溶酶体膜可以防止酸性水解酶对膜的降解　溶酶体内含有能降解几乎所有细胞组分的酸性水解酶，因此要求溶酶体在活细胞中必须保持高度稳定，这与溶酶体膜的稳定性有关，可能机制如下：①溶酶体膜富含被高度糖基化的膜整合蛋白——溶酶体膜糖蛋白（lysosomal membrane glycoprotein，lgp），又称为溶酶体相关膜蛋白（lysosome associated membrane protein，LAMP）或溶酶体整合膜蛋白（lysosomal integrated membrane protein，LIMP），lgpA 和 lgpB 的寡糖链伸向溶酶体膜腔面，有利于防止溶酶体内酸性水解酶对自身膜结构的消化分解；②溶酶体膜中含有较多促进膜稳定的胆固醇。

4. 溶酶体膜上存在特殊的转运蛋白　这些转运蛋白能将溶酶体消化水解的产物运出溶酶体，供细胞加工重新利用或排出细胞外。

正常情况下，溶酶体膜是相当稳定的，且其通透性较小，只允许分子量 300Da 以下的物质（如单糖、氨基酸等）通过，而多糖及蛋白质等大分子不允许通过，从而有效地将溶酶体内的酶与细胞的其他结构隔离，保护细胞免受自身溶酶体酶的消化。一旦在病理情况下，溶酶体膜的通透性增加，造成溶酶体酶外漏到细胞质，可引起细胞自溶。

二、溶酶体的形成和类型

溶酶体的形成过程既有内质网和高尔基复合体的参与，还与细胞吞噬过程密切相关。溶酶体的形成是一个集细胞内物质合成、加工、包装、运输和结构转换为一体的复杂而有序的过程，主要经历以下几个阶段：①溶酶体水解酶蛋白前体在粗面内质网合成后，经加工修饰、形成 N - 连接的糖蛋白，以出芽的形式包裹形成囊泡转运到高尔基复合体的形成面；②在高尔基复合体形成面的囊腔内，水解酶蛋白前体寡糖链上的甘露糖被磷酸化，形成甘露糖 - 6 - 磷酸（M - 6 - P），M - 6 - P 是溶酶体水解酶分选的识别信号；③在高尔基复合体的成熟面囊膜上具有识别 M - 6 - P 的受体，识别结合水解酶后，高尔基复合体局部出芽和膜外胞质面的网格蛋白组装成网格蛋白包被的有被小泡；④有被小泡与高尔基复合体囊膜断离后，脱去网格蛋白外被，形成无被运输小泡与细胞质中的晚期内体融合。在晚期内体膜上质子泵的作用下，将细胞质中的 H^+ 泵入，使腔内 pH 下降。在酸性内环境下，溶酶体酶前体从 M - 6 - P 膜受体上解离，再通过去磷酸化而成熟，M - 6 - P 膜受体则以出芽的形式形成运输小泡返回到高尔基复合体的成熟面，经过这些变化之后最终形成内体性溶酶体。内体性溶酶体与来源于细胞外的底物融合形成吞噬性溶酶体。

内体（endosome）是由细胞的胞吞作用形成的一类异质性脱衣被膜泡，按照其发生阶段分为早期内体（early endosome）和晚期内体（late endosome）。早期内体是指由胞吞作用入胞后最初形成的脱衣被膜泡，囊腔中含有胞吞物质，pH 与细胞外液相近。当早期内体通过分拣、分离出带有质膜受体的再循环内体后，就成为晚期内体。再循环内体返回融入质膜。

溶酶体除依据其形成过程分为内体性溶酶体和吞噬性溶酶体外，还可以按照功能状态不同分为初级溶酶体、次级溶酶体、三级溶酶体 3 种类型（图 5 - 9）。

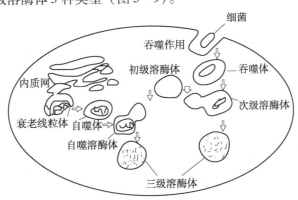

图 5 - 9　溶酶体的功能类型及转换关系示意图

1. 初级溶酶体（primary lysosome）　是通过其形成途径新形成的溶酶体，一般为不含有明显颗粒物质的透明圆球状。初级溶酶体囊腔中的酶通常处于非活性状态，因此也称无活性溶酶体。

2. 次级溶酶体（secondary lysosome）　是指成熟的初级溶酶体吞噬细胞内、外的物质，并与之相互作用时，就成为次级溶酶体。次级溶酶体体积较大，多呈不规则形，囊腔中含有正在被消化的物质颗粒或膜碎片。依据次级溶酶体中底物性质及来源不同，又分为以下几类。

（1）自噬溶酶体（autophagolysosome，autolysosome）　又称自体吞噬泡（autophagic vacuole），其消化底物是细胞内衰老或破碎的细胞器或糖原颗粒等细胞内物质。

（2）异噬溶酶体（heterophagic lysosome）　又称异体吞噬泡（heterophagic vacuole），是初级溶酶体与细胞经胞吞作用形成的异噬体（包括吞噬体与吞饮小泡）相互融合而成，底物来源于细胞外。

（3）吞噬溶酶体（phagolysosome）　由吞噬细胞吞入胞外病原体或较大颗粒性异物形成的吞噬体与初级溶酶体融合而成，与异噬溶酶体无本质差异。

3. 三级溶酶体（tertiary lysosome）　又称后溶酶体、终末溶酶体。次级溶酶体到达其功能末期时，由于水解酶活性下降或消失，一些未消化和分解的物质被保留在溶酶体内，形成电子密度较高、染色较深的残余物。这些残余体可以以胞吐的方式排出细胞外,有的不能排出,沉积于细胞内。例如,肝细胞、神经细胞、心肌细胞中的脂褐质;肿瘤细胞、某些被病毒感染的细胞、单核吞噬细胞中的髓样结构及含铁小体等。

三、溶酶体的功能

溶酶体内含有的酸性水解酶能降解几乎所有的生物大分子,因此溶酶体的功能都是建立在其对物质的消化和分解作用上的。

1. 胞内物质分解作用与衰老、残损细胞器的清除更新功能　溶酶体通过形成异噬溶酶体对经胞吞(饮)作用摄入的外来物质进行消化,形成自噬溶酶体对细胞内衰老、残损的细胞器进行消化,分解为小分子并通过溶酶体膜释放到细胞质中被细胞重新利用。不仅使可能影响细胞正常功能的外来异物和衰老、残损的细胞器得以清除,而且保证了细胞内环境的稳定和细胞器的更新。

2. 物质消化分解作用与细胞营养功能　在细胞饥饿状态下,溶酶体可通过分解细胞内的一些对细胞生存非必需的大分子物质,为细胞的生命活动提供营养和能量,维持细胞的基本生存。

3. 溶酶体是机体防御保护功能的组成部分　溶酶体强大的物质消化和分解能力,是防御细胞实现其免疫防御功能的基本保证和基本机制。如巨噬细胞吞噬的细菌、病毒颗粒是在溶酶体的作用下被分解消化。

4. 参与某些腺体组织细胞分泌过程中的调节功能　溶酶体在某些腺体组织细胞的分泌活动过程中,发挥着重要的作用。如甲状腺腺体组织,储存在腺腔内的甲状腺球蛋白,首先通过吞噬作用进入分泌细胞,在溶酶体中水解成甲状腺素才能分泌到细胞外。

5. 在生物个体发生、发育过程中起重要作用　溶酶体的功能在生物个体发育过程中起重要作用,动物精子的顶体是特化的溶酶体,当精子与卵子相遇,动物精子释放顶体中的水解酶,水解卵细胞外被,使精子入卵;无尾两栖类动物个体的变态发育过程中,幼体尾巴的退化、吸收;哺乳动物子宫内膜的周期性萎缩等过程均有溶酶体的参与。

四、溶酶体与疾病

溶酶体是细胞内重要的消化器官,其酶活性或膜稳定性异常都会影响细胞功能的行使,引发相应的疾病。

1. 溶酶体酶缺乏导致的贮积症　溶酶体某些酶缺乏可导致相应底物不能分解而贮积在次级溶酶体内,造成代谢障碍,引发多种先天性溶酶体病,称为溶酶体贮积症(lysosomal storage disease)。

(1)GM_2神经节苷脂贮积症变异型 B(GM_2 gangliosidosis variant B)　又称家族性黑蒙性痴呆(Tay - Sachs dieseease)。其病因是溶酶体缺少β - 氨基己糖苷酶 A,无法将GM_2神经节苷脂糖链末端的N - 乙酰半乳糖切下而使之降解,导致脑、神经系统、心、肝等组织的溶酶体内具有毒性的GM_2神经节甘脂大量积累,影响细胞功能。患者表现为渐进性失明、痴呆和瘫痪等症状。

(2)糖原贮积症Ⅱ型(glycogen storage disease type Ⅱ)　又称 Pompe 病,是由于患者的常染色体隐性基因的缺陷,不能合成α - 葡糖苷酶,致使糖原无法被分解而积累于溶酶体内,使溶酶体越来越大,以致大部分细胞质被溶酶体所占据。此病多见于婴儿,症状为肌无力、进行性心力衰竭等。患这种病的婴儿一般在 2 岁内死亡。

(3)黏脂贮积症Ⅱ型(mucolipidosis type Ⅱ)　又称细胞内含物病(inclusion cell disease)或Ⅰ - 细胞病(Ⅰ - cell disease)。是由于细胞缺乏N - 乙酰氨基葡糖磷酸转移酶,使溶酶体酶到达高尔基复合体不能形成分拣信号 M - 6 - P,不能被反面高尔基网的 M - 6 - P 受体识别和分拣,而直接分泌到细胞外。因此,各种溶酶体酶存在于患者血液中,而溶酶体中几乎不含有溶酶体酶,因而组织细胞内黏多糖沉积，导致功能障碍，可表现出发育落后、关节强直、爪状手等症状。

2. 溶酶体膜稳定性异常导致的疾病

（1）硅沉着病　又称矽肺，是一种溶酶体膜稳定性下降，溶酶体酶释放而引起的职业病。其发病机制：经肺吸入的含有 SiO_2 的粉尘被肺内的巨噬细胞吞噬形成吞噬体，然后与初级溶酶体融合转化成吞噬性溶酶体。在溶酶体中形成硅酸，硅酸以非共价键方式与溶酶体膜或其上的阳离子结合，降低溶酶体膜的稳定性，致使溶酶体膜破裂，大量溶酶体酶释放入细胞质中，引起巨噬细胞自溶、死亡，释放出 SiO_2 又被其他巨噬细胞吞噬，如此反复，导致大量巨噬细胞死亡。死亡的巨噬细胞释放出致纤维化因子，刺激成纤维细胞增生并分泌大量胶原，这些胶原纤维在肺部大量沉积形成纤维化结节，使肺的弹性降低、肺功能受损。硅沉着病可通过使用溶酶体膜稳定剂来治疗。例如克矽平治疗硅沉着病的原理就是与硅酸分子结合而阻止其对溶酶体膜的破坏作用，此外，克矽平的代谢产物能与硅酸结合成可溶性复合物而利于排出。

（2）痛风　是以高尿酸血症为主要临床生化指征的嘌呤代谢紊乱性疾病。当尿酸盐生成与排出失衡时，血尿酸盐升高，以结晶形式沉积于关节及多种组织中，并被白细胞吞噬。被吞噬的尿酸盐结晶以氢键和溶酶体膜结合，改变溶酶体膜的稳定性，溶酶体中水解酶释放，引起白细胞自溶坏死，导致沉积部位组织的急性炎症反应。

此外，类风湿关节炎的发病原因目前尚不完全清楚，但由该病引起的关节软骨细胞的侵蚀，被认为是由于细胞内的溶酶体膜脆性增加，溶酶体酶局部释放而侵蚀软骨细胞所致。吲哚美辛（indomethacin）和肾上腺皮质激素药物可的松（cortisone）具有稳定溶酶体膜的作用而可用来治疗类风湿关节炎。

PPT

第四节　过氧化物酶体

1954 年，J. Rhodin 首次在鼠肾脏肾小管上皮细胞中发现了一种由单层膜包裹的卵圆形小体，直径约 $0.5\mu m$，因体积小，所以称之为微体（microbody）。直至 20 世纪 70 年代，研究发现微体中含有多种氧化酶和与过氧化氢代谢有关的酶，又将其命名为过氧化物酶体（peroxisome）。

一、过氧化物酶体的形态结构及其酶类

电镜下，过氧化物酶体多呈圆形或卵圆形，偶见半月形和长方形，直径介于 $0.2 \sim 1.7\mu m$，典型的过氧化物酶体中含有电子密度较高，规则的尿酸氧化酶晶格结构，称为类核体或类晶体。在过氧化物酶体膜内表面还可见一条带状高电子密度的边缘板（图 5 – 10）。过氧化物酶体膜的主要化学成分也是脂类和蛋白质，膜脂主要为磷脂酰胆碱和磷脂酰乙醇胺，蛋白质包括多种结构蛋白和酶蛋白。过氧化物酶体膜具有较高的通透性，不仅允许氨基酸、蔗糖、乳酸等小分子自由通过，在一定条件下，某些大分子物质也可以穿膜转运。

过氧化物酶体在不同生物体或不同类型的细胞中，形态、数量及所含酶的种类均不同，是一种异质性细胞器。

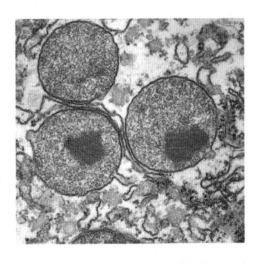

图 5 – 10　鼠肝细胞过氧化物酶体电镜图

目前在过氧化物酶体中发现的酶有 40 多种，尚未发现一种过氧化物酶体中含有全部 40 多种酶，但是，过氧化氢酶几乎存在于各种细胞的过氧化物酶体中，所以可以被看作过氧化物酶体的标志酶。

二、过氧化物酶体的功能

1. 清除过氧化氢及其他毒性物质，保护细胞　过氧化物酶体中的氧化酶能氧化多种底物，底物在氧化过程中产生过氧化氢，而过氧化氢酶可以将过氧化氢还原成水，在这一步反应中，提供电子的是甲醇、乙醇、亚硝酸盐或甲酸等对细胞有害的物质。如果没有这些供电子体，过氧化氢可以作为供体。

2. 调节氧张力　过氧化物酶体的氧化能力会随着细胞内氧浓度增高而增强，当细胞内出现高浓度氧时，通过过氧化物酶体的强氧化作用得以调节，使细胞免受高浓度氧的损害。

3. 参与脂肪酸分解　过氧化物酶体参与分解脂肪酸等高能分子，生成乙酰辅酶 A，进入细胞质用于生物合成，或直接为细胞提供热能。

三、过氧化物酶体的来源

关于过氧化物酶体的来源，目前有两种观点：一种观点认为，过氧化物酶体的酶蛋白在粗面内质网中合成，经过加工修饰，以转运小泡的形式脱落下来，分化形成；另一种观点认为，过氧化物酶体由原有的过氧化物酶体分裂而来，分裂产生的子代过氧化物酶体经过进一步装配，最后形成成熟的过氧化物酶体。

四、过氧化物酶体与疾病

1. 遗传性无过氧化氢酶血症　患者细胞内过氧化氢酶缺乏，抗感染能力下降，易发口腔炎等疾病。

2. Zellweger 脑肝肾综合征　是一种常染色体隐性遗传病。患者肝肾细胞中缺乏过氧化物酶体，临床表现为肝肾功能障碍、重度骨骼肌张力减退、大脑发育迟缓等症状。

在某些疾病过程中过氧化物酶体可表现出数量、体积、形态等多种异常。如甲状腺功能亢进、慢性酒精中毒、慢性低氧症等疾病，患者肝细胞中过氧化物酶体数量增加；而甲状腺功能低下、脂肪肝或高脂血症等情况，则过氧化物酶体数量减少、老化、发育不全；在病毒、细菌、寄生虫感染时，也常见过氧化物酶体数目、大小、酶含量的变化；在缺血性组织损伤中，过氧化物酶体内会形成片状、小管状的结晶包含物。

第五节　蛋白质的分选和运输

PPT

细胞中在游离核糖体以及粗面内质网中合成的蛋白质，合成结束后必须被输送到其发挥功能的区域。新合成肽链中的信号序列的不同，决定了蛋白质合成起始后的合成形式不同、运输途径和去向也不同。细胞中的蛋白质运输主要有 3 种形式：①门控运输（gated transport）由特定的分拣信号（如核定位信号）介导，通过核孔复合体的选择性作用，在细胞质和细胞核之间进行蛋白质转运；②跨膜运输（transmembrane transport）在细胞质中合成的蛋白质，通过与线粒体、内质网膜上的蛋白质转运体结合进行转运；③囊泡运输（vesicular transport）是真核细胞特有的一种细胞内外物质转运形式，是由不同膜性运输小泡［也称囊泡（vesicle）］承载的一种蛋白质运输形式，膜性细胞器之间的蛋白质转运、细胞的分泌活动、细胞膜的大分子和颗粒物质转运，都以这种形式进行。

囊泡运输不仅涉及蛋白质的修饰、加工、装配，还涉及内膜系统不同功能结构间的物质定向转运及复杂精密的分子调控机制。

一、囊泡的类型与来源

囊泡是细胞内物质定向运输的主要载体和功能形式，并非细胞中的相对稳定的固有结构，囊泡类型多样，至少有 10 种以上，每种囊泡表面都有特殊的标志，以保证将转运的物质运输到特定的部位。目前了解较多的是网格蛋白有被囊泡（clathrin - coated vesicle）、COP Ⅰ 有被囊泡（COP Ⅰ - coated vesicle）和 COP Ⅱ 有被囊泡（COP Ⅱ - coated vesicle）。

1. 网格蛋白有被囊泡　来源于高尔基复合体反面网状结构和细胞膜，介导蛋白质从高尔基复合体的反面网状结构向胞内体、溶酶体或细胞膜运输；在受体介导的细胞膜内吞作用中产生，介导物质从细胞膜向溶酶体运输。

网格蛋白有被囊泡直径通常在 50～100nm 之间，其结构特点：①网格蛋白构成蜂窝状网架结构，形成囊泡外被；②在网格蛋白结构外框与囊膜间隙中填充、覆盖着许多衔接蛋白（adaptin），衔接蛋白介导网格蛋白与囊膜跨膜蛋白受体的连接，从而形成和维系了网格蛋白 - 囊泡的一体化结构体系（图 5 - 11）。目前发现 4 种衔接蛋白（AP1、AP2、AP3 和 AP4），它们可以选择性地与不同的受体 - 转运分子复合物结合，使被转运的物质浓缩到网格有被囊泡中。

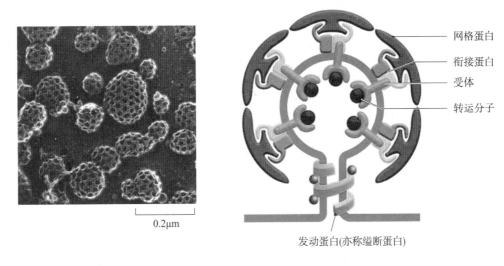

图 5 - 11　网格蛋白有被小泡电镜图

网格蛋白有被囊泡的发生是一个复杂的过程，涉及很多因素，除网格蛋白和衔接蛋白外，发动蛋白（dynamin）也发挥重要作用。发动蛋白是一种可结合并水解 GTP 的特殊蛋白质，在膜芽生形成时与 GTP 结合，在膜囊的颈部聚合，使膜缢缩并断离形成囊泡。芽生囊泡形成转运泡后，立即脱去网格蛋白外被，转化为无被转运小泡，介导从高尔基复合体向溶酶体、胞内体或质膜外的物质转运；细胞内吞作用形成的网格蛋白小泡，将外来物质转送到细胞质或溶酶体。

2. COP Ⅰ 有被囊泡　由高尔基复合体顺面膜囊产生，属于非网格蛋白有被囊泡。主要负责捕捉、回收转运内质网逃逸蛋白返回内质网；逆向运输高尔基复合体膜内蛋白；也有研究表明，COP Ⅰ 有被囊泡也可行使从内质网到高尔基复合体的顺向转移。

COP Ⅰ 衣被蛋白覆盖于囊泡表面，是由多个亚基组成的多聚体。其中 α 蛋白也称 ARF 蛋白，类似于 COP Ⅱ 中的 Sar 蛋白亚基，作为一种 GTP 结合蛋白，可调节控制外被蛋白复合物的聚合、装配及膜泡的转运。研究表明，GTP 是 COP Ⅰ 蛋白发生聚合和解离的必要条件。

COP Ⅰ 有被囊泡形成的大致过程：①细胞质中游离的、非活化状态的 ARF 蛋白与 GDP 解离，与 GTP 结合形成 GTP - ARF 复合体；②高尔基复合体膜上的 ARF 受体识别、结合 GTP - ARF 复合体；③COP Ⅰ 蛋白亚基发生聚合，与 ARF 和高尔基复合体膜表面其他相关蛋白结合，相互作用诱导囊泡芽生。COP Ⅰ 有被囊泡生成断离下来后，COP Ⅰ 蛋白即可解离，形成的无被运输小泡将蛋白质运向靶膜。

3. COP Ⅱ 有被囊泡 由粗面内质网产生，主要介导从内质网到高尔基复合体的物质转运。

目前发现 COP Ⅱ 蛋白由 5 种亚基组成，其中 Sar 蛋白属于一种小的 GTP 结合蛋白，通过与 GTP 或 GDP 结合，调节囊泡外被的装配与去装配。COP Ⅱ 蛋白通过识别并结合内质网跨膜蛋白受体胞质端的信号序列，而内质网跨膜蛋白受体网腔端与内质网腔中的可溶性蛋白结合。由此可见，COP Ⅱ 蛋白对于介导从内质网到高尔基复合体的选择性物质转运非常重要。

二、囊泡转运

囊泡转运（vesicular transport）是指囊泡以出芽的方式，从一种细胞器膜（或质膜）上形成并脱离后，定向地与另一种细胞器膜（或质膜）相互融合的过程。不同类型和来源的囊泡承载着不同物质的定向转运。

1. 囊泡转运是细胞物质定向运输的基本途径 细胞通过胞吞作用摄入的各种外来物质，以囊泡的形式，从细胞膜输送到胞内体或溶酶体。在细胞内合成的各种外输性蛋白及颗粒物质，进入内质网后以囊泡的形式输送到高尔基复合体，再直接地或经由溶酶体到达细胞膜，最终通过胞吐作用（或出胞作用）分泌释放出去。

由囊泡转运所承载和介导的双向性物质运输，不仅是细胞内外物质交换和信号传递的一条重要途径，也是细胞内物质定向运输的一种基本形式。

2. 囊泡转运是一个高度有序、受到严格选择和精密控制的物质运输过程 囊泡转运不仅仅只是物质的简单输送，还是一个严格的质量检查、修饰加工过程。如进入内质网的外输性蛋白质，需要经过修饰、加工和质量检查，才能以囊泡的形式被转运到高尔基复合体。某些不合格的外输性蛋白质，在错误进入高尔基复合体后会被甄别、捕捉，并由 COP Ⅰ 有被小泡遣回内质网。

3. 特异性识别是囊泡物质定向转运和准确卸载的保证 所有转运囊泡以及细胞器膜上都带有各自特有的一套可溶性 N - 乙基马来酰亚胺敏感因子接合蛋白受体（SNAREs）互补序列，它们之间高度特异的相互识别和相互作用，是使转运囊泡得以在靶膜上锚泊停靠，保证囊泡物质定向运输和准确卸载的基本分子机制。

囊泡 SNAREs（vesicle - SNAREs，v - SNAREs）是存在于转运囊泡表面的一种囊泡相关膜蛋白（VAMP）类似蛋白。突触融合蛋白是存在于靶标细胞器膜上 SNAREs 的对应序列，被称为靶 SNAREs（target - SNAREs，t - SNAREs）。囊泡 SNAREs 和靶 SNAREs 两者互为识别，特异互补。它们之间的"锁 - 钥"契合式的相互作用模式，决定着囊泡的锚泊与融合。

4. 囊泡转运是实现细胞膜及内膜系统功能结构转换和代谢更新的纽带 囊泡转运过程中，发生于质膜及内膜系统结构之间的囊泡转运，在介导细胞物质定向运输的同时，膜结构被不断地融汇更替，从一种细胞器膜到另一种细胞器膜，形成膜流，以此进行细胞膜及内膜系统不同功能结构之间的相互转换与代谢更新（图 5 - 12）。内质网产生的转运囊泡的囊膜融合成高尔基复合体顺面囊膜的一部分；来源于高尔基复合体反面的囊泡，可直接与细胞膜融合或经溶酶体最终流向细胞膜；细胞膜来源的吞噬泡与溶酶体膜发生融合转换。

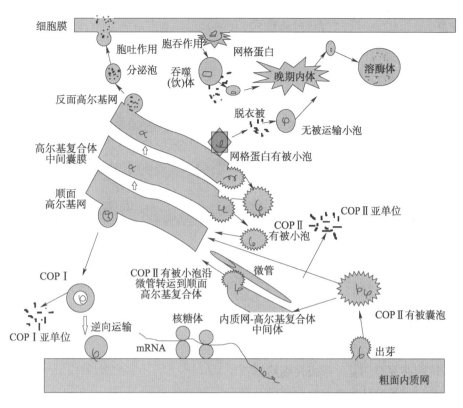

图 5 – 12　囊泡转运介导的细胞内膜流示意图

⊕ 知识链接

团结协作，准确定位——从分泌性蛋白的合成和运输谈起

分泌性蛋白质的合成和运输是在以内膜系统为主的各细胞器的协同运输下实现的。核糖体是蛋白质合成的主要细胞器；内质网作为核糖体附着支架帮助蛋白质的合成，并完成蛋白质初步折叠、装配和加工修饰后，以囊泡方式运输到高尔基复合体；高尔基复合体作为蛋白质的分选枢纽和蛋白质质量监督站，给蛋白质带上不同的分选信号，以保证蛋白质的准确分选运输，并再次形成转运囊泡，运送到溶酶体或分泌到细胞外；而转运囊泡要准确地把蛋白质运输到各靶细胞器膜，需要囊泡和靶细胞器膜上相应 SNARE 序列的精准识别。在上述过程中，任意一个环节出差错都可能导致细胞内蛋白质结构或数量的异常。正如我们的社会主义大家庭，每个人都是社会主义建设者，小到一个工作团队，大到整个国家，要完成一项工作，要完成中华民族复兴的光荣使命，离不开每个人的爱岗敬业、团结协作和兢兢业业的敬业精神。

目标检测

答案解析

一、选择题

1. 以下不属于细胞内膜系统的细胞器是 （　　）

　　A. 溶酶体　　　　　　　　　　B. 内质网　　　　　　　　　　C. 高尔基复合体

    D. 线粒体   E. 转运囊泡

2. 被称为细胞内蛋白质运输交通枢纽的细胞器是（　）

    A. 内质网   B. 高尔基复合体   C. 中心体

    D. 溶酶体   E. 线粒体

3. 溶酶体酶的分选信号是（　）

    A. 半乳糖   B. 唾液酸   C. 葡萄糖

    D. 甘露糖 – 6 – 磷酸   E. 葡糖 – 6 – 磷酸

4. 能调节细胞氧张力的细胞器是（　）

    A. 线粒体   B. 过氧化物酶体   C. 粗面内质网

    D. 高尔基复合体   E. 溶酶体

5. 驻留在内质网中的蛋白质，其羧基端的分选信号是（　）

    A. M – 6 – P   B. KDEL   C. NLS

    D. mRNA   E. LDL

二、简答题

1. 请说明内膜系统的形成对于细胞的生命活动具有哪些重要意义。

2. 为什么说高尔基复合体是一种极性细胞器？

3. 哪些特性决定了溶酶体发挥细胞内"消化器官"的功能？

4. 矽沉着病发病的机制是什么？

5. 溶酶体的酶是如何经 M – 6 – P 分选途径进行分选的？

6. 分泌性蛋白质是怎样合成和分泌的？

7. 简述过氧化物酶体与线粒体利用氧进行代谢的异同点及其意义。

（王乾兴）

书网融合……

本章小结   微课1   微课2   题库

第六章 线粒体

📖 学习目标

1. **掌握** 线粒体的结构、组成、主要功能；氧化磷酸化机制假说。
2. **熟悉** 线粒体的半自主性；线粒体蛋白质的合成与转运。
3. **了解** 与线粒体相关的疾病。
4. 学会对线粒体超微结构的判定，具备在电镜下识别正常及病理状态下线粒体的能力。
5. 通过阐述线粒体异常与神经退行性疾病的关系，引导学生关爱帕金森病、阿尔茨海默病群体，培养医学生人文情怀。

线粒体是一种有着自身独特遗传系统的半自主性细胞器。真核细胞中的线粒体由双层高度特化的单位膜围成。它普遍存在于进行有氧呼吸的酵母、原生动物和高等生物中，在许多哺乳动物的红细胞中会随着红细胞的发育成熟而退化消失。线粒体是细胞内物质氧化还原的重要场所，给细胞内生物化学活动提供大量的能量，故称其为细胞的"动力工厂"。线粒体除了为细胞供能外，还参与细胞分化、细胞信息传递和细胞凋亡等过程，并调控细胞生长和细胞周期。

第一节 线粒体的结构与化学组成

PPT

一、线粒体的形态、数量和分布

不同类型或不同生理状态的细胞，线粒体的形态、大小及排列分布是不同的。线粒体通常呈线状、粒状和杆状，也存在圆形、哑铃形，还有分枝状、环状等。例如，肝细胞的线粒体多为圆形而肾细胞的线粒体为圆筒形或细丝状。细胞的生理状况变化时线粒体的形状也随之改变。如在低渗情况下，线粒体膨胀如泡状，而在高渗情况下，则拉长为杆状。线粒体直径一般为 $0.5 \sim 1.0\mu m$，长 $1.5 \sim 3\mu m$。线粒体大小受细胞代谢水平限制。不同组织条件下可能产生体积异常膨大的线粒体。例如，胰脏外分泌细胞中可达 $10 \sim 20\mu m$；人类成纤维细胞的线粒体可达 $40\mu m$。有研究表明，在低氧分压的环境中，某些烟草的植物线粒体可能变成巨线粒体，长度能够达到 $80\mu m$。

不同类型细胞的线粒体数目差异很大，如哺乳动物的精子中有 25 个左右线粒体，肝细胞内线粒体为 $1000 \sim 2000$ 个，而卵母细胞线粒体数可多达数万至数十万个，多数动物细胞的线粒体数目由数百到数千个不等。一般而言，动物细胞比植物细胞的线粒体多，卵细胞比体细胞的线粒体多。线粒体数目也与细胞的生理状态有关，生理活动旺盛的细胞比相对不旺盛的细胞含有更多的线粒体，如人体内运动神经元、心肌细胞的线粒体数量多，而上皮细胞、淋巴细胞相对较少；运动员肌细胞线粒体数比不经常运动个体的多。细胞内线粒体数量处于受调控的动态平衡中。衰老的线粒体会经细胞自噬而降解，新的线粒体则由老的线粒体分裂而产生，同时细胞中存在频繁的线粒体的融合与分裂现象，当线粒体处于降解与新生、分裂与融合的平衡稳态时，其数量保持相对恒定。

线粒体分布方向与微管一致，根据细胞形态和类型的不同存在差异，通常分布在细胞功能旺盛或需要 ATP 的区域。比如线粒体在肠表皮细胞中呈两极分布，常集中在顶端和基部；而精子中线粒体常分布在鞭毛中区。线粒体能以微管为导轨、由马达蛋白提供动力向功能旺盛的区域迁移。例如，在肾小管细胞中，线粒体通常是均匀分布的，但当主动运输机能状态旺盛的时候，大量的线粒体就会集中到细胞质膜的边缘。在不同的发育阶段，线粒体的分布也有所差异，在卵母细胞体外培养中，随着细胞逐渐成熟，线粒体会由细胞周边分布发展成均匀分布。

二、线粒体的超微结构

电镜下，线粒体是由两层高度特化的单位膜套叠而成的囊状结构，主要有外膜、内膜、膜间隙和基质腔 4 部分组成。处于线粒体外侧的膜彼此平行，内膜和外膜是典型的单位膜。其中，线粒体的外膜较光滑，起到细胞器界膜的作用。内膜将线粒体分隔为内室和外室。外室又称膜间隙，内室中充满基质，又称基质室。同时，内膜向内折叠形成许多嵴，嵴的长短不一，形成许多横越内室的隔板，负担更多的生化反应（图 6-1）。

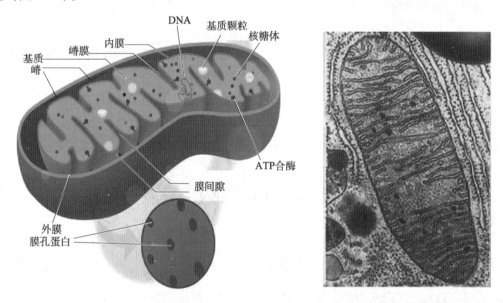

图 6-1　线粒体的电镜照片和示意图

1. 外膜　线粒体外膜即位于线粒体最外层的单位膜，厚度为 6~7nm。含有多套运输蛋白，这些蛋白构成脂类双层膜上水溶性物质可以穿过的通道，维持线粒体形状。线粒体外膜包含称为"孔蛋白"的整合蛋白，其内部通道宽 2~3nm，外膜好似一个网状体，对分子量小于 5000Da 的分子，包括一些小蛋白分子完全通透。分子量大于上述限制的分子则需拥有一段特定的信号序列以供识别，并通过外膜转位酶（translocase of the outer membrane，TOM）的主动运输来进出线粒体。线粒体外膜中磷脂与蛋白质的质量比与真核细胞细胞膜中的相近。线粒体外膜中酶的含量相对较少，其标志酶为单胺氧化酶。线粒体外膜不仅参与磷脂的合成，诸如肾上腺素氧化、脂肪酸链延伸以及色氨酸生物降解等生化反应，它也能同时对那些将在线粒体基质中进行彻底氧化的物质进行初步分解。并且在细胞凋亡过程中，线粒体外膜对多种存在于线粒体膜间隙中的蛋白的通透性增加，使致死性蛋白进入细胞质基质，能够促进细胞凋亡。

2. 内膜　线粒体内膜是位于线粒体外膜内侧，包裹着线粒体基质的一层单位膜，厚 5~6nm。其通透性很低，具有高度的选择透过性，需借助载体蛋白控制内、外物质的交换。线粒体内膜中蛋白质含量和种类丰富，具有如下几种功能：①特异性载体蛋白运输磷酸、特定氨基酸、各种离子、核苷酸等代谢底物和中间产物；②呼吸链酶系及 ATP 合酶参与氧化磷酸化反应；③内膜转位酶参与核编码的线粒体蛋白的转运。内膜的脂质蛋白比值较低，含有线粒体特有的磷脂成分——心磷脂（cardiolipin），丰富的心磷脂与内膜的低通透性相关。

线粒体的内膜向基质腔突起成嵴，增大了内膜的表面积，有利于内膜承担更复杂的生化反应。嵴的类型和排列方式在不同种类的细胞中有较大差别。嵴的类型主要有"片状嵴"和"管状嵴"两种。在高等动物中，大多数细胞的线粒体嵴为片状嵴，而在分泌固醇类激素的细胞（如肾上腺皮质细胞）、多数原生动物和植物细胞线粒体中，主要是管状嵴。嵴的长度和数量在不同细胞也存在差异，一般而言，需能较多的细胞中线粒体嵴较长且数量也较多。如肌细胞线粒体嵴长而密集，而肝细胞线粒体嵴则短而稀疏。线粒体嵴上有许多有柄小球体，称为基粒，是由多亚基组成的蛋白复合体，其化学本质是 ATP 合酶，能利用呼吸链产生的能量合成 ATP。

3. 膜间隙　是指线粒体内膜与外膜之间的区域，宽 6 ~ 8 nm，含有众多生化反应底物、可溶性的酶和辅助因子等，成分与细胞质基质相近。膜间隙局部区域较窄，是线粒体外膜与内膜在此处相互接触所致，称为内外膜转位接触点，分布在外膜和内膜的转位酶在此处接触形成通道，是线粒体蛋白从细胞质输入线粒体基质的部位。

4. 基质　线粒体基质是由线粒体内膜和嵴围成的腔隙，因含有较多的蛋白质而比细胞质基质黏稠。线粒体基质中除含有脂类、蛋白质外，一般还含有线粒体自身的 DNA、RNA 和线粒体核糖体。大部分线粒体基质蛋白是由核基因编码的，主要参与三羧酸循环、脂肪酸氧化、氨基酸降解等生化反应。

三、线粒体的化学组成及酶的分布

1. 线粒体的化学组成　生化分析显示，线粒体的主要成分是水、蛋白质和脂质。水是线粒体内数量最多的成分，分布在线粒体的内外室中。水既是酶促反应的溶剂，也是物理介体，各种代谢产物经水溶液在线粒体不同酶系之间扩散以及在线粒体内、外之间转移。

蛋白质占线粒体干重的 65% ~ 70%，在线粒体各部分结构的分布有很大差异。如在大鼠肝细胞线粒体中，67% 的蛋白质位于基质中，21% 分布在内膜，其余定位于外膜和膜间隙。但在有些线粒体中，内膜蛋白质含量可占线粒体蛋白质总量的 60% 以上。线粒体中的蛋白质可分为可溶性和不溶性两类：可溶性蛋白包括基质中的酶和膜外周蛋白，不溶性蛋白一般是构成线粒体内外膜的结构蛋白和一些酶蛋白。

脂类占线粒体干重的 25% ~ 30%，大部分定位于线粒体膜上。其中，磷脂为主要成分，占脂质总量的 3/4 以上，包括磷脂酰胆碱、磷脂酰乙醇胺、心磷脂和少量磷脂酰肌醇。脂类和蛋白质的比例在线粒体内外膜差异很大，外膜中脂质蛋白比与多数细胞膜相似，接近 1 : 1；内膜中脂类占 24%，蛋白质占 76%，蛋白质含量约为脂质的 3 倍。此外，内外膜的脂质成分差别也很大，内膜中心磷脂含量丰富，占脂质总量的 20%，而外膜只含有微量的心磷脂；磷脂酰肌醇是外膜的重要组成成分，但在内膜中的含量极低；少量的胆固醇主要分布在外膜，在内膜的分布极少。含有丰富的心磷脂和极少的胆固醇是线粒体内膜在组成上区别于真核细胞其他膜结构的显著特点。

除上述三种成分外，线粒体还含有自身的 DNA、RNA 以及多种辅酶，如辅酶 Q、烟酰胺腺嘌呤二核苷酸（NAD）、黄素单核苷酸（FMN）、黄素腺嘌呤二核苷酸（FAD）等。此外，还含有维生素和 Ca^{2+}、Mg^{2+}、Zn^{2+} 等多种无机盐离子。

2. 线粒体酶的分布　线粒体含有丰富的酶，目前已鉴定的有 120 余种，其中氧化还原酶最多（37%），其次为合成酶（10%）和水解酶（接近 9%），它们分布在线粒体的各结构组分中（表 6 - 1）。

表 6-1 线粒体主要酶的分布

部位	酶的名称	特征酶	功能
外膜	单胺氧化酶、犬尿氨酸羟化酶、NADH-细胞色素 c 还原酶、酰基辅酶 A 合成酶、脂肪酸激酶	单胺氧化酶	催化作用和脂类代谢相关
膜间隙	腺苷酸激酶、核苷酸激酶、二硫酸激酶、亚硫酸氧化酶	腺苷酸激酶	
内膜	细胞色素氧化酶、琥珀酸脱氢酶、NADH 脱氢酶、肉碱酰基转移酶、β-羟丁酸和 β-羟丙酸脱氢酶、丙酮酸氧化酶、ATP 合成酶系、腺嘌呤核苷酸载体	细胞色素氧化酶	维持内室的完整性、转运各种代谢产物、参与细胞氧化、生物合成等功能
基质	谷氨酸脱氢酶、丙酮酸脱氢酶复合体、氨甲酰硫酸合成酶、鸟氨酸氨甲酰转移酶、氨基转移酶、苹果酸脱氢酶	苹果酸脱氢酶	与三羧酸循环、脂肪酸氧化、氨基酸降解等生化反应相关

（1）外膜上的酶　主要有单胺氧化酶，参与细胞内多巴胺、5-羟色胺等胺类物质的氧化代谢，为外膜的特征性酶。外膜还有和脂类代谢有关的酶类，如酰基辅酶 A 合成酶、脂肪酸激酶等。

（2）内膜上的酶　比外膜复杂得多，主要为执行呼吸链氧化反应的酶系，如 NADH 脱氢酶、细胞色素氧化酶等，参与三羧酸循环的琥珀酸脱氢酶也结合于内膜上，为内膜的特征酶；此外，还有 ATP 合酶、丙酮酸氧化酶以及负责代谢中间物转运的酶，如肉碱酰基转移酶等。

（3）基质中的酶　基质中含有参与三羧酸循环、脂肪酸氧化和氨基酸代谢的酶系、丙酮酸脱氢酶，以及与核酸和蛋白质合成相关的酶类等。特征酶为苹果酸脱氢酶。

（4）膜间隙中的酶　膜间隙仅含有少数几种酶，如腺苷酸激酶、核苷酸激酶等，其中以腺苷酸激酶为特征性酶。线粒体各部分结构所含的酶的种类不同，反映了不同结构在功能上的差异。

第二节　线粒体的功能

PPT

线粒体是细胞有氧呼吸的基地和能量供应的主要场所，其主要功能是将小分子营养物质氧化分解并将其所含的能量转换为细胞生命活动的直接能源 ATP。动物细胞中约 95% 的 ATP 由线粒体产生。除此之外，线粒体还与细胞质中钙离子浓度的调节、氧自由基的生成、细胞凋亡以及某些磷脂、类固醇激素和嘧啶等的生物合成有关。

一、能量转换

线粒体是真核细胞进行氧化代谢的主要部位，在氧的参与下，单糖、脂肪酸和氨基酸等小分子能源物质在线粒体内被彻底氧化分解成水和 CO_2，这一过程称为细胞氧化或细胞呼吸。其所含的能量最终转化为细胞可直接利用的 ATP。线粒体的这种能量转换功能与其结构密切相关，内膜上有序排布的呼吸链酶和 ATP 合酶以及内膜的完整性是完成氧化过程中电子传递和能量转换的结构基础。 微课 1

线粒体负责的物质最终氧化的共同途径是三羧酸循环（tricarboxylic acid cycle，TCA cycle）与氧化磷酸化（oxidative phosphorylation），分别对应细胞呼吸的第二、三阶段。三羧酸循环和氧化磷酸化产生的高能电子沿内膜呼吸链酶组分进行传递，其间释放的能量用以将基质中的 H^+ 定向转运至内膜外，从而形成跨线粒体内膜两侧的 H^+ 电化学梯度。电子在呼吸链的终端将 O_2 还原成 H_2O，而 H^+ 借助电化学梯度从膜间隙进入基质，所释放的能量驱动 ATP 合酶作用，使 ADP 磷酸化而形成 ATP。

1. 三羧酸循环　在线粒体基质中进行。糖和脂肪首先在细胞质中被降解，生成的代谢中间物经选择性运输进入线粒体，在线粒体基质中完成三羧酸循环路径。以糖类代谢为例，1 个葡萄糖分子首先在细胞质中酵解成 2 分子丙酮酸，丙酮酸经内膜上载体主动运输进入线粒体。在基质中，丙酮酸被氧化分解成 CO_2 和乙酰基，后者与辅酶 A（CoA）结合形成乙酰辅酶 A，同时，生成 1 分子还原型辅酶 I

（NADH）。乙酰辅酶 A 是三羧酸循环的初级底物，它与基质中 1 分子草酰乙酸共价结合形成含有 3 个羧基的柠檬酸。经过一系列的酶促反应，在释放出 2 分子 CO_2 后又重新生成一个草酰乙酸分子，继而开始下一个循环。参与三羧酸循环的酶除了位于线粒体内膜上的琥珀酸脱氢酶外都游离于线粒体基质中。在三羧酸循环中，每分子乙酰辅酶 A 被氧化的同时会生成起始电子传递的还原型辅因子，包括 3 分子 NADH 和 1 分子 $FADH_2$，此外，还生成 1 分子 GTP。除丙酮酸外，脂肪酸和一些氨基酸也会经主动运输从细胞质进入线粒体，继而转变成乙酰辅酶 A 或三羧酸循环的中间体。三羧酸循环所产生的多种中间产物是生物体内许多重要物质生物合成的原料，在细胞迅速生长时期，三羧酸循环可提供多种化合物的碳架，以供细胞生物合成使用（图 6-2）。

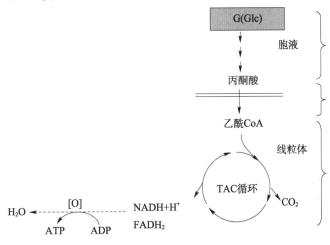

图 6-2 葡萄糖的细胞氧化过程

2. 电子传递和氧化磷酸化 氧化磷酸化是营养物质氧化分解的最后步骤，也是线粒体进行能量转换的主要环节。经酵解、丙酮酸氧化和三羧酸循环产生的 NADH 和 $FADH_2$ 作为氧化还原反应的底物被氧化，所产生的自由电子经线粒体内膜上特定酶体系的传递最终将氧气还原，高能电子在传递过程中所释放的能量一部分用于生成 ATP，其余则以热的形式散失。氧化磷酸化是由内膜上一系列酶催化的氧化还原反应与 ADP 磷酸化相偶联的过程，其最终结果是将生物氧化释放的能量转移到 ATP 的高能磷酸键中。这一过程依赖于线粒体内膜上的电子传递链和 ATP 合酶。 📱 微课 2

（1）电子传递链 在线粒体内膜上存在着进行氧化磷酸化的酶体系，由一系列能可逆地接受和释放电子的脂蛋白复合物组成，它们在内膜上按固定次序排列成链，电子沿此链进行逐级传递，因而称为电子传递链，也称呼吸链。在呼吸链中，能结合并传递电子的物质称为电子载体。参与电子传递的电子载体共有 5 种，分别为辅酶 Q（泛醌）、黄素蛋白、细胞色素、铁硫蛋白和铜原子，它们在呼吸链中有严格的排列顺序和方向，按照氧化还原电位从低向高排列。其中，泛醌和两类黄素蛋白的辅基 FMN 和 FAD 能可逆性地加氢和脱氢，所以它们又是递氢体。这些组分在不同细胞的线粒体中有一定的差别。除辅酶 Q 和细胞色素 c 之外，呼吸链的其他组分均以多分子复合物的形式存在，形成 4 种酶复合体（表 6-2），它们与线粒体内膜紧密结合，并且只有在内膜完整的情况下才能发挥作用（图 6-3）。

表 6-2 哺乳动物线粒体电子传递链组分

复合体	酶活性	分子量（kD）	亚基数	辅基
I	NADH-CoQ 还原酶	850	42	FMN、FeS
II	琥珀酸-CoQ 还原酶	140	4	FAD、FeS
III	CoQ-细胞色素 c 还原酶	250	10	血红素 b、FeS、血红素 c_1
IV	细胞色素 c 氧化酶	160	13	血红素 a、Cu、血红素 a_3

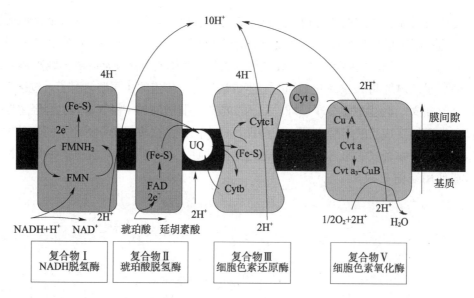

图 6 - 3　线粒体内膜电子传递复合物的排列及电子和质子传递示意图

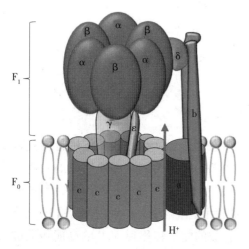

图 6 - 4　ATP 合酶示意图

（2）ATP 合酶（F_1F_0 - ATPase）　是生物体内进行氧化磷酸化和光合磷酸化的关键酶，其功能是在跨膜质子动力的驱动下催化 ADP 磷酸化生成 ATP（图 6 - 4）。ATP 合酶是生物体能量转换的核心酶，存在于真核细胞线粒体、叶绿体的内膜，以及好氧细菌的细胞膜。在线粒体中，ATP 合酶即分布于内膜表面的基粒，其结构可分为头部、柄部和基部 3 部分。

1）头部　即偶联因子 F_1，为直径 8 ~ 10nm 的球形结构，朝向基质侧突出于线粒体内膜。头部由 5 种多肽组成 $\alpha_3\beta_3\gamma\delta\varepsilon$ 九聚体。其中，3 个 α 亚基与 3 个 β 亚基交替排列，构成球形结构主体，每个 β 亚基都含有一个催化 ATP 合成的位点，是头部具有酶活性的部位。F_1 的功能是在质子梯度存在时催化 ATP 的合成，但在缺乏质子梯度情况下则呈现水解 ATP 的活性。

2）柄部　是头部与基部的连接部分，由 F_1 的 γ 亚基和 ε 亚基以及基部的 b 亚基向外延伸的部分构成，直径 3 ~ 4nm。柄部对寡霉素敏感，寡霉素可通过与之结合而干扰 F_1 对质子电化学梯度的利用，从而阻断 ATP 的合成。

3）基部　即偶联因子 F_0，是嵌入线粒体内膜的疏水性蛋白复合体，通常由 a、b、c 3 种亚基按 $ab_2c_{10~12}$ 组成，亚基类型和组成在不同物种中差别很大。多拷贝的 c 亚基在膜中形成一个环状结构，b 亚基穿过柄部将 F_1 固定，a 亚基是质子通道，允许质子跨膜运输。

（3）氧化磷酸化的偶联机制　即呼吸链电子传递如何最终导致 ATP 生成，至今还未被彻底阐明。目前，关于此机制的假说主要有化学假说、构象假说和化学渗透假说。

1）化学假说　由荷兰学者 E. C. 斯莱特于 1953 年提出，该假说认为，电子传递过程释放的自由能导致含高能键中间体的形成，后者经能量转移生成 ATP。

2）构象假说　由美国学者 P. D. 博耶等于 1964 年提出，认为在电子传递过程中释放的能量先转换为氧化还原递体含高能的构象，它可以引起 ATP 合酶的亚基发生构象的变化，使结合在亚基上的 ADP 和 Pi 合成 ATP。这两种假说的实验支持较少。

3）化学渗透假说　1961 年，英国学者 P. D. 米切尔根据多年来积累的氧化磷酸化研究结果，特别是联系了生物膜的概念，提出了化学渗透假说。该假说的核心内容可归纳为 4 点：①呼吸链中的电子传递体在线粒体内膜中有着特定的不对称分布，递氢体和电子传递体是间隔交替排列的，催化反应是定向的；②在电子传递过程中，复合物Ⅰ、Ⅲ和Ⅳ的递氢体起到质子泵的作用，利用电子传递过程中逐级释放的能量将 H^+ 从线粒体内膜基质侧定向地泵至内膜外侧空间；③线粒体内膜对质子具有不可自由通过的性质，泵到外侧的 H^+ 不能自由返回，结果形成跨内膜的质子电化学梯度；④线粒体 F_1F_0-ATP 酶能利用 ATP 水解释放能量将质子泵出内膜，但当存在足够高的跨膜质子电化学梯度时，强大的质子流通过 ATP 合酶进入线粒体基质时，释放的自由能推动 ATP 的合成。化学渗透假说强调了线粒体内膜结构的完整对氧化磷酸化的重要性，得到大量实验结果的支持，是目前得到广泛认可的假说，米切尔因此获得 1978 年诺贝尔化学奖。

⊕ 知识链接

支持化学渗透假说的实验证据

1961 年，英国生物化学家米切尔（P. Mitchell）提出化学渗透假说，支持该假说的实验证据：①氧化磷酸化作用的进行需要封闭的线粒体内膜存在；②线粒体内膜对 H^+、OH^- 等都是不通透的；③破坏 H^+ 浓度梯度的形成必然破坏氧化磷酸化作用的进行；④线粒体的电子传递所形成的电子流能够将 H^+ 从线粒体内膜逐出到线粒体膜间隙；⑤大量直接或间接的实验证明膜表面能够滞留大量质子，并且在一定条件下质子能够沿膜表面迅速转移；⑥迄今未能在电子传递过程中分离出一个与 ATP 形成有关的高能中间化合物，亦未能分离出电子传递体的高能蛋白存在形式。

二、线粒体的其他功能

通过有氧氧化分解小分子营养物质并生成 ATP 是线粒体最主要的功能。除此之外，线粒体还有许多其他功能。

线粒体可作为钙库参与细胞内 Ca^{2+} 的摄取与释放，调节胞质中游离钙的浓度。线粒体内膜上存在转运 Ca^{2+} 的单向转运体，在线粒体内膜膜电位驱动下，Ca^{2+} 通过单向转运体输入线粒体基质，并以磷酸钙的形式储存在一些较大的致密颗粒中；积累的 Ca^{2+} 又可以通过钠–钙交换系统和膜转运孔道再次释放到胞质，从而调节胞浆中 Ca^{2+} 的动态平衡，进而影响细胞内许多相关的生理活动。

线粒体是细胞内氧自由基的主要来源。在电子沿呼吸链传递过程中，单电子被 O_2 捕获会形成氧自由基，机体 95% 以上的氧自由基来自线粒体呼吸链，是细胞内活性氧形成的主要原因。活性氧是吞噬细胞发挥吞噬和杀伤作用的主要介质，但过多的活性氧可引起细胞氧化应激，使细胞内的脂质、蛋白质和核酸等产生氧化损伤，引起细胞衰老与死亡。

线粒体还与细胞凋亡有关。活性氧在线粒体内的积累，可导致内膜通透性改变，跨膜电位崩溃，从而终止能量代谢；同时细胞色素 c 外泄进入胞质，活化 caspase-9 和 caspase-3，诱导细胞凋亡。此外，线粒体还可合成心磷脂、类固醇和血红素等，也参与尿素及嘧啶的生物合成。线粒体的某些功能只有在特定的组织细胞中才能展现。例如，只有肝脏细胞的线粒体才具有对代谢中产生的氨气造成的毒害解毒的功能。

第三节　线粒体的半自主性

PPT

线粒体具有自身的 DNA 及其复制、转录与翻译的一整套完整装置，可进行少量线粒体蛋白的合成，因而具有一定的自主性。但线粒体的遗传表达体系受控于核遗传系统，绝大多数线粒体蛋白质是由细胞核基因编码，在细胞质中合成后被转移到线粒体发挥作用的，线粒体的功能同时受核基因组和自身基因组两套遗传体系的控制，因而是一个具有半自主性的细胞器。

一、线粒体 DNA

1963 年，NASS 等在对鸡卵母细胞的研究中首次发现线粒体 DNA（mitochondrial DNA，mtDNA）的存在。之后，人们又在线粒体中陆续发现了 DNA 聚合酶、RNA 聚合酶、tRNA、核糖体、氨基酸活化酶等参与 mtDNA 复制、转录和蛋白质生物合成的全套装备，说明线粒体具有独立的遗传体系。

（一）mtDNA 的结构特点

大多数真核细胞线粒体 DNA 是一个双链的环状分子，与细菌 DNA 很相似，裸露而无组蛋白结合，分散在线粒体基质中。mtDNA 分子较小，如动物细胞的 mtDNA 一般为 16 ~ 19kb，不同生物的 mtDNA 的分子大小不同。mtDNA 的两条链分别称为重链（H 链）和轻链（L 链），均具有遗传编码功能。线粒体基因组仅含很少的非编码序列，基因排列紧密且一般无内含子，部分遗传密码与"通用"遗传密码不同。在动物细胞中，每个线粒体含有一个至数个拷贝的 mtDNA 分子；多数细胞 mtDNA 的含量一般占全细胞 DNA 含量的 1% 左右。

人类 mtDNA 全长 16569 bp，共编码 37 个基因，包括 2 个 rRNA 基因、22 个 tRNA 基因和 13 个蛋白质多肽基因。这 13 种多肽链都是呼吸链酶及 ATP 合酶蛋白复合体的亚基。基因在两条链上的分布不同，其中重链含 2 个 rRNA、14 个 tRNA 和 12 个蛋白质基因，轻链含 8 个 tRNA 和 1 个蛋白质基因（图6 - 5）。

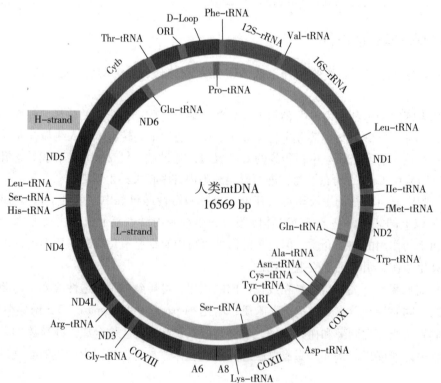

ND:NADH-CoQ oxidoreductase; COX:Cytochrome c oxidase; A: ATP synthetase

图 6 - 5　线粒体 DNA 分子结构

（二）mtDNA 的复制和转录

1. mtDNA 的复制 与核 DNA 复制方式相同，同样以自身为模板，进行半保留复制，这种复制在核基因编码的线粒体特异的 DNA 聚合酶的作用下，起始于控制区 L 链的转录启动子，以 L 链为模板合成一段 RNA 作为 H 链复制的引物，在 DNA 聚合酶作用下，合成一条互补的 H 链，取代亲代 H 链与 L 链互补。被置换的亲代 H 链保持单链状态，这段发生置换的区域称为置换环或 D 环，所以此种 DNA 复制方式又被称为 D 环复制。mtDNA 的复制及线粒体的分裂增殖贯穿整个细胞周期，与细胞分裂并不同步。mtDNA 的复制形式除 D 环复制外，还有 θ 复制、滚环复制等，相同的细胞在不同环境中可以以其中任何一种方式复制，也可以以几种复制方式并存，其调节机制不明。

虽然对 mtDNA 复制的机制已经相对清楚，但对于复制这一过程的调节和控制仍知之甚少。目前所知道的是，在一个细胞周期内，有的 mtDNA 分子可能不止复制一次，而有的 mtDNA 分子却一次也不复制；当线粒体靠近细胞核时，mtDNA 复制最活跃，而当线粒体位于细胞外围区域时，mtDNA 几乎不复制，如轴突末端。

2. mtDNA 的转录 类似于原核细胞的转录，即产生一个多顺反子（polycistron）。转录分别从重链启动子和轻链启动子处开始，重链的转录起始点有两个，因此，重链的转录可产生初级转录物 I 和 II。初级转录物 I、II 和轻链转录物经过剪切加工，形成 2 个 rRNA、22 个 tRNA 和 13 个 mRNA，其余不含有用信息的部分被很快降解。加工后的 mRNA 5′端无帽，但 3′端有约 55 个腺苷酸构成的尾部。mtDNA 转录受核基因编码的蛋白质及相关的激素调节。前者包括转录活化因子（NRF-1、NRF-2、SP-1、YY1、CREB 等）和协同活化因子（PGC-1、PRC 等），后者在 RNA 转录的起始和终止阶段发挥作用。

二、线粒体蛋白质的合成与转运

线粒体蛋白质有两个来源：外源性蛋白质由核基因编码，在细胞质中合成后运输进入线粒体；内源性蛋白质由 mtDNA 编码，在线粒体基质腔合成。线粒体含有自身蛋白质合成的系统。线粒体核糖体因生物的不同而不同，低等真核生物线粒体核糖体为 70~80S；动物线粒体核糖体较小，为 50~60S。线粒体核糖体的蛋白质是由核 DNA 编码，在细胞质核糖体合成再转运到线粒体内装配成线粒体核糖体。线粒体的蛋白质合成基本上属于原核类型，具有原核生物蛋白质合成的特点，如 mRNA 的转录和翻译是在同一时间和地点进行；蛋白质合成的起始 tRNA 与原核生物的相同，为甲酰甲硫氨酰 tRNA；蛋白质合成系统对药物的敏感性与细菌一样，如氯霉素可抑制线粒体的蛋白质合成，而不抑制细胞质的蛋白质合成，放线菌酮可抑制细胞质蛋白质的合成而不抑制线粒体蛋白质的合成。由于 mtDNA 编码的基因少，因而其合成的蛋白质有限，只占线粒体全部蛋白质的 10% 左右，其余 90% 是由核基因编码的。

（一）核基因编码的线粒体蛋白质

组成呼吸链的酶复合物和 ATP 合成酶的蛋白质亚基，除 13 种是 mtDNA 编码外，大部分是由核基因编码的，包括组成线粒体的核糖体蛋白，mtDNA 复制所需的 mtDNA 聚合酶、mtRNA 聚合酶（催化合成 RNA 引物）、起始因子、延伸因子，mtDNA 转录所需的 mtRNA 聚合酶、线粒体转录因子 A 及翻译过程所需的酶、细胞因子等也都是核基因编码的。另外，核基因还编码了线粒体的膜蛋白，如外膜的线粒体孔蛋白 P70、内膜 ADP/ATP 反向转运体、基质腔和膜间腔的各种可溶性蛋白（包括各种酶）。

（二）核基因编码的线粒体蛋白质的转运

大多数线粒体蛋白质都是由核基因编码、在细胞质中游离核糖体上合成后，再转运到线粒体的。在转运进入线粒体之前，这些蛋白质以前体（precursor）形式存在，前体肽链的 N 端含有一段由 20~50 个氨基酸组成的信号序列，称为导肽（leading sequence）。导肽含有识别线粒体的信息，能介导前体蛋白转运，使其通过线粒体膜到达线粒体内。前体蛋白运输到线粒体内需要一类称为分子伴侣（molecular chaperone）的蛋白质协助。大部分前体蛋白运输到线粒体基质腔，少数输入膜间腔及插入内膜和外膜上。下面以输入线粒体基质腔的蛋白为例介绍核编码线粒体蛋白的转运过程。

1. 前体蛋白去折叠 细胞质中核糖体合成的前体蛋白呈折叠状态，而紧密折叠的蛋白质不可能穿越线粒体膜。因此，前体蛋白必须在线粒体外去折叠，去折叠作用需要分子伴侣的参与。大多数前体蛋白与称为热休克蛋白 70（heat shock protein70，Hsp70）的分子伴侣结合，从而防止前体蛋白形成不可解开的构象，也可以防止已松弛的前体蛋白聚集；少数前体蛋白与称为新生多肽相关复合物（nascent - associated complex，NAC）的分子伴侣相互作用，能增加前体蛋白转运的准确性。此外，哺乳动物胞浆中还存在两种能够准确结合线粒体前体蛋白的因子，即前体蛋白结合因子（presequence - binding factor，PBF）和线粒体输入刺激因子（mitochondrial import stimulatory factor，MSF），前者能够增加 Hsp70 对线粒体蛋白的转运；后者不依赖 Hsp70，单独发挥 ATP 酶的作用，为聚集蛋白的解聚提供能量。

2. 前体蛋白多肽链穿越线粒体膜 当前体蛋白到达线粒体表面时，ATP 水解提供能量，使 Hsp70 从前体蛋白上解离。前体蛋白通过导肽与线粒体膜上的输入受体结合。定位于线粒体外膜和内膜上的成孔膜蛋白（pore - forming membrane protein）形成贯穿内外膜的输入通道，去折叠的前体蛋白在导肽引导下穿越线粒体外膜和内膜进入基质腔。在此过程中，基质腔内的分子伴侣——线粒体 Hsp70（mtHsp70）与已进入的多肽链结合，使前体蛋白维持去折叠状态，并通过变构产生拖力将前体蛋白多肽链快速拖拽进基质腔。

3. 蛋白多肽链重新折叠 进入线粒体基质腔的蛋白多肽链需重新折叠，恢复其天然构象才能行使其功能。当前体蛋白多肽链完全进入基质后，其 N 端导肽（也称基质导入序列）会被基质作用蛋白酶（matrix processing protease，MPP）切除。此时，mtHsp70 发挥折叠因子的作用而不是去折叠作用，并在基质腔内的 Hsp60 和 Hsp10 的共同协助下，由 ATP 水解供能，完成蛋白质多肽链的重新折叠而形成活性构象（图 6 - 6）。

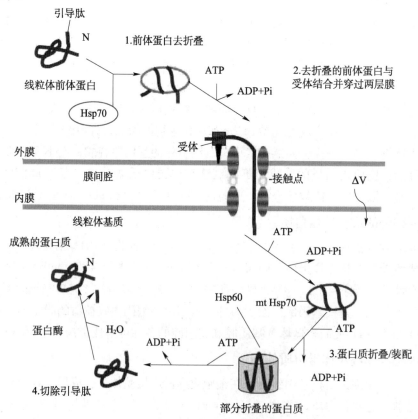

图 6 - 6　线粒体蛋白质的转运

由核基因编码的定位到线粒体膜和膜间隙的蛋白质，其转运过程与进入线粒体基质的蛋白相似，这类蛋白质除了具有 N 端导肽外，通常在肽链内还含有内在信号序列（internal signal sequence），如跨膜信号序列，在进入线粒体后通过二次定位到达最终目的地。

内共生学说

内共生学说认为线粒体起源于被另一个细胞吞噬的线粒体祖先原线粒体——一种能进行三羧酸循环和电子传递的革兰阴性菌。这种好氧细菌是变形菌门下的一个分支，与立克次体有密切关系。原线粒体被吞噬后，并没有被消化，而是与宿主细胞形成了共生关系。寄主可以从宿主处获得更多营养，而宿主则可利用寄主产生的能量，这种关系增加了细胞的竞争力，使其可以适应更多的生存环境。在长期对寄主和宿主都有利的互利共生中，原线粒体逐渐演变形成了线粒体，使宿主细胞中进行的糖酵解和原线粒体中进行的三羧酸循环及氧化磷酸化成功偶合。有研究认为，这种共生关系大约发生在 17 亿年以前，与进化趋异产生真核生物和古细菌的时期几乎相同。但线粒体与真核生物细胞核出现的先后关系仍存在争议。

第四节 线粒体与医学

PPT

线粒体是细胞内对损伤最为敏感的细胞器之一。细胞在受到环境有害因子损伤，或是机体处于某种疾病状态下，线粒体常表现出形态结构、数量或功能等的异常，从而导致细胞功能受损，乃至影响机体正常生命活动。mtDNA 突变会造成因能量供应不足而致机体多系统功能损伤的线粒体病。此外，线粒体功能异常也与肿瘤及多种退行性神经病变的发生发展密切相关。

一、线粒体的病理性改变

细胞在缺血或缺氧、病毒侵入、毒物或射线损伤时，线粒体常出现形态、结构和数量等异常的病理性改变。最常见的病理改变为线粒体肿大。如缺血性损伤时线粒体会发生肿胀而变大变圆，其体积可比正常线粒体大 3~4 倍。线粒体肿大常伴随有内部结构的改变，如基质变浅、嵴变少变短。在极端情况下，线粒体甚至呈现为一空泡状结构。在某些病变细胞，线粒体肿大会呈现出另一种形态，表现为嵴内隙和外室的扩张，而基质凝集变得更加致密。线粒体这些结构缺陷往往是其功能障碍的外在表现。除结构变化外，线粒体在病理状态下还会出现基质成分变性，如基质中累积大量脂肪或蛋白质，基质颗粒增加或出现形状不规则的絮状致密物，这常是线粒体功能发生不可逆损伤的特征。

线粒体病理改变的另一类常见特征是线粒体数量的改变。在急性细胞损伤时，受损的线粒体最终发生崩解或自溶，导致细胞的线粒体数量显著减少；线粒体减少还是细胞未成熟或去分化的表现，如肿瘤细胞线粒体数目较正常细胞少。但在慢性非特异性细胞损伤状况下，如心瓣膜病时心肌细胞的线粒体数量会发生代偿性增多。除结构及数量的异常外，某些毒物的作用主要影响线粒体的功能，如氰化物、CO、叠氮化钠等能阻断呼吸链上的电子传递，造成细胞氧化作用中断，导致细胞死亡。由于线粒体对细胞病变或环境损伤敏感，故常作为分子细胞病理学检查的重要依据。

二、线粒体病

线粒体病（mitochondrial disease）是指因线粒体功能缺陷所导致的疾病。线粒体功能缺陷的最主要后果是细胞能量供给不足，因而线粒体病往往更多累及代谢旺盛、对能量需求大的组织，如脑、心肌和骨骼肌等，所以线粒体病往往表现为涉及这些组织的多系统临床症状。根据缺陷的遗传原因，线粒体疾病分为核 DNA（nDNA）缺陷、mtDNA 缺陷以及 nDNA 和 mtDNA 联合缺陷 3 种类型（表 6 - 3）。

表 6 - 3　线粒体疾病的遗传分类

缺陷位置	遗传方式	遗传特征	生化分析
nDNA 缺陷			
组织特异基因	孟德尔式	组织特异综合征	组织特异单酶病变
非组织特异基因	孟德尔式	多系统疾病	广泛性酶病变
mtDNA 缺陷			
点突变	母性遗传	多系统、异质性	特异单酶病变
			广泛性酶病变
缺失	散发	PEO，KSS，Pearson	广泛性酶病变
nDNA 和 mtDNA 联合缺陷			
多发性 mtDNA 缺失	AD/AR	PEO	广泛性酶病变
mtDNA 缺失	AR	肌病、肝病	组织特异多酶病变

注：AD，常染色体显性；AR，常染色体隐性；PEO，进行性眼外肌麻痹；KSS，眼肌病；Pearson，骨髓/胰腺综合征。

（一）mtDNA 突变引起的线粒体病

目前已知的线粒体病有 100 多种，其中大部分是源于 mtDNA 突变导致的线粒体功能缺陷。这是因为线粒体呼吸链电子传递过程中形成的氧自由基容易造成裸露的 mtDNA 分子损伤或突变，而线粒体内缺乏 DNA 损伤修复系统，所以导致 mtDNA 的突变率远高于核 DNA。由 mtDNA 突变引起的线粒体病有两个重要特征：①发病具有阈值效应，即只有当突变的 mtDNA 累积达到一定比例时才会引起组织功能障碍；②有家族性，一般呈母系遗传。

1. 莱伯遗传性视神经病变（Leber hereditary optic neuropathy，LHON）　是 mtDNA 的多处点突变所引起的视神经病变，主要症状为双侧视神经退行性变。患者多在 18 ~ 20 岁发病，男性较多见。个体细胞中突变 mtDNA 超过 96% 时发病，少于 80% 时症状不明显。临床表现为双侧视神经严重萎缩引起的急性或亚急性双侧中心视力丧失，可伴有神经、心血管、骨骼肌等系统异常，如头痛、癫痫及心律失常等。mtDNA 第 11778 位 G→A 是 LHON 患者最常见的突变类型，该突变可导致 NADH 脱氢酶亚单位 4（ND4）第 340 位精氨酸变成组氨酸，从而造成线粒体功能缺陷。

2. 线粒体心肌病　累及心脏和骨骼肌，患者常有严重的心力衰竭，常见临床表现为劳动性呼吸困难、心动过速、全身肌无力伴全身严重水肿、心脏和肝脏增大等症状。mtDNA 的突变与缺失与某些心肌病有关，如 3260 位点的 A→G 突变可引起线粒体肌病和心肌病，4977 位点的缺失多见于缺血性心脏病、冠状动脉粥样硬化性心脏病等，扩张性心肌病和肥厚性心肌病均可见 7436 位点的缺失等。

⇒ **案例引导**

> **案例**　患儿，男，11 岁，因"进食少，不爱活动 2 年"就诊。经检查发现其颈肌无力，骨骼肌肌力低下。部分肌纤维轻度萎缩，个别肌纤维变性，肌膜下出现灶状线粒体堆积。患儿于 7 岁时出现运动不耐受和活动后极度疲劳感；9 岁出现明显肌肉萎缩、肌无力等症状。患儿曾外祖母和外祖母有肌无力表现，母亲 35 岁，平时易乏力，对运动耐受差。
>
> **讨论**：该患者所患疾病是什么？其发病机制是什么？

3. 帕金森病（Parkinson's disease，PD）　又称震颤性麻痹，是一种晚年发病的神经系统变性疾病。患者表现为运动失调、震颤、动作迟缓等，少数患者有痴呆症状，神经病理学特征包括黑质致密区多巴胺能神经元发生退行性变，部分存活的神经元内出现 Lewy 体。患者脑组织，特别是黑质中 mtDNA

存在 4977bp 长的一段缺失，缺失区域从 *ATPase*8 基因延续到 *ND*5 基因，导致多种神经细胞的线粒体复合体Ⅰ、Ⅱ、Ⅲ甚至Ⅳ都存在功能缺陷，进而引起神经元能量代谢障碍。除此之外，其他的退行性疾病如阿尔茨海默病、亨廷顿舞蹈症以及非胰岛素依赖型糖尿病等也与 mtDNA 缺失突变相关。

（二）nDNA 突变引起的线粒体病

线粒体中的大多数功能性蛋白或酶是由核基因编码，或是由 mtDNA 与核基因共同编码的，当编码线粒体蛋白的核基因发生突变，也会导致线粒体病。但与 mtDNA 突变引起的线粒体病不同，这类疾病的遗传符合孟德尔定律。

与线粒体病相关的 nDNA 突变主要产生以下效应。

1. 线粒体蛋白质功能缺陷 如编码氧化磷酸化酶复合体亚单位的核基因突变导致的 Leigh 综合征，此外，还有丙酮酸脱氢酶复合体缺陷、肉碱棕榈酰转移酶缺陷等。

2. 线粒体蛋白质转运缺陷 如突变发生在编码线粒体蛋白导肽的基因片段，或编码导肽受体、抗折叠蛋白酶、转位酶等的基因突变会造成线粒体蛋白的转运缺陷。

3. 基因组间交流的缺陷 线粒体基因表达依赖于核基因组，nDNA 编码的一些因子参与 mtDNA 的复制和转录。编码这类蛋白的核基因突变会使 mtDNA 的复制、转录发生异常，导致 mtDNA 发生质或量上的改变。这类 nDNA 突变对 mtDNA 的影响有两种：①造成 mtDNA 多重缺失，典型的如常染色体显性遗传的慢性进行性眼外肌麻痹（AD - chronic progressive external ophthalmoplegia，AD - CPEO）；②造成 mtDNA 耗竭。这可能是因控制 mtDNA 复制的核基因发生突变导致 mtDNA 数量严重缺损。患者往往病情较重，早年夭折，例如致死性婴儿肝病、先天性婴儿肌病或儿童肌病等。这两类疾病中，因 mtDNA 的改变是核基因突变引起的二次突变，所以一般呈孟德尔遗传。

三、线粒体在氧化应激中的作用与疾病

真核生物的有氧代谢过程中会形成对细胞有害的活性氧，这主要源于线粒体电子传递过程产生的大量氧自由基。在正常情况下，这些活性氧可被细胞内抗氧化酶（主要为线粒体的超氧化物歧化酶）清除。但在机体衰老或线粒体功能受损时，因抗氧化酶活性降低，细胞内会积累过量的活性氧，从而对细胞中的脂质、蛋白质和核酸等有机大分子形成氧化损伤，造成生物膜结构和功能改变、蛋白质变性、酶活性丧失以及 DNA 断裂等。这种由过量的活性氧引起的细胞氧化损伤过程称为氧化应激（oxidative stress）。氧化应激被认为是造成 mtDNA 突变或损伤的主要原因，而 mtDNA 损伤会影响呼吸链电子传递的效能，产生更多的活性氧，进一步加剧细胞的氧化应激。这种恶性循环会不断地强化细胞的氧化应激程度，加重线粒体功能障碍，最终导致细胞衰老和死亡。

多种常见病的发生或发展与线粒体损伤导致的氧化应激相关。如在冠心病的发生中，当患者心肌缺血时，心肌细胞因缺氧而导致线粒体氧化磷酸化效率降低，氧自由基增加而形成氧化应激，使 mtDNA 发生不可逆损伤，进而造成心肌细胞出现永久性的氧化功能障碍。因此，心肌缺血与氧化应激互为因果。缺血还会使冠状动脉内皮细胞因缺氧而产生氧化应激，内皮细胞因线粒体功能受损而最终死亡，死亡细胞是动脉粥样硬化斑块的重要组成成分。

氧化应激还与帕金森病（PD）、阿尔茨海默病（AD）等神经退行性疾病关系密切。在 PD 患者大脑黑质部位的神经元中可检测到呼吸链复合物Ⅰ功能受损，同时黑质部位存在严重的氧化损伤，这反映了线粒体功能缺陷导致组织氧化应激加重。过量的活性氧破坏神经元线粒体最终启动细胞凋亡被认为是导致 PD 患者多巴胺能神经元死亡的重要原因。在 AD 患者脑组织中也存在严重的氧化应激及神经元死亡现象。研究表明，β 淀粉样蛋白与异常的 Tau 蛋白通过诱导活性氧生成，与线粒体损伤形成恶性循环，导致氧化应激加重，最终诱发神经元凋亡。

四、线粒体与肿瘤

在人类许多恶性肿瘤如乳腺癌、结肠癌、胃癌、肝癌和肾癌中均发现有 mtDNA 的突变；同时，在肿瘤细胞中，线粒体的数量和形态结构也与正常组织不同，如线粒体数目减少、体积膨大、嵴退化或消失以及基质密度降低等。这反映了线粒体与肿瘤之间有着密切的联系。研究表明，mtDNA 突变，特别是 mtDNA 的 D-Loop 区突变与肿瘤的发生与发展紧密相关。

D-Loop 区是 mtDNA 链上位于第 576～16024 位核苷酸之间的一段非编码序列，因在 mtDNA 复制过程中会形成特殊的 loop 结构而命名。mtDNA 的重链及轻链复制起始位点均位于此区域内，它负责整个 mtDNA 分子的复制和基因转录的调控。D-Loop 区是突变的高发区，其突变会造成 mtDNA 复制和转录异常，引起整个线粒体功能的紊乱。在多种肿瘤细胞中，如急性髓系白血病、乳腺癌、结肠癌、肝细胞性肝癌以及胃癌患者的癌细胞中，均发现存在高发的 D-Loop 区突变。D-Loop 突变与肿瘤的关系已成为目前肿瘤研究的热点之一。

肿瘤细胞中 mtDNA 的突变与活性氧的产生形成恶性循环，大量的活性氧最终可能引起核基因突变，从而使肿瘤细胞获得选择性生长优势，这是 mtDNA 突变影响肿瘤发展的可能机制之一。但肿瘤的形成是一个复杂的、多因素的过程，mtDNA 突变是否为肿瘤发生的诱因并不明确，线粒体与肿瘤发生发展之间的关系尚待进一步厘清。

目标检测

答案解析

一、选择题

1. 关于线粒体的描述，正确的是（　　）

    A. 线粒体的形态固定，无可塑性

    B. 线粒体在细胞内一般呈均匀分布

    C. 线粒体的数量与细胞类型、发育阶段及生理状态有关，呈动态稳定性

    D. 线粒体在细胞内的移动以扩散的方式进行

    E. 线粒体的复制周期与细胞周期相同

2. 关于线粒体双层膜的描述，正确的是（　　）

    A. 外膜与内膜具有相同的物质通透性

    B. 内膜分布有大量三羧酸循环酶系

    C. 内外膜脂质蛋白比不同，内膜高于外膜

    D. 内膜含有孔蛋白

    E. 内膜含有丰富的心磷脂，而胆固醇主要分布于外膜

3. 线粒体内膜的内表面有许多基粒，其化学本质是（　　）

    A. 内膜转位酶　　　　　　B. ATP 合酶　　　　　　C. 呼吸链酶

    D. mtDNA　　　　　　　E. 细胞色素 c

4. 细胞氧化过程中，生成 ATP 最多的环节是（　　）

    A. 糖酵解　　　　　　　　B. 丙酮酸氧化　　　　　C. 三羧酸循环

    D. 氧化磷酸化　　　　　　E. 乙酰辅酶 A 的生成

5. 关于线粒体蛋白转运的描述，错误的是（　　）

　　A. 转运过程需要导肽引导

　　B. 进入线粒体前需要解折叠

　　C. 属于共翻译转运

　　D. 转运需要分子伴侣的协助

　　E. 需要 ATP 提供能量

二、简答题

1. 简述线粒体的结构和组成特点。

2. 为什么说线粒体是半自主性细胞器？

3. 线粒体有哪些生物学功能？如何理解线粒体是细胞能量代谢的中心？

三、论述题

1. 以葡萄糖分解为例概述线粒体的能量转换功能，并阐述化学渗透假说的内容和特点。

2. 举例说明线粒体与人类疾病的关系。

（张新旺）

书网融合……

　　本章小结

　　微课1

　　微课2

　　题库

第七章 细胞骨架

📖 学习目标

1. **掌握** 细胞骨架的形态结构、功能及成分。
2. **熟悉** 细胞骨架的分类、分布和装配特点；细胞骨架结合蛋白的种类和功能。
3. **了解** 细胞骨架相关疾病。
4. 学会利用细胞骨架参与调控的细胞活动机制解释相关疾病的发生原理，具备使用实验手段检测细胞骨架活性的能力。

细胞骨架（cytskeleton）是指真核细胞质中由蛋白质构成的纤维网络状系统，对于细胞形状的维持、细胞的运动、细胞内物质的运输、细胞分裂时染色体的分离和胞质分裂等均起着重要的作用。一直以来，人们认为细菌内部不存在细胞骨架系统，但最近的研究发现细菌也具有类似真核细胞的细胞骨架系统。

细胞骨架功能依赖于 3 类蛋白质纤维成分：微管、微丝及中间纤维。每一种纤维由各自的蛋白质单体形成，3 类骨架成分既分散地存在于细胞中，又相互联系形成一个完整的骨架体系。细胞骨架系统不是一个松散的或是静态的支架系统，而是处于一种高度动态平衡中，随着细胞生理条件的改变，各种骨架结构不断进行组装和解聚，并受到多种结合蛋白的调节以及细胞内外各种因素的调控。

早期发现的细胞骨架主要是指存在于细胞质内的微管、微丝和中间纤维，称为细胞质骨架，或称狭义的细胞骨架。后来又把细胞核内的核骨架系统（包括核基质、核纤层和染色体骨架等）与细胞质骨架共同称为广义的细胞骨架。

第一节 微管系统

PPT

➡ **案例引导**

案例 男性不育患者 6 例，年龄 27 ~ 40 岁，平均 33.0 岁。就诊时不育时间 1.5 ~ 12 年，平均 4.8 年。检查结果表明，6 例患者均患弱精症，其中 5 例精液中无活动精子，1 例精液偶见活动精子。所有患者胸片、CT、腹部 B 超、性激素水平，包括促卵泡素（FSH）、促黄体素（LH）、睾酮（T）、催乳素（PRL）及外周血染色体核型和无精症因子（AZF）等检查结果均正常。此外，每例患者均有反复呼吸道感染史。

讨论：1. 6 例不育症患者的病因是什么？

2. 为明确病因，还需进行何种检查？

微管（microtubule）是真核细胞中普遍存在的细胞骨架成分之一，它是由微管蛋白和微管结合蛋白组成的中空圆柱状结构，在不同类型细胞中有相似结构。在真核细胞内，微管依据组织方式和结构稳定程度的不同，分为两大类。

第一类是组织较为松散的胞质微管（cytoplasmic microtubules），在细胞质中形成一种动态的网络结构。在 20 世纪 60 年代的早期，伴随着新的固定方法的出现，科学家第一次在镜下看到胞质微管，通过运用荧光显微观察，发现胞质微管是一个具有高度异质性和复杂性的网络系统。胞质微管具有多种功能，它参与动物细胞形态的维持，膜性细胞器的定位和胞内物质的运输，有丝分裂和减数分裂中纺锤体的形成，以及染色体的分离。

第二类微管称为轴丝微管（axonemal microtubules），主要指存在于纤毛、鞭毛和基体中的具有高度组织性和稳定性的微管，它们赋予纤毛和鞭毛以有序性和稳定性。轴丝微管的发现和研究早于胞质微管。

一、微管的形态与分布

1. 微管的形态　微管存在于所有的真核细胞中，以脊椎动物的脑组织最多。微管是外径为 25nm 的中空管状结构，内径约为 15nm，壁厚约 5nm。微管的长度各不相同，有的短于 200nm，有的轴丝微管可以长达几个微米。微管蛋白（tubulin）α、β 的异二聚体是微管的基本结构单位。微管蛋白异二聚体头尾相接形成原纤维，再经过原纤维的两端和侧面增加二聚体扩展成为片层，当片层达到 13 根原纤维时即合拢成一段微管，然后新的异二聚体再不断增加到微管的两端使之不断延长。微管具有极性，其两端的增长速度不同，增长速度快的一端为正端，另一端则为负端。微管极性的分布走向与细胞器定位分布、物质运输方向等微管功能密切相关。

2. 微管的分布　微管在细胞中的存在形式有单管、二联管和三联管。单管由 13 根原纤维组成，是胞质微管的主要存在形式，分散或成束分布，但不稳定，易受低温、钙离子等因素的影响而发生解聚。二联管和三联管是轴丝微管主要的存在形式。二联管由 A、B 两根单管组成，A 管有 13 根原纤维，B 管有 10 根原纤维，与 A 管共用 3 根原纤维，主要分布于纤毛和鞭毛内。三联管由 A、B、C 三根单管组成，A 管有 13 根原纤维，B 管和 C 管均由 10 根原纤维组成，分别与 A 管和 B 管共用 3 根原纤维，主要分布于中心粒及鞭毛和纤毛的基体中。二联管和三联管是比较稳定的微管结构（图 7–1）。

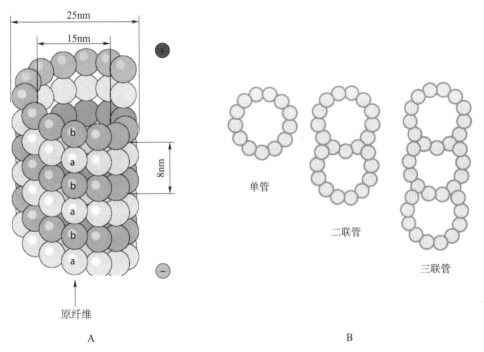

图 7–1　微管结构模式图
A. 微管的结构；B. 微管的类型：单管、二联管和三联管

二、微管的化学组成

微管由微管蛋白（也称管蛋白，tubulin）分子组成。微管蛋白的主要成分为 α 管蛋白（α-tubulin）和 β 管蛋白（β-tubulin），占微管总蛋白含量的 80%～95%，近年来人们又发现了微管蛋白家族的第三个成员 γ 微管蛋白，该成员定位于微管组织中心（microtubule organizing center，MTOC），对微管的形成、微管的数量和位置、微管极性的确定及细胞分裂起重要作用。

α 管蛋白和 β 管蛋白在合成后即迅速以非共价键的方式结合在一起形成 α-β 异二聚体，在通常的条件下二者不会解离，也就意味着，在细胞质中没有游离的微管蛋白单体。α 管蛋白和 β 管蛋白分子直径 4～5nm，α 管蛋白分子量约 55kD，β 管蛋白分子量约 50kD，其实际检测条带均约 55kD。结构研究表明，α 管蛋白和 β 管蛋白具有几乎相同的的三维空间结构，但是二者的氨基酸组成只有 40% 是相同的。每个微管蛋白的 N 端，具有 GTP 的结合位点，蛋白的中部具有秋水仙碱的结合位点，而 C 端则具有微管结合蛋白的结合位点。在微管中，微管蛋白异二聚体按照相同的方向头尾相接排列，因此每一根原纤维的两端都具有不同的化学组成和结构，这就使得原纤维具有天然的极性，而 13 根原纤维按照相同的方向平行排列，也就赋予了微管以极性结构。

微管蛋白基因在不同的有机体中存在不同的差异，例如哺乳动物大脑中存在 5 种 α 管蛋白和 5 种 β 管蛋白亚型。不同的微管蛋白亚型，主要表现在 C 端氨基酸组成的差异，说明不同的微管蛋白亚型与不同的微管结合蛋白相互作用。而且对于不同的亚型，微管蛋白可以被化学改性。例如，乙酰化的微管蛋白构成的微管更加稳定。

三、微管结合蛋白

细胞对微管的调控十分精密，微管结合蛋白（microtubule associated protein，MAP）便是细胞调控微管稳定性的一类关键分子，不同的微管结合蛋白通过与微管结合，调控微管的结构、组装和功能。

微管结合蛋白并不是微管的组成构件，而是在微管蛋白装配成微管之后，结合在微管表面的辅助蛋白。微管结合蛋白总是与微管共存，占细胞中分离出的微管总重的 10%～15%。一般认为，微管结合蛋白由两个区域组成，一个是碱性的微管结合区域，该结构域可与微管结合，可明显加速微管的成核作用；另一个是酸性的突出区域，以横桥的方式与其他骨架纤维相连接，突出区域的长度决定微管在成束时的间距大小。微管结合蛋白每隔一段距离就与微管壁相结合，突出部位介导微管与其他骨架成分或是细胞结构的相互作用。大多数的微管结合蛋白可以增加微管的稳定性，并且可以影响微管束的密度。

MAP 主要包括 MAP-1、MAP-2、tau 和 MAP-4，前三种微管结合蛋白主要存在于神经元中。MAP-4 在神经元和非神经元细胞中均存在，在进化上具有保守性。不同的微管结合蛋白在细胞中有不同的分布区域，执行特殊功能。这在神经细胞中表现尤为突出，用特异性微管结合蛋白荧光抗体可显示神经细胞中微管结合蛋白的分布差异，tau 只存在于轴突中，而 MAP-2 则分布于胞体和树突中。tau 可以使轴突中的微管束更加的紧密，而 MAP-2 则使树突中的微管束形成松散的结构。神经细胞微管结合蛋白的分布差异与神经细胞树突和轴突区域化以及感受、传递信息有关。

四、微管的组装 📱微课 1

由中心体发出的胞质微管总是在动态的组装和解聚，微管时而延长时而缩短，但是这一动态的过程并不出现在轴丝微管构成的稳定结构中。对于微管的组装与解聚过程，在体外进行了许多研究，提出了一系列理论模型，以描述微管蛋白组装成微管的动力学性质。

微管的组装是通过微管蛋白异二聚体的可逆聚合实现的，目前普遍认为，微管的装配主要表现为动态不稳定性（dynamic instability），即增长的微管末端有微管蛋白 – GTP 帽（tubulin – GTP cap），在微管组装期间或组装后 GTP 被水解成 GDP，从而使 GDP – 微管蛋白成为微管的主要成分。微管蛋白 – GTP帽及短小的微管原纤维从微管末端脱落则使微管解聚。

微管的装配过程可分为成核期、聚合期和稳定期 3 个时期（图 7 – 2）。

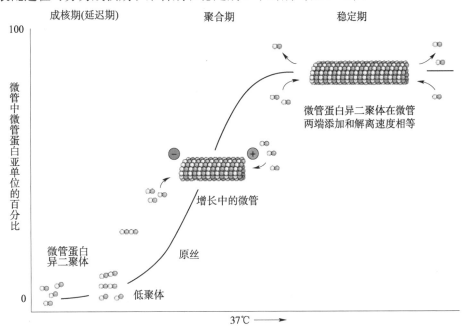

图 7 – 2　微管的体外组装

成核期（nucleation phase）：α 和 β 微管蛋白聚合成短的寡聚体（oligomer）结构，即核心形成，接着二聚体在其两端和侧面增加使之扩展成片状带，当片状带加宽至 13 根原纤维时，即合拢成一段微管，由于该期是微管聚合的开始，速度较慢，因此又称为延迟期（lag phase）。

聚合期（polymerization phase）：细胞内游离微管蛋白聚合速度大于解聚速度，新的二聚体不断加到微管两端，使微管延长，直至游离的微管蛋白浓度下降，解聚速度逐渐增加。

稳定期（steady state phase）：又称为平衡期（equilibrium phase），胞质中游离的微管蛋白达到临界浓度，微管的组装（聚合）与去组装（解聚）速度相等。

1. 微管的体外组装　在体外的适当条件下，如足够的微管蛋白浓度、温和的温度和适宜的 pH，微管蛋白能够进行自我装配。微管动态不稳定行为的发生需要由 GTP 提供能量，因此，GTP 是调节微管体外组装的主要物质。在影响微管聚合的主要因素中，微管蛋白的浓度及 GTP 的存在最为重要。在体外，只要微管蛋白异二聚体达到一定的临界浓度（约为 1mg/ml），在有 Mg^{2+} 存在（无 Ca^{2+}）、适当的pH（pH 6.9）和温度（37℃）的缓冲液中，异二聚体即聚合成微管。

由于微管具有极性，因此其两端的化学特性出现了差异。在一定条件下，微管两个端点的装配速度不同，表现出明显的极性。微管的一端发生 GTP – 微管蛋白的添加，使微管不断延长，称为正端；而在另一端 GDP – 微管蛋白发生解聚而使微管缩短，则为负端。正端和负端不同的组装速度反映了在微管正端、负端组装时所需的微管蛋白的临界浓度是不同的，正端所需的临界浓度低于负端的临界浓度。如果游离微管蛋白的浓度高于正端的临界浓度，而低于负端的临界浓度，将出现正端不断组装，而负端不断去组装的现象。这就是微管组装的踏车现象（treadmilling）。踏车现象意味着，在正端连接的某个微管蛋白异二聚体会渐渐向微管中部移动，最后从微管的负端脱落下来。细胞中的踏车现象通过荧光染色显微技术已被观察到，但是它对于微管整体的动态不稳定性行为有什么样的意义，尚不明了（图 7 – 3）。

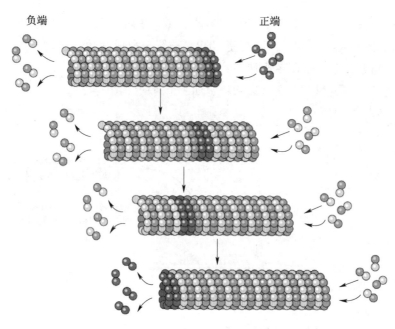

负端　　　　　　　　正端

图 7-3　微管组装的踏车现象

2. 微管的体内组装　与体外装配的微管相比，细胞内微管的组装更加有序，装配过程也受到严密的调控，特定的微管在细胞的特定部位合成，以完成特定的功能。细胞内微管的组装都是起始于一个特定的结构，称为微管组织中心（microtubule - organizing center，MTOC）。微管组织中心的主要作用是帮助大多数胞质微管装配过程中的成核（nucleation），微管从微管组织中心开始生长，这是胞质微管装配的一个独特的性质，即胞质微管的装配受统一的功能位点控制。微管的核心形成是微管组装的限速过程，在微管动力学中具有重要作用。

细胞内的 MTOC 有中心体（centrosome）以及纤毛和鞭毛的基体（basal body）。动物细胞的中心体通常由两个中心粒（centriole）以及它们周围的中心粒旁物质（pericentriolar material）组成，在细胞间期，位于细胞核的附近；在有丝分裂期，位于纺锤体的两极。电镜下可以看到，胞质微管起始于中心粒旁物质。在动物细胞中，中心粒可以招募中心粒旁物质，通过中心粒旁物质促进微管的成核。中心体是胞质微管装配的起始点，类似于锚定的作用将胞质微管的一端固定在中心体上，新生微管从中心体发出星形结构称为星状体（aster），继而伸长达到细胞的边沿，直到再形成原有的微管网架为止。从 MTOC 发出的微管，其负端都被锚定在 MTOC 上，而游离的末端是微管的正端。

在中心体，γ-微管蛋白形成一含有 10～13 个 γ-微管蛋白分子的环形结构，与微管具有相同直径，称为 γ-微管蛋白环形复合体（γ-tubulin ring complex，γ-TuRC）。体外研究表明，γ-微管蛋白复合体可刺激微管核心形成，并包裹微管负端，阻止微管蛋白的渗入。γ-微管蛋白复合体除影响微管的成核作用外，还可能影响微管从中心粒上释放。胞质微管总是在两种状态（聚合和解聚）间不断转换，不断有微管解聚，又不断有新微管的聚合。在胞质微管形成时，微管组织中心上的 γ-TuRC 就像一颗种子，成为更多异二聚体结合上去的核心，微管从此生长、延长。α-β 微管蛋白异二聚体结合到 γ-TuRC 上，通过微管蛋白彼此间相互作用而稳定，形成一短的微管。由于 γ-TuRC 像帽子一样戴在微管的负端而使微管负端稳定。γ-TuRC 组织微管形成的能力可能受细胞周期调节的影响而开闭。最明显的模式是，在间期组织微管形成的能力被关闭，而在 G2 期到 M 期的转换时期，一种涉及细胞周期调节的激酶可能使 γ-微管蛋白或 γ-TuRC 中的某些蛋白质磷酸化，从而开放 γ-TuRC 组织形成微管的能力。

MTOC 还决定细胞中胞质微管的数量和朝向，每一个 MTOC 中都有一定数量的成核起始和锚定位点，通过这些位点的数目和朝向，控制细胞内微管的数量和伸展的方向。

3. 影响微管组装和解聚的因素　造成微管不稳定性的因素很多，包括 GTP 浓度、压力、温度、pH、离子浓度、微管蛋白临界浓度、药物等。有些微管特异性药物在微管结构与功能研究中起重要作用，这些药物主要有紫杉醇（taxol）、秋水仙碱（colchicine）、长春新碱（vinblastine）等。紫杉醇能和微管紧密结合防止微管蛋白亚基的解聚，加速微管蛋白的聚合。与紫杉醇作用相反，秋水仙碱能结合和稳定游离的微管蛋白，使它无法聚合成微管，引起微管的解聚。长春新碱能结合微管蛋白异二聚体，抑制它们的聚合作用。

五、微管的功能

微管在细胞内的功能大致可分为 3 个方面：①支架作用，微管维持细胞特定的形态结构，并帮助各种细胞器的定位；②轨道作用，微管还可作为细胞内物质运输的轨道，参与胞内的物质转运；③运动作用，微管构成纤毛和鞭毛的运动元件。

1. 构成细胞内的网状支架　维持细胞形态是微管的基本功能。微管本身不能收缩，但具有一定的强度，能够抗压和抗弯曲，这种特性给细胞提供了机械支持力。例如，在血小板中有一束微管环形排列于血小板周围，维持血小板的圆盘形结构。当血小板暴露于低温中，环形微管消失，血小板变成不规则的球形，但将血小板再加热时，环形微管重新出现，血小板又恢复它的圆盘形结构。

2. 参与中心粒、纤毛和鞭毛的形成　在细胞分裂间期，中心体参与胞质微管的形成，构成细胞骨架的主要纤维系统，为细胞内物质运输提供轨道，对细胞形状的维持和改变也起到必不可少的作用；在 M 期，经过复制的中心体形成纺锤体的两极，指导有丝分裂事件的进行，与纺锤丝的排列和染色体的移动有密切关系。

纤毛和鞭毛都有相似的结构，中心称为轴丝，即轴丝微管，直径大约 0.25mm。轴丝基部与基体相连，周围被细胞膜包裹。

纤毛和鞭毛轴丝微管呈现（9+2）的排列，外周是 9 组二联管，中心为 2 根单管，称为中央微管。中央微管的外周包围一层蛋白性质的鞘，称为中央鞘（centralsheath）。二联管两两之间以微管连接蛋白相连。外周二联管和中央鞘之间也有连接，称为放射辐条（radialspoke）。放射辐条由 A 管伸出，近中央鞘一端膨大，称为辐头。A 管上还伸出动力蛋白臂（dynein arm），其头部具有 ATP 酶活性，可为纤毛与鞭毛的运动提供动力（图 7-4）。

纤毛和鞭毛的运动是一种简单的弯曲运动，其运动机制一般用微管滑动模型解释：①动力蛋白头部与相邻微管的 B 微管接触，促进与动力蛋白结合的 ATP 水解，并释放 ADP 和 Pi，改变了 A 微管动力蛋白头部的构象，促进头部朝向相邻二联管的正极滑动，使相邻二联管之间产生弯曲力；②新的 ATP 结合，促使动力蛋白头部与相邻 B 管脱离；③ATP 水解，其放出的能量使动力蛋白头部的角度复原；④带有水解产物的动力蛋白头部与相邻二联管上的另一个位点结合，开始下一个循环。

3. 参与细胞内物质运输　微管在核周围分布密集，并向胞质外周伸展。在线粒体周围也有微管的存在，有的微管直接连到高尔基复合体小泡上（图 7-5）；核糖体可系在微管和微丝的交叉点上。所以，细胞内的细胞器移动和胞质中的物质转运都和微管有着密切的关系。例如，神经细胞合成的蛋白质等物质沿神经轴索快速运送至远端的神经末梢，细胞的分泌颗粒和色素细胞的色素颗粒沿微管运输，线粒体的快速运动也是沿微管进行的。

微管为膜性细胞器提供刚性的运输通道，由于胞质微管的负端锚定在中心体，而中心体位于细胞核的附近。因此，向着微管负端的转运可以看作内向转运，即朝着细胞核运输；而向微管正端的运输则为外向运输，即向着细胞外周运输。微管并不为物质的运输直接提供动力，而是依赖于两种微管相关的马达蛋白。马达蛋白是指介导细胞内物质沿细胞骨架运输的蛋白。目前发现有几十种马达蛋白，分别归属于动力蛋白（dynein）家族、驱动蛋白（kinesin）家族和肌球蛋白（myosin）家族。

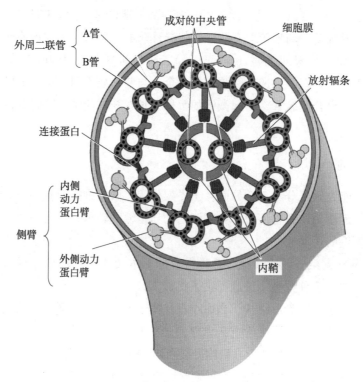

图 7 - 4　鞭毛轴丝微管结构模式图

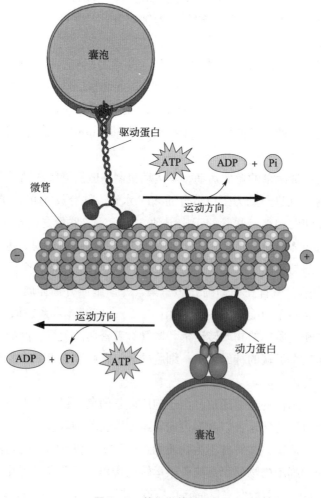

图 7 - 5　基于微管的运输

4. 维持细胞内细胞器的定位和分布　微管及其相关的马达蛋白在真核细胞膜性细胞器的定位上起着重要作用。细胞中线粒体的分布与微管相伴随，游离核糖体附着于微管和微丝的交叉点上，微管使内质网在细胞质中展开分布，使高尔基复合体在细胞中央靠近细胞核而定位于中心体附近。如果用秋水仙碱处理细胞，破坏微管的装配，那么这些细胞器的有序空间排列就会改变，如内质网坍塌，由于内质网与核被膜相联系，于是便积聚到核附近；高尔基复合体分解成小的囊泡，分散在整个细胞质中。当把秋水仙碱去除以后，则细胞器的分布重新恢复正常。内质网沿着微管延展运动，内质网与高尔基复合体之间的囊泡转运，高尔基复合体成熟面的囊泡转运都依赖于微管通道以及微管马达蛋白的作用。

5. 参与染色体的运动，调节细胞分裂　微管是构成有丝分裂器的主要成分，可介导染色体的运动。有丝分裂前期，染色体的动粒（kinetochore）出现并逐渐成熟，当核膜开始崩解时，微管侵入核区，染色体一端的动粒可捕获从纺锤体极伸出的微管，形成侧位连接，并沿着单根微管的侧面向极区方向滑动。由于极区的微管密集，这一运动使动粒容易获得更多的微管。这些微管与动粒形成端位联结，并通过在动粒一端的聚合延伸而推动染色体向纺锤体中部移动。同时另一侧姐妹染色单体上的动粒也与来自另一极的微管结合。有丝分裂后期只有在所有染色体都达到赤道板平衡后才会开始，任何一个染色体未与微管连接或未达到平衡位置，分裂后期都将被延迟。

6. 参与细胞内信号转导　已证明微管参与 hedgehog、JNK、Wnt、ERK 及 PAK 蛋白激酶信号转导通路。信号分子可直接与微管作用或通过马达蛋白和一些支架蛋白来与微管作用。微管的信号转导功能具有重要的生物学作用，它与细胞的极化、微管的不稳定动力学行为、微管的稳定性变化、微管的方向性及微管组织中心的位置均有关。

第二节　微　丝

PPT

微丝（microfilaments，MFs），又称肌动蛋白丝（actin filament），是由肌动蛋白（actin）组成的细丝状结构，普遍存在于所有真核细胞中，是细胞骨架系统中最细的一种成分。在肌肉细胞中，肌动蛋白占细胞总蛋白的 10%，在非肌肉细胞中占 1%～5%，它以束状、网状或散在等多种方式有序地存在于细胞质的特定空间位置上，并由此与微管和中间纤维共同构成细胞骨架，参与细胞形态维持以及细胞运动等生理功能。

微丝在电镜下是一种细丝状结构，直径 5～8nm，与微管相比，肌动蛋白微丝更纤细柔顺。单个微丝通常比微管短很多，在细胞内单条微丝并不是独立行动的，而是形成横向连接的聚合物或形成束，这样要比单个微丝更结实。

相对于微管来讲，微丝一般位于细胞的外周，更加靠近细胞膜的位置。微丝对于细胞形态的形成和维持具有重要的作用，在绝大多数动物细胞内微丝形成稠密的纤维网络，紧贴在细胞膜的内侧面，称为细胞皮层（cell cortex）。细胞皮层参与细胞形态的改变和细胞的运动。在某些细胞的微绒毛结构中，平行排列的微丝束是其轴心的主要成分，微丝通过与微丝结合蛋白的相互作用，改变微绒毛的长度和曲度。在细胞分裂的末期，细胞内的微丝会重新组装，围绕在细胞的中部细胞膜内侧平行排列，形成的收缩环，通过与微丝结合蛋白的作用对细胞膜产生牵拉，使细胞膜形成分裂沟，促进细胞质的分裂。

一、微丝的化学组成

1. 肌动蛋白（actin）　是微丝的主要成分，细胞内肌动蛋白的含量极为丰富。肌动蛋白分子为一条由 375 个氨基酸组成的单链多肽，分子量约为 42kD，每个肌动蛋白分子可结合一分子 ATP。肌动蛋白分子单体被折叠成近似 "U" 形的结构，或称哑铃型结构，其中间的凹陷处为 ATP 或 ADP 的结合位点，又称为球形-肌动蛋白（globular actin，G-actin）。每个 G-肌动蛋白由两个亚基组成，除了能与

ATP（或 ADP）结合，它还具有阳离子（Mg^{2+} 和 K^+ 或 Na^+）和肌球蛋白的结合位点。在适当的条件下，G - 肌动蛋白聚合成纤维状结构，即微丝，又称为纤维状 - 肌动蛋白（filamentous actin，F - actin）。肌动蛋白单体具有极性，在装配成微丝时两两首尾相接，使得微丝也具有极性。微丝也和微管一样是极性结构，两个末端在结构上不同，其中相对迟钝和生长缓慢的一端称为负端（minus end），而另一端生长迅速，称为正端（plus end）。

与细胞骨架中的其他两种成分不同，肌动蛋白分子具有高度的保守性，在实验中，提取自不同生物体的肌动蛋白分子也能自发地聚合成纤维状肌动蛋白。肌动蛋白可以分为肌 - 特异性肌动蛋白（α - actin）和非肌 - 特异性肌动蛋白（β - actin 和 γ - actin）两个主要类型。非肌 - 特异性肌动蛋白定位于细胞的不同区域，与肌动蛋白结合蛋白发生不同的相互作用。例如，上皮细胞的游离面或称腔面的细胞膜形成了微绒毛，而其基底侧的细胞膜则与细胞外基质相连。β - actin 主要分布在上皮细胞的游离面，而 γ - actin 则主要分布在基底侧。

2. 微丝结合蛋白（actin - binding proteins）   在体外，纯化的肌动蛋白能够自发地聚合成肌动蛋白纤维，但是这种纤维并不能相互作用，也不能实现任何功能。通过显微镜观察，发现体外装配的肌动蛋白纤维杂乱无章，并不像细胞内的微丝成束、成网状排列。而在细胞内，微丝的装配以及微丝最终形成的网络状结构受到精确的调控，这都是通过微丝结合蛋白实现的。

微丝结合蛋白又称为肌动蛋白纤维结合蛋白，它并不是微丝的结构成分，而是通过与肌动蛋白结合，在微丝的装配、微丝网络结构的形成和微丝功能的实现方面发挥重要的调控作用。肌细胞和非肌细胞中都有微丝结合蛋白，至少已分离出 100 多种。微丝结合蛋白对于肌动蛋白聚合的调控发生在几个关键环节，包括成核期、延长期、对先前合成微丝的切割以及对微丝网络的组织。常见的微丝结合蛋白：①单体隔离蛋白能够与单体肌动蛋白结合，抑制肌动蛋白的聚合；②交联蛋白改变细胞内肌动蛋白纤维的三维结构；③末端阻断蛋白又称为加帽蛋白，通过与肌动蛋白纤维的一端或两端的结合调节肌动蛋白纤维的长度；④纤维切割蛋白能够与已经存在的肌动蛋白纤维结合并将它一分为二；⑤肌动蛋白纤维解聚蛋白主要存在于肌动蛋白丝骨架快速变化的部位，它们与肌动蛋白丝结合，并引起肌动蛋白丝的快速解聚形成肌动蛋白单体；⑥膜结合蛋白是非肌细胞质膜下方产生收缩的机器。在剧烈活动时，由收缩蛋白作用于质膜产生的力引起质膜向内或向外移动（如吞噬作用和胞质分裂）。

二、微丝的组装 ▣ 微课 2

在多数非肌肉细胞中，微丝是一种动态结构，在一定条件下，不断进行聚合和解聚，并与细胞的形态维持及细胞运动有关。

1. 微丝的组装过程   与微管的组装类似，微丝的组装过程也分为成核期、聚合期和稳定期 3 个阶段。成核期是微丝装配的限速期，需要较长的时间，又称为滞后期（lag phase），在此期，G - 肌动蛋白开始聚合，首先聚合成 G - 肌动蛋白的二聚体，但是二聚体极不稳定，容易解离，直到一个新的 G - 肌动蛋白聚合上去形成三聚体后，微丝组装的"核"才真正形成。随后，G - 肌动蛋白不断地聚合到核心的两端，微丝开始延长，组装也进入了聚合期。微丝两端的装配速度是不同的，正端肌动蛋白添加的速度较快，而负端的添加速度较慢，二者速度相差大约 9 倍以上。当微丝生长到一定长度，肌动蛋白渗入微丝的速度与其从微丝上解离的速度达到平衡，此时即进入平衡期，正端延长长度等于负端缩短长度，微丝长度基本不变，但其两端仍在进行着聚合与解聚活动（图 7 - 6）。G - 肌动蛋白单体聚合到 F - 肌动蛋白末端，形成直径 7nm 左右的长纤维，每隔 36 ~ 37nm 的距离两条纤维相互缠绕形成一个完整的螺旋，大约需要 13.5 个肌动蛋白单体。G - 肌动蛋白单体的添加伴随着 ATP 的水解。

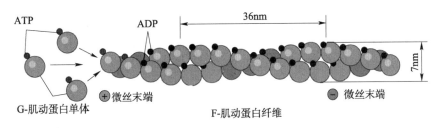

图 7 – 6　微丝体外装配模式图

2. 微丝组装的模型　微丝的组装可用踏车模型和非稳态动力学模型来解释。目前认为踏车模型在微丝组装过程中可能起主导作用。微丝可以在任何一端以添加肌动蛋白单体的方式增长，但由于微丝具有极性，新的肌动蛋白单体加到微丝两端的速度不同，速度快的一端为正端，速度慢的一端为负端，表现出显著的踏车现象。正是因为微丝具有极性，两端在化学组成和分子结构上具有的差异性，使细胞对微丝两端组装和去组装的独立调控得以实现。在微丝装配时，肌动蛋白分子添加到肌动蛋白丝上的速率正好等于肌动蛋白分子从肌动蛋白丝上解离的速率时，微丝净长度没有改变，这种过程称为肌动蛋白的踏车行为。

裸露的微丝就像不带结合蛋白的微管一样，呈固有的不稳定性，而且两端都可以解聚，在解聚时正端的速度比负端的速度要快得多。ATP 主要调节微丝组装的延长期，每一个游离的肌动蛋白单体带有一个紧密结合的 ATP，一旦肌动蛋白单体聚合到肌动蛋白丝上它就水解为 ADP，就像 GTP 对于微管一样，肌动蛋白丝中的 ATP 水解为 ADP，减弱了单体之间的结合力，也就降低了聚合体的稳定性。因此核苷酸的水解促进了解聚，帮助细胞中已形成的微丝解聚。

非稳态动力学模型认为，ATP 是调节微丝组装的动力学不稳定性行为的主要因素。微丝组装的延长期通过 ATP 来调节，一个球状肌动蛋白分子可结合 1 分子 ATP，结合 ATP 的肌动蛋白（ATP – 肌动蛋白）对纤维状肌动蛋白末端的亲和性高，当 ATP – 肌动蛋白结合到末端后，肌动蛋白的构象发生改变，ATP 水解为 ADP + Pi。ADP – 肌动蛋白对纤维末端的亲和性低，容易从末端脱落，使纤维缩短。ATP – 肌动蛋白浓度与其聚合速度呈正比，当 ATP – 肌动蛋白高浓度时，ATP – 肌动蛋白在末端聚合的速度便升高，由于 ADP – 肌动蛋白对末端的亲和力小，结果 ADP – 肌动蛋白不断从末端解聚脱落，使纤维缩短。因此，就每一根纤维来说，其长度一般不是固定不变的，而是呈动力学不稳定状态，其长度总在延长与缩短的变化之中。

微丝同微管一样，在体内装配时也有成核过程。所不同的是肌动蛋白纤维的成核作用发生在质膜，因而在很多细胞中肌动蛋白纤维在质膜下的一层由微丝和各种微丝结合蛋白组成的网状结构往往密度较高，称为细胞皮层（cell cortex）或肌动蛋白皮层（actin cortex）。该结构具有很高的动态性，与肌动蛋白一起为细胞膜提供强度和韧性，并维持细胞的形态。如细胞皮层可推动细胞膜形成细长的微刺（microspike），在神经细胞轴突的生长端可形成更长的微穗称丝状伪足（filopodia），还可形成片状伪足（lamellipodia）。

3. 影响微丝组装的因素　微丝的装配除了受 G – 肌动蛋白临界浓度的影响，还受 ATP、Ca^{2+}、Na^+、K^+ 浓度和药物的影响。在含有 ATP 和 Ca^{2+} 以及低浓度的 Na^+、K^+ 的溶液中，微丝趋于解聚而形成肌动蛋白单体；而在 Mg^{2+} 和高浓度的 Na^+、K^+ 的溶液中，肌动蛋白单体则装配成微丝。另外，微丝结合蛋白对微丝的组装也有调控作用。

同微管一样，肌动蛋白也受某些药物分子的影响，主要有细胞松弛素 B（cytochalasin B）和鬼笔环肽（phalloidin），它们与肌动蛋白特异性结合，影响着肌动蛋白单体 – 多聚体的平衡。

细胞松弛素 B 是第一个用于研究细胞骨架的药物，它是真菌分泌的生物碱。细胞松弛素及其衍生物在细胞内通过与微丝的正端结合起抑制微丝聚合的作用。当将细胞松弛素加到活细胞后，肌动蛋白纤维骨架消失，使动物细胞的各种活动瘫痪，包括细胞的移动、吞噬作用、胞质分裂等。它对微管没有作用，同时因为肌纤维中肌动蛋白丝是稳定结构，不发生聚合与解离的动态平衡，所以它也不抑制肌收缩。鬼笔环肽是从毒蘑菇（amanita）中分离的毒素，它同细胞松弛素的作用相反，只与聚合的微丝结合，而不与肌动蛋白单体分子结合。它与聚合的微丝结合后，抑制了微丝的解体，因而破坏了微丝的聚合和解聚的动态平衡。

三、微丝的功能

1. 构成细胞的支架，维持细胞的形态　在细胞中，微丝必须形成网络结构或束状结构才能实现其功能。通过这种网络状或束状结构，微丝参与细胞形态的维持，增强细胞膜的机械强度。微丝还参与构成细胞膜的特化结构，如微绒毛和应力纤维。

2. 参与细胞的运动　在大多数动物细胞，微丝是非肌肉细胞产生运动的必需条件。许多非肌肉细胞，如成纤维细胞、神经元的生长锥，以及许多胚胎细胞都可以通过变形，形成片状伪足或丝状伪足在基底爬行。这种运动可以分为 3 个过程：①细胞在它的前端或前沿伸出突起，形成伪足；②这些突起的伪足锚定在其爬行的表面上；③细胞的其余部分通过锚着点上的牵引力将自己向前拉。所有这 3 个过程都涉及肌动蛋白丝，但是其方式不同。

3. 参与细胞分裂　动物细胞有丝分裂末期，核分裂完成后，在即将分离的两个子细胞之间肌动蛋白微丝与肌球蛋白 – Ⅱ组装形成瞬时性收缩束以维持特殊的功能，然后解体。最突出的是有丝分裂的动物细胞质膜下皮层由微丝与肌球蛋白 – Ⅱ形成的腰带状束，称为收缩环（contractile ring）。收缩环产生的动力将质膜向内拉，细胞的腰部紧缩最终一分为二完成胞质的分裂过程，把两个细胞分隔开。

4. 参与肌肉收缩　真核细胞中很多与微丝相结合的蛋白都是在肌细胞中首先发现，肌细胞的收缩是实现有机体的一切机械运动和各脏器生理功能的重要途径。在肌肉细胞中，微丝成束状排列，通过与 3 种微丝结合蛋白相互作用，产生相对滑动，从而引起肌肉的收缩。这 3 种微丝结合蛋白是肌球蛋白、原肌球蛋白和肌钙蛋白。

5. 参与细胞内物质运输　微丝在微丝结合蛋白介导下可与微管一起进行细胞内物质运输，例如小泡的运输，通过肌球蛋白 – 1 与微丝结合，将小泡沿微丝的（－）端向（＋）端移动。另外，肌球蛋白 –1 的尾部与质膜结合，利用其头部可将微丝从一个部位运向另一个部位。

6. 参与细胞内信号传递　细胞表面的受体在受到外界信号作用时，可触发质膜下肌动蛋白的结构变化，从而启动细胞内激酶变化的信号传导过程。

7. 微丝的其他功能　微丝还与细胞膜的流动、胞质环流、细胞在胞外基质的锚定等功能活动有关。

PPT

第三节　中间纤维

细胞骨架系统的第三种成分是中间纤维（intermediate filament，IF），其直径 8～12nm，恰好介于微管和微丝之间，因而得名（图 7 – 7）。直至今日，对于中间纤维的研究大多是基于动物细胞，中间纤维在动物细胞内单独或成束地行使着维持细胞结构或者增强细胞的抗牵张能力的功能。中间纤维是细胞骨架系统中，最稳定、很少被溶解的成分。

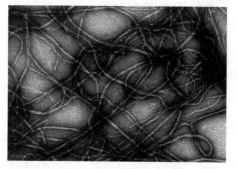

200nm

图 7 – 7　中间纤维（角蛋白负染色）电镜图

一、中间纤维的形态与分布

不同类型的中间纤维在形态、大小和化学组成上有着显著差异，但是作为同一基因家族的产物，组成不同的中间纤维的蛋白质亚基具有相似的结构。与微管、微丝不同，中间纤维没有极性。

中间纤维广泛存在于真核细胞中，但是其种类和分布较为复杂，在不同的组织、不同的细胞中，中间纤维成分各异。其中最为人所知，且含量丰富的中间纤维之一就是角蛋白，它广泛分布在动物毛发、蹄爪、指（趾）甲、角、喙、龟甲、羽毛、鳞和皮肤的最表层细胞中，是这些细胞最重要的结构成分；波形蛋白主要存在于间充质来源的细胞；结蛋白是肌细胞特有的，在骨骼肌、心肌和平滑肌中表达；胶质原纤维酸性蛋白特异分布于神经胶质细胞；外周蛋白（peripherin）存在于中枢经系统神经元和外周神经系统感觉神经元中；神经丝蛋白主要分布在脊椎动物神经元轴突中；核纤层蛋白存在于内层核膜的核纤层；巢蛋白分布于神经干细胞。不仅如此，中间纤维还参与细胞连接装置的构成，间接地将相同的组织细胞联络为一个整体。

二、中间纤维的化学组成

1. 中间纤维蛋白　中间纤维的单体（亚基）是中间纤维蛋白质分子，与肌动蛋白、微管蛋白不同，中间纤维蛋白是纤维状，中间有一个310～318个氨基酸残基组成的同源的、高度保守的杆状区，包含4个螺旋区，通过3个短的间隔片段相隔。N端是非螺旋化的球形头部，C端是非螺旋化的尾部。头部和尾部的长度、氨基酸序列以及功能在不同的中间纤维蛋白之间存在较大的差异。按照中间纤维蛋白的组织来源和免疫原性以及蛋白质的氨基酸组成不同，中间纤维可以分为6大类（表7-1）。

表7-1　中间纤维的类型

类型	中间纤维蛋白	相对分子量（kD）	组织分布	功能
I	酸性角蛋白	40～56.5	上皮细胞	机械强度
II	中性/碱性角蛋白	53～67	上皮细胞	机械强度
III	波形纤维蛋白	54	成纤维细胞、间充质细胞	维持细胞形态
	结蛋白	53～54	肌细胞（平滑肌细胞）	肌肉收缩的结构支持
	胶原纤维酸性蛋白	50	胶质细胞、星形胶质细胞	维持细胞形态
IV	神经丝蛋白			
	NF-L	62	神经细胞	维持轴突强度、确定轴突大小
	NF-M	102		
	NF-H	110		
V	核纤层蛋白		所有细胞	形成核骨架，维持细胞核形态
	核纤层蛋白A	70		
	核纤层蛋白B	67		
	核纤层蛋白C	60		
VI	巢蛋白	240	神经干细胞	未知

细胞内中间纤维的成分经常会有变化。例如，在许多上皮来源的细胞开始只有角蛋白，而后出现波形蛋白；胶质细胞开始只有胶质细胞原纤维酸性蛋白，后来出现波形蛋白，但它们是分别排列的，说明中间纤维的种类和成分可随细胞的生长或成熟而改变。

2. 中间纤维结合蛋白（intermediate filament associated protein，IFAP）　是一类在结构和功能上与中间纤维有着紧密联系，但其自身并不是中间纤维结构成分的蛋白。IFAP是细胞内中间纤维超分子结构的调节者，介导中间纤维之间或是中间纤维与细胞内其他成分之间相互作用，形成中间纤维网络结构。IF-AP与微管、微丝结合蛋白不同，目前并没有发现中间纤维切割蛋白、加帽蛋白或是中间纤维马达蛋白。

三、中间纤维的组装

中间纤维蛋白分子大多数是长丝状，又称丝状蛋白（fibrous protein），其中间杆状区域由展开的α-螺旋区组成，α-螺旋区含有纵排的重复组件，称为七位复件（heptad repeat），为具有特色的氨基酸序列。这种七位氨基酸元件，能促进两个平行中间纤维蛋白单体的α-螺旋杆之间形成卷曲的螺旋（coiled-coil）二聚体。

1. 中间纤维的组装过程　与微管和微丝的组装过程相比，中间纤维的组装相对复杂，大致可以分为4个步骤：①两个中间纤维蛋白分子相互以杆状区卷曲缠绕成螺旋状结构，成为二聚体，两个蛋白分子是按照相同的方向组装的，所以二聚体依然具有极性；②两个二聚体相互反向、平行，以半分子交错的方式排列，并以非共价键结合形成四聚体，一般认为四聚体是中间纤维组装的最小单位，因为在细胞质中可见少量游离的四聚体，四聚体两端对称没有极性；③四聚体两两端对端纵向连成一条原纤维；④8条原纤维侧面平行连接，然后卷曲成一根截面有32个中间纤维蛋白分子组成的，长度不一的中间纤维（图7-8）。

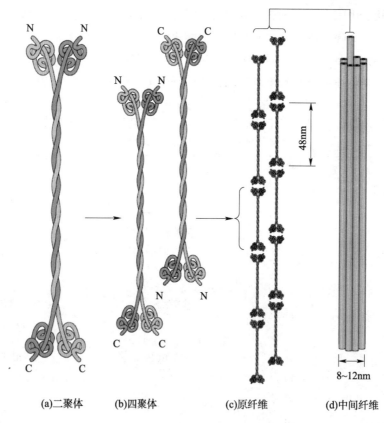

(a)二聚体　　　(b)四聚体　　　(c)原纤维　　　(d)中间纤维

图7-8　中间纤维的体外装配模型

2. 中间纤维组装的调节　不同的中间纤维蛋白，其分子的中间杆状区是高度保守的，它们在组装中调节纤维之间侧向相互作用；而中间纤维蛋白分子的球状头部与尾部结构区的大小与氨基酸序列虽然有较大差别，但并不影响纤维的主轴结构。头部或尾部往往从纤维的表面突出，可以调节中间纤维与其他成分之间的相互作用。这一结构类型意味着中间纤维可以由广泛分子量的蛋白质（从10000～200000）形成；在多数情况下，细胞内几乎全部的中间纤维蛋白分子呈完全聚合态，只有很少的游离性四聚体。尽管如此，细胞仍旧能够调节其中间纤维的组装，并且决定其数量、长度和位置。

中间纤维装配的调控机制与其蛋白氨基末端头部结构域内特殊氨基酸如丝氨酸残基的磷酸化相关。

目前认为，中间纤维蛋白丝氨酸和苏氨酸残基的磷酸化作用是中间纤维动态调节最常见、最有效的调节方式。最显著的例子是在有丝分裂时，形成核纤层的蛋白亚单位磷酸化，使核纤层完全解体；当分裂完成时，特殊丝氨酸去磷酸化，核纤层再形成。胞质内的中间纤维在细胞分裂时，或对某些细胞外信号进行应答时，也可以进行彻底的重组装。虽然上述改变一般是由亚单位磷酸化的增强，但其他因素也可能起到辅助调节作用。

四、中间纤维的功能 📱微课3

中间纤维在胞质中形成精细发达的纤维网络，外与细胞膜及细胞外基质相连，中间与微管、微丝和细胞器相连，内与细胞核内的核纤层相连，因此，中间纤维也具有多种功能，而且中间纤维发挥功能具有时空特异性。

1. 在细胞内形成一个完整的网状骨架系统　中间纤维外与质膜和细胞外基质有直接的联系，内与核膜、核基质联系，贯穿整个细胞起着广泛的骨架功能。该骨架具有一定的可塑性，对维持细胞质的整体结构和功能的完整性有重要作用。因此，中间纤维在细胞内外起着多方面结构的构成与功能联系的作用，特别与细胞核的定位和固定有关。

2. 为细胞提供机械强度支持　中间纤维被认为是许多细胞和组织的重要结构决定因子，因为它们经常出现在需要对抗机械压力的细胞中，承载细胞所承受的牵张力。体外实验证实，中间纤维比微管和微丝更耐受剪切力，在受到较大的剪切力时产生机械应力而不易断裂，在维持细胞机械强度方面有重要作用。

3. 参与细胞连接　一些器官和皮肤的上皮细胞通过桥粒和半桥粒连接在一起。桥粒介导细胞与细胞之间的黏附，半桥粒介导细胞与细胞外基质之间的黏附。中间纤维参与黏着连接中的桥粒连接和半桥粒连接，在这些连接中，中间纤维在细胞中形成一个网络，既能维持细胞形态，又能提供支持力。

4. 参与细胞内信息传递及物质运输　由于中间纤维外连质膜和胞外基质，内穿到达核骨架，因此形成一个跨膜的信息通道。中间纤维蛋白在体外与单链 DNA 有高度亲和性，中间纤维有明显的在核外周聚集的特点，可能与 DNA 的复制和转录有关。此外，近年来研究发现中间纤维与 mRNA 的运输有关，胞质 mRNA 锚定于中间纤维，可能对其在细胞内的定位及是否翻译起重要作用。

5. 维持细胞核膜稳定　在细胞核内膜的下面有一层由核纤层蛋白组成的网络，对于细胞核形态的维持具有重要作用，而核纤层蛋白是中间纤维的一种。组成这种网络结构的核纤层蛋白 A 和 C，它们交连在一起，然后通过核纤层蛋白 B 附着到内核膜上，在内核膜上有核纤层蛋白 B 的受体。此外，中间纤维在胞质溶胶中也组成网络结构，分布在整个细胞中，维持细胞的形态。

6. 参与细胞分化　微丝和微管在各种细胞中都是相同的，而中间纤维蛋白的表达则具有组织特异性，表明中间纤维与细胞分化可能具有密切的关系。这方面研究主要是在胚胎发育和上皮分化的方面，对其详细了解还有待于进一步研究。

第四节　细胞骨架与医学

PPT

细胞骨架对细胞的形态改变和维持、细胞内物质运输、细胞的分裂与分化等具有重要作用，是生命活动不可缺少的细胞结构，它们的异常可引起很多疾病，包括肿瘤、一些神经系统疾病和遗传性疾病等。不同细胞骨架在细胞内的特异性分布可用于对一些疑难疾病进行诊断，也可根据细胞骨架与疾病的关系来设计药物。

一、肿瘤细胞中细胞骨架的改变

在恶性转化的细胞中，细胞常表现为细胞骨架结构的破坏和微管解聚。在肿瘤细胞的浸润转移过程中，某些细胞骨架成分的改变可增加癌细胞的运动能力。恶性肿瘤的主要特点是细胞形态发生改变，增殖快，有侵袭组织及向周围和远处转移的能力，这些特征都与微管和微丝的变化有关。在体外培养的多种人癌细胞中，免疫荧光染色显示微管和微丝发生明显改变：微管数量减少，网架紊乱甚至消失；微丝应力纤维破坏和消失，肌动蛋白发生重组，形成小体，聚集分布在细胞皮层，由于其形状为小球形或不规则形，被命名以"肌动蛋白小体""皮层小体"和"面包圈""玫瑰花"小体等。这些细胞骨架成分的改变增加了癌细胞的运动能力。因此，微管和微丝可作为肿瘤化疗药物的作用靶点，如长春新碱、秋水仙碱、细胞松弛素及其衍生物等作为有效的化疗药物可抑制细胞增殖，诱导细胞凋亡。另外，不同类型的中间纤维严格分布于不同类型的细胞中，而绝大多数肿瘤细胞通常继续表达其来源细胞特征性的中间纤维类型，即便在转移后，仍表达其原发肿瘤的中间纤维类型。因此，可用于正确区分肿瘤细胞的类型及其来源，对肿瘤诊断有重要作用。

二、细胞骨架蛋白与神经系统疾病

许多神经系统疾病与细胞骨架蛋白的异常表达有关。

在阿尔茨海默病（AD）患者的神经元中，可见到不溶性神经纤维缠结（insoluble neurofibrillary tangles，NFT）。NFT 为纤维性结构，主要由高磷酸化状态的 tau 蛋白组成。tau 蛋白是一种微管结合蛋白，过度磷酸化的 tau 蛋白对微管的亲和力降低，从而使微管的稳定性降低。AD 患者的神经元中微管蛋白的数量并无异常，但存在微管聚集缺陷。

在肌萎缩侧索硬化（amyotrophic lateral sclerosis，ALS）和婴儿型脊髓肌萎缩（infantile spinalmuscle atrophy），神经原纤维在运动神经元胞体和轴突近端的堆积是其神经元退化的早期表现，随后运动神经元丧失，导致骨骼肌失去神经支配而萎缩，造成瘫痪，最终死亡。

此外，包括亨廷顿病（Huntington disease，HD）在内的一组多聚谷氨酰胺疾病（polygluta minedisease）的共同特点：细胞浆内缠结含有微管蛋白和微丝聚合蛋白 Sial。这些成分多与胞质内运输器有关，说明细胞骨架的损坏可能造成聚集物的形成，对细胞有毒性作用。

三、细胞骨架与遗传性疾病

一些遗传性疾病的患者常有细胞骨架的异常或细胞骨架蛋白基因的突变。如人类遗传性疾病单纯性大疱性表皮松解症（epidermolysisbullosa simplex），就是由于表皮细胞层表达的角蛋白基因突变而破坏了这类细胞的角蛋白中间纤维网，因此对机械性损伤非常敏感，即一点轻微的压挤便可使突变的基底细胞破坏，使患者的皮肤起疱。在人类或在小鼠中，凡带有这种突变基因的个体都变得很脆弱，以致死于机械创伤。此外，Wiskott Aldrich 综合征（Wiskon Aldrich syndrome，WAS）是 X 连锁隐性遗传的免疫缺陷疾病，临床表现有血小板减少、湿疹、反复感染，并发不同程度的细胞免疫和体液免疫缺乏。研究表明，WAS 患者 T 淋巴细胞的细胞骨架异常，血小板和淋巴细胞变小，微绒毛数量减少，形态变小。进一步研究表明引起 WAS 的根源是微丝的异常。

⊕ **知识链接**

细胞分裂中细胞骨架成分的协调运作

在细胞分裂过程中，微管参与了纺锤体的构成和染色体的运动，微丝则参与了胞质分裂，中间纤维参与核膜的崩解与重建。细胞骨架的 3 种成分在此过程中分工合作，发挥了不同的功能，保证了细胞分裂的准确有序进行。事实上，不仅是在细胞分裂中，在细胞内 3 种细胞骨架成分与细胞内其他结构相互协作，维护细胞内环境的稳定和基本活动进程。体现了结构与功能统一的生命观念，以及个体与整体的辩证关系。

答案解析

目标检测

一、选择题

1. 肌肉收缩需要的蛋白是（　　）

    A. 肌动蛋白　　　　　　　　B. 驱动蛋白　　　　　　　　C. 动位蛋白

    D. 微管蛋白　　　　　　　　E. 肌球蛋白

2. 真核细胞鞭毛的运动是由于鞭毛杆部中（　　）

    A. 二联体微管的 A、B 管两者之间相互滑动的结果

    B. 二联体微管之间相互滑动的结果

    C. 二联体微管收缩与舒张的结果

    D. 微管之间连接蛋白的合成与解聚的结果

    E. 二联体微管与中央微管之间相互滑动的结果

3. 下列关于中等纤维的叙述，错误的是（　　）

    A. 中等纤维是细胞骨架中最复杂的成分

    B. 中等纤维的稳定性较微管微丝差

    C. 中等纤维的直径介于微管和微丝之间

    D. 中等纤维分子的杆状区由约 310 个氨基酸的 α - 螺旋组成

    E. 各类中等纤维的差异在于头尾两端非螺旋区的多样性

4. 下列细胞运动中，与微管相关的是（　　）

    A. 膜泡运输　　　　B. 肌肉收缩　　　　C. 鞭毛运动　　　　D. 染色体运动

5. 与胞质分裂有关的主要是（　　）

    A. 微管　　　　　　B. 收缩环　　　　　C. 肌动蛋白　　　　D. 微丝

二、简答题

1. 试比较微管、微丝、中间纤维的异同。

2. 什么叫微管组织中心（MTOC）？有哪些结构可起 MTOC 的作用？

3. 细胞骨架结合蛋白对细胞骨架功能有怎样的影响？

三、论述题

1. 如何理解细胞骨架是一种动态的网络结构？

2. 为什么说细胞骨架是细胞结构和功能的组织者？

（苗知春）

书网融合……

本章小结　　　　　　微课1　　　　　　微课2　　　　　　微课3　　　　　　题库

第八章　细胞核

细胞核是真核细胞内最大的细胞器，是细胞内遗传物质储存、复制和转录的场所。其功能最为重要，是细胞内遗传与代谢的调控中心。细胞核的出现是生物进化历程中的一次重要飞跃，也是真核生物区别于原核生物的重要标志。原核细胞没有细胞核，其 DNA 物质位于细胞质的局部，称为拟核。真核细胞中遗传物质被核被膜所包围，既保证了细胞的遗传稳定性，又使得遗传信息的转录和翻译在不同的时间和空间进行，从而确保了真核细胞基因表达的准确和高效。

细胞核的数目、形状、大小和位置因细胞类型不同而异。

通常每个细胞只有一个细胞核，但也有些细胞为双核或多核。例如，肝细胞、软骨细胞为双核，骨骼肌细胞可有数百个核。

细胞核的形状一般与细胞形态相适应，球形或柱形细胞的核多呈圆球形或椭圆形；细长的肌细胞的核呈杆状；哺乳动物中性粒细胞的核呈分叶形；形态不规则细胞的核可呈杆状、折叠状或锯齿状。

细胞核的大小在不同生物和不同生理状态下有所差异。高等动物的细胞核一般在 $5 \sim 10 \mu m$，常用核质比来表示细胞核的相对大小。核质比 = 细胞核的体积/细胞质的体积。核质比与细胞类型、发育时期、生理状态等有关。幼稚细胞的核较大，成熟细胞的核较小。例如，胚胎细胞、肿瘤细胞、淋巴细胞的核质比较大，而表皮角质化细胞、衰老细胞的核质比较小。

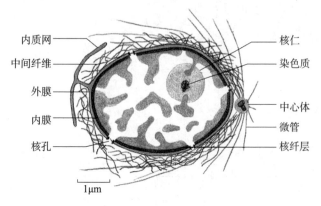

内质网　　　　　　　　　　　核仁
中间纤维　　　　　　　　　　染色质
外膜
内膜　　　　　　　　　　　　中心体
　　　　　　　　　　　　　　微管
核孔　　　　　　　　　　　　核纤层
1μm

图 8-1　间期细胞核的结构

细胞核一般位于细胞中央，但有些也可位于细胞一侧，如腺细胞。脂肪细胞中，由于脂滴较多，核常被挤于细胞边缘。

在有丝分裂的间期，典型的真核生物细胞核结构有 5 个主要组成部分：①核被膜，由双层膜组成，将细胞核物质和细胞质物质分开；②核仁，一个或多个，与核糖体的合成有关；③染色质，遗传物质 DNA 的载体；④核纤层，附着于内核膜下的纤维蛋白网；⑤核基质，为细胞核提供骨架网络（图 8-1）。

细胞核的形态结构随细胞的增殖周期过程而呈现周期性的变化，细胞进入分裂期后，核被膜裂解，各种核组分重新组合，无明显的核结构。只有处于分裂间期的细胞，才能观察到完整的细胞核结构。

系统控制中心

细胞核是真核细胞内最大的细胞器，是遗传物质储存、复制和转录的场所，是细胞代谢、生长、分化及增殖等生命活动的控制中心，国家也如此，社会主义核心价值观对社会和个人发展有重要的指导意义。社会主义核心价值观如同细胞内部的细胞核，是医学德育教育的重要核心之一。以钟南山院士、李兰娟院士等为代表的"最美逆行者"，体现了医学大家和医务工作者"大医精诚、鞠躬尽瘁"的敬业精神。作为医学生，要心怀梦想，不忘初心，树立远大理想，以工匠的精神，追求精湛的医术，以宽爱仁厚之道，树立高尚的医德，治病救人，救死扶伤，践行医学生誓言。

第一节 核被膜

PPT

核被膜（nuclear envelope）简称核膜（nuclear membrane），位于分裂间期细胞核的最外层，是细胞核与细胞质之间的界膜。

一、核膜的结构 ⓔ 微课1

电镜下，核膜包括内层核膜、外层核膜、核周间隙、核孔复合体等结构。

（一）内、外层核膜

核膜是由内外两层平行、呈同心排列但不连续的单位膜组成。面向核质的一层膜被称为内（层）核膜（inner nuclear membrane），面向胞质的一层被称为外（层）核膜（outer nuclear membrane）。两层膜厚度基本相同，约为7.5nm。外核膜结构与粗面内质网相似，并彼此相连，其外表面常有核糖体附着，可进行蛋白质的合成，被认为是粗面内质网的特化区域。内核膜表面光滑，无核糖体附着，内侧附着一层结构致密、对核膜起支持作用的纤维蛋白网络，即核纤层（nuclear lamina）。

（二）核周间隙

内、外两层核膜之间有20~40nm的透明间隙，称为核周间隙（perinuclear space）或核周池（perinuclear cisternae），其宽度随细胞类型、细胞功能状态而改变，核周间隙与内质网腔彼此相通。

（三）核孔及核孔复合体

1. 核孔 双层核膜互相平行但并不连续，内、外核膜常常在某些部位相互融合形成环状开口，称为核孔（nuclear pore）。核孔的直径一般为80~120μm。核孔的数目和分布随细胞的种类和功能状态的不同而呈现较大的变化，一个典型的哺乳动物细胞核膜上一般有3000~4000个核孔，相当于10~20个/μm²。一般来说，转录功能活跃的细胞，核孔的数目较多。例如，代谢低、增殖不活跃的有核红细胞和淋巴细胞的核孔数仅为1~3个/μm²；而高度分化代谢活跃的细胞，如肝、肾、脑等细胞中，核孔数为12~20个/μm²；非洲爪蟾卵母细胞中核孔数可高达60个/μm²。

2. 核孔复合体 电镜下，核孔并不是一个单纯的孔洞，而是一组蛋白质颗粒以特定的方式排列分布在核孔处，形成核孔复合体（nuclear pore complex，NPC）。蛋白质如何形成的核孔复合体，已有多种结构模型，目前普遍被接受的是捕鱼笼式（fish trap）模型。该模型认为核孔复合体的基本结构包括以下4个部分。

（1）**胞质环**（cytoplasmic ring）　是朝向胞质面并与外核膜相连的环状结构，其上对称分布有 8 条细长的纤维。

（2）**核质环**（nucleoplasmic ring）　朝向细胞核基质并于内核膜相连，其上也对称分布有 8 条细长的纤维，这些纤维的末端交汇成捕鱼笼式或篮网状结构的核篮（nuclear basket）。

（3）**核孔复合体中央颗粒**（central granule）　又称中央栓（central plug），由跨膜糖蛋白组成，位于核孔的中央，呈颗粒状或棒状，对核孔复合体在核膜上的锚定有一定作用。

（4）**辐**（spoke）　由核孔边缘伸向中央呈辐射状八重对称的结构，可把胞质环、核质环、中央栓连接在一起（图 8-2）。

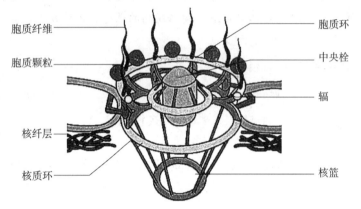

图 8-2　核孔复合体结构模型

核孔复合体是一个多蛋白复合体，由 30 多种不同的蛋白质组成。目前人们倾向于把所有的核孔复合体蛋白统一命名为"核孔蛋白"（nucleoporin, Nup）。这些核孔蛋白在进化上高度保守，多含有苯丙氨酸（Phe, F）和甘氨酸（Gly, G）组成的 FG 重复序列。这些序列填充于核孔复合体的活性运输通道内，可提供与核转运受体——亲核蛋白复合体的结合位点，从而介导亲核蛋白通过核孔复合体进入细胞核。有些核孔蛋白缺乏 FG 重复序列，被认为是核孔复合体形成的支架。只有少数核孔蛋白具有跨膜结构域，可使核孔复合体锚定在核膜上。大多数核孔蛋白对称地分布于核孔复合体中央通道的胞质面和核质面，少数不对称地分布于中央通道的两侧。

（四）核膜结构在细胞周期中的动态变化

在真核细胞的细胞周期中，核膜随细胞周期的运转而进行有规律的解体与重建。在分裂间期，核膜完整；而在分裂期，双层核膜崩解成单层膜泡，核孔复合体解体，核纤层去装配；在分裂末期，核膜开始围绕染色体重新形成，核孔复合体、核纤层重新装配，如此周而复始。

二、核膜的化学组成

核膜的主要化学成分是蛋白质和脂类，蛋白质占 65%～75%，脂类次之，此外可能还有少量的 DNA 和 RNA。

通过电泳分析可检测到核膜含有 20 多种蛋白质，包括组蛋白、基因调节蛋白、DNA 和 RNA 聚合酶、RNA 酶及与电子传递有关的酶类等。核膜的某些组分与内质网极为相似，如内质网膜上的内质网标志酶，如葡糖-6-磷酸酶和电子传递有关的 NADH 细胞色素 c 还原酶、NADH 细胞色素 b_5 还原酶、细胞色素 P450 等也存在于核膜上。核膜和内质网所含脂类也相似，如均含有不饱和脂肪酸卵磷脂和磷脂酰乙醇胺，以及胆固醇、甘油三酯等，但浓度有差别，核膜上的不饱和脂肪酸浓度较低，胆固醇和甘油三酯的浓度较高。核膜和内质网结构成分的相似性，说明它们有着密切联系。

三、核膜的功能

核膜是真核与原核细胞之间的重要区别，具有十分重要的功能。核膜调控细胞核内外的物质交换和信息交流。核膜不是完全封闭的，核、质之间有频繁的物质交换和信息交流，这主要是通过核膜上的核孔复合体进行的。

（一）区域化作用

核膜构成了核、质之间的天然选择屏障，将细胞分成核与质两大结构与功能区域，使核内 DNA 物质处于一个较为稳定的环境，免受损伤；DNA 复制、RNA 转录在细胞核内进行，蛋白质合成在细胞质内进行。原核细胞没有核膜，RNA 转录和蛋白质合成均在同一空间进行。因此，核膜的出现及其区域化作用是细胞进化的一个关键步骤，对真核细胞的进一步演化具有重要意义。

（二）控制细胞核与细胞质的物质交换

核孔复合体是细胞核和细胞质间物质交换的双向选择性亲水通道，既介导蛋白质的入核转运，又介导 RNA、核糖体蛋白颗粒的出核转运。同时，核孔复合体参与核质交换又是双功能性的，即可通过被动运输和主动运输两种形式来控制细胞核和细胞质间的物质交换。

1. 通过核孔复合体的被动运输　核孔复合体作为被动运输的亲水通道，其有效直径为 9~10nm，有的可达 12.5nm，故无机离子及小分子物质，如水分子、K^+、Ca^{2+}、Mg^{2+}、Cl^-、单糖、氨基酸、核苷酸等分子质量低于 5kD 的物质，均可以自由地通过核膜，但核膜对有些离子，如 Na^+，有一定的屏蔽作用，有些小分子也可能因与其他大分子结合而不能自由通过。绝大多数大分子及一些小颗粒物质，通过核孔复合体选择性运输的方式进行转运。

2. 通过核孔复合体的主动运输　细胞内许多大分子物质、颗粒和纤维物质的转运，目前认为与核转运受体有关，并具有选择性。核转运受体分为核输出受体（nuclear export receptor）和核输入受体（nuclear import receptor），是一些可溶性蛋白质或 RNA - 蛋白质（RNP），呈酸性。核转运受体既能与核孔复合体结合，同时其分子中又具有与转运物结合的区域。被转运的大分子物质中具有可与核转运受体识别的位点，即核输入信号（nuclear import signal，NIS）[也称核定位信号（nuclear localization signal，NLS）] 和核输出信号（nuclear export signal，NES），当这些信号被核转运受体识别并结合后，可使核孔的孔径发生暂时性扩大，从而允许带有这些信号、直径较大的分子通过核孔。核孔复合体上分布的 ATP 酶，提供分子转运所需的能量。

3. 亲核蛋白的核输入　在胞质中合成、经核孔转运到细胞核中发挥作用的蛋白质称为亲核蛋白（karyophilic protein），如核糖体蛋白、组蛋白、DNA 聚合酶、RNA 聚合酶等。核输入信号存在于多种亲核蛋白中，通常为 4~8 个氨基酸残基组成的短肽或信号斑，这些信号可位于蛋白质的任何部位。不同亲核蛋白的核输入信号氨基酸组成虽有所差异，但均富含带正电荷的 Lys、Arg 等碱性氨基酸，且一般都含有 Pro，有些亲核蛋白中存在多个核定位信号。

核输入信号首先被发现于 SV40 病毒的 T 抗原，该抗原对于病毒 DNA 在宿主细胞中的复制具有重要作用，常分布于被 SV40 感染的宿主细胞核内。若 T 抗原分子中一个八肽片段的某个氨基酸残基发生突变，T 抗原就不能进入细胞核内，此段八肽片段即 T 抗原的核输入信号，可通过与核转运受体结合而被主动转运到细胞核内。有关核质蛋白（nucleoplasmin）的实验证实了核输入信号的存在。核质蛋白是一种与核小体组装相关的亲核蛋白，可被酶切成头、尾两部分；把带有放射性标记的完整核质蛋白和它的头部、尾部片段分别注射到爪蟾卵母细胞的细胞质中，结果发现完整的核质蛋白和其尾部片段可以在细胞核内出现，而它的头部却停留在细胞质中。把直径为 20nm 的胶体金颗粒用尾部包裹，虽然该颗粒的直径已大大超出了核孔复合体允许物质被动运输的有效直径（9nm），但电镜下可观察到胶体金颗粒通过核孔复合体进入细胞核中（图8-3）。上述实验表明，协助核质蛋白由胞质进入细胞核的核输入信号存在于该蛋白的尾部，该信号与核转运受体结合，使核孔暂时性扩大，允许较大的蛋白质进入细胞核内。

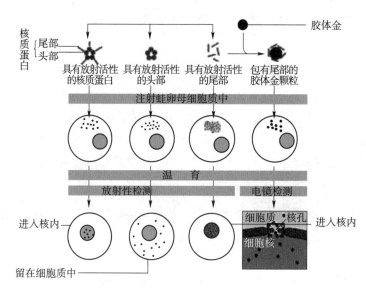

图8-3　核质蛋白通过核孔复合体的选择性运输

4. 生物大分子的双向运输　核孔复合体除了将亲核蛋白运输到细胞核内以外，还要把新合成的核糖体亚基、RNA和一些与RNA结合的蛋白复合体输出到细胞质，这些颗粒的直径达15nm，不能以自由扩散的形式通过核孔，而是靠核孔复合体的主动运输来完成的。用实验手段将直径为20nm的胶体金颗粒包上小RNA分子（tRNA或5S rRNA）注射到蛙的卵母细胞核内，可发现它们迅速地通过核孔复合体进入细胞质中。若把它们注入细胞质中，则停留在细胞质内。该实验说明，核孔复合体除了具有识别核输入信号的受体外，尚有一个或多个识别RNA（或输出信号）的受体。

核孔复合体对生物大分子的运输是双向的，如果把一套用RNA包裹的胶体金颗粒注射到蛙卵细胞核，把另一套用核输入信号肽包裹的胶体金颗粒注射到同一细胞的细胞质，可以在同一个核孔复合体中观察到双向运输。

（三）染色体的定位与酶分子支架

染色质通过核纤层同核膜相连，使之多而不乱，保证了有序性。另外，核内的一些酶是以膜蛋白的形式存在的，这就有利于核内生化反应的区域化，从而发挥高度的催化活性。

（四）合成生物大分子

核膜外层结构和粗面内质网相似，膜上附着核糖体和多核糖体，多核糖体是合成蛋白质的基本功能单位，因此核膜和蛋白质的合成有关。最近免疫电镜技术发现，抗体的形成首先在核膜外层出现。

核周间隙中还分布有多种结构蛋白和酶，可以合成少量的膜蛋白、脂质、组蛋白等。

第二节　核纤层与核骨架 📱微课2

PPT

一、核纤层

核纤层（nuclear lamina）是附着于内核膜下高电子密度的纤维蛋白网，在细胞核内与核骨架相连，在细胞核外与中间丝相连，形成贯穿细胞核和细胞质的骨架体系。核纤层在高等真核细胞间期的细胞核中普遍存在，核纤层的厚度随细胞种类的不同而有所差异，在多数细胞中，其厚度为 10～20nm，厚者可达 30～100nm。

（一）核纤层的组成成分

核纤层蛋白（lamin）是组成核纤层的主要成分，其分子质量为 60～70kD，是中间丝蛋白超家族成员。哺乳动物和鸟类细胞的核纤层蛋白有 A、B、C 3 种类型，均有亲膜结合作用。研究证明，核纤层蛋白 A 与核纤层蛋白 C 是由同一基因转录成 mRNA 后经过不同剪接而形成的亚型。因此，核纤层蛋白分为 A 型核纤层蛋白（包括核纤层蛋白 A 和 C）与 B 型核纤层蛋白（核纤层蛋白 B）两类。核纤层蛋白 B 经转录后的修饰，在羧基端添加了脂肪酸，可帮助其插入核膜的内脂层，与膜的结合能力最强。

通过对核纤层蛋白的氨基酸序列分析发现，它们与中间丝具有较高的同源性，都具有 N 端的头部结构域、卷曲螺旋的杆状结构域和球状的尾部结构域。杆状结构域是高度保守的 α 螺旋区，介导核纤层蛋白二聚体的形成；头部和尾部的相互作用可促使核纤层蛋白多聚化及更高级结构的形成。核纤层蛋白主要分布于核膜边缘，但它们也可形成稳定的复合体在核内聚集成点状结构或分散存在。

（二）核纤层的主要功能

1. 维持核膜的形态与染色质的核周锚定　核纤层与核骨架及穿过核膜的中间丝相连，支撑核膜并可提供染色质的核周锚定位点，对维持核孔的位置、细胞核的形态和染色体的高度有序性有重要作用。

2. 与核膜重建及染色质凝集关系密切　在细胞分裂过程中，核膜的崩解和重建与核纤层蛋白的磷酸化水平的周期性改变密切相关。在细胞分裂前期，促成熟因子（maturation promoting factor，MPF）作用于核纤层蛋白，使其高度磷酸化而解聚，核膜崩解成核膜小泡，其中核纤层蛋白 B 因与膜具有较强的结合力而与核膜小泡结合，核纤层蛋白 A 和核纤层蛋白 C 则溶于胞质中；在细胞分裂末期，核纤层蛋白去磷酸化而重新聚合组装，引导核膜小泡互相融合并包绕染色体，形成新的核膜。核纤层在细胞周期中的解聚和重组与染色质的螺旋化和解螺旋有关。在细胞分裂间期，核纤层内表面有与染色质结合的特殊位点，可阻止染色质螺旋化形成染色体（图 8-4）。细胞分裂前期，核纤层解聚，染色质可螺旋化而形成染色体。研究表明，将微量核纤层蛋白抗体注射入分裂期细胞，不仅可抑制分裂末期核纤层的重新装配，同时可阻断分裂末期染色体的解螺旋而使其保持在凝聚状态。

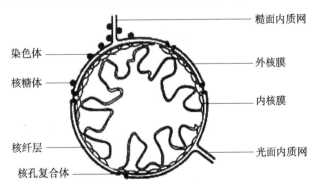

图 8-4　核纤层的结构及功能

3. 参与细胞核的构建与 DNA 复制　研究发现，从来源于中国仓鼠卵巢（Chinese hamster ovary，CHO）分裂细胞的非细胞体系中选择性地去除核纤层蛋白，可广泛抑制核膜和核孔复合体围绕染色体的组装，说明核纤层对间期细胞核的组装具有决定性作用；同时缺乏核纤层的细胞核不能进行 DNA 复制，从侧面反映了核纤层在 DNA 复制中的作用。

二、核骨架

核骨架（nuclear scaffold），又称核基质（nuclear matrix），是充满间期细胞核的、由非组蛋白组成的纤维网架结构。其在结构上与核纤层、核孔复合体、核仁、染色质及细胞质中的中间丝共同构成一个网络系统，对真核细胞染色体的空间构建、基因表达调控、DNA 复制、损伤修复、RNA 转录及转录后的加工和运输具有重要的作用。

（一）核骨架的组成成分和形态结构

将细胞核纯化后进行一系列生化抽提，除去 DNA、RNA、组蛋白、脂类等成分，电镜下可观察到核骨架组成的复杂而有序的三维网络结构，由粗细不均、直径 3～30nm 的纤维和颗粒状结构相互连接构成，充满整个细胞核空间。纤维单体的直径为 3～4nm，较粗的纤维是单体纤维的聚合体。

核骨架的主要化学成分是蛋白质，含量可在 90% 以上，还含有少量的 RNA、DNA。组成核骨架的蛋白质成分极为复杂，目前已测出 400 多种核骨架蛋白存在，可分为核骨架蛋白和核骨架结合蛋白两类。核骨架蛋白为各类细胞所共有，呈纤维颗粒状分布于核骨架，其中多数是纤维蛋白，也含不少硫蛋白。核骨架结合蛋白因细胞类型、细胞生理状态和分化程度不同而有较大差异，常见的种类有与核基质结合的蛋白、细胞调控蛋白、RNP、病毒蛋白 4 种类型。核骨架 RNA 常以 RNP 形式存在，在维持核骨架三维网络结构完整性方面起重要作用。

经 RNase 消化的核骨架，其三维结构会发生很大的变化，核骨架上的网状颗粒结构变得稀疏，表明核骨架中的 RNA 含量虽少，但在连接核骨架纤维网络过程中发挥一定的作用。现一般认为 DNA 不是核骨架的成分，而仅仅是功能性结合。

（二）核骨架的功能

核骨架为细胞核内组分提供了一个非常重要的纤维网络结构，不仅在维持细胞核的形态方面，而且在 DNA 复制、基因转录调控、染色体组装等一系列活动中发挥重要作用。

1. 核骨架是 DNA 复制的支架 研究显示，用 ^{3}H－TdR 放射性脉冲标记培养的大鼠 3T3 细胞后，在分离的核骨架上发现大量被标记的 DNA 分子，证实核骨架是 DNA 复制的空间支架，不仅复制起始点能不断地与核骨架结合，复制所形成的新 DNA 也可与核骨架结合，而且数量极多，占核骨架结合 DNA 的 90%。电镜放射自显影进一步显示，DNA 聚合酶和 DNA 拓扑异构酶在核骨架上有特定的结合位点，DNA 与参与 DNA 复制的酶及因子也锚定在核骨架上，形成 DNA 复制复合体（DNA replication complex）进行 DNA 复制。DNA 结合于核骨架后，其复制的准确率及效率均可显著提高。

2. 核骨架在基因转录中发挥重要作用 核骨架不仅可参与基因转录活性的调节，也参与转录后 RNA 的修饰加工和定向运输。D. A. Jachson 等用 ^{3}H－UdR 脉冲标记 HeLa 细胞，发现 95% 以上新生的转录本与核骨架紧密相连。更多的研究结果表明，细胞内 3 种 RNA 合成都是在核骨架上进行的，核骨架上不仅富含具有转录活性的基因，同时也分布有 RNA 聚合酶的结合位点，还存在 ADP 核苷酸转移酶、核苷三磷酸化酶等与 RNA 化学合成相关的酶类，基因只有与核骨架结合后才可进行转录。核骨架与不均一核 RNA（hnRNA）的加工过程也有密切联系。核骨架可能是细胞核内 hnRNA 加工的场所。例如，^{3}H－UdR 脉冲标记实验显示，高比活性发生在与核骨架结合的高分子质量的 RNA 上，hnRNA 上的 polyA 区可能就是 hnRNA 在核骨架中的附着点。在一些疾病中发现，某些核骨架蛋白或核骨架相关蛋白出现异常表达，同时可引起基因表达失控，也提示核骨架在基因表达中起重要作用。

3. 核骨架参与染色体和核膜的构建 在细胞分裂过程中，用抗体封闭某些核骨架蛋白的作用，会观察到核膜崩解，染色质凝集受到抑制。现已证实核骨架是染色质组装的支架，在染色质组装的放射环结构模型中，真核细胞中的 DNA 形成 30nm 的染色质纤丝并以袢环形式锚定在核骨架上，有些工作提示染色体骨架与核骨架具有相同的蛋白质成分，如 DNA 拓扑异构酶 Ⅱ，可能核骨架的某些结构组分在分裂期转变为染色体骨架，对核内 DNA 有规律的空间构型起着维系和支架的作用。但核骨架如何参与染色体构建，目前仍是一个有待深入探讨的问题。核骨架也参与有丝分裂后期核膜的重建，若核骨架相关蛋白 AKAP149（A – kinase anchoring protein 149）与 PP1（protein phosphatase 1）相互结合，核膜的构建将受到抑制。

4. 核骨架和病毒复制有关 病毒的生命活动都必须依赖宿主细胞进行，其 DNA 复制、RNA 转录及加工与宿主细胞的核骨架密切相关。例如，单纯疱疹病毒的核壳体是在核骨架上进行装配的，腺病毒的核内 DNA 的复制及装配过程也与核骨架相关。

第三节 染色质与染色体

PPT

染色质（chromatin）和染色体（chromosome）是遗传物质的载体，具有共同的化学组成，能被碱性染料着色，但在细胞周期的不同时相表现不同的形态。在间期细胞核中，遗传物质呈延伸、分散的细丝网状的染色质状态；而在细胞进入有丝分裂期时，染色质高度螺旋、折叠、盘曲成短棒状的染色体。可见，染色质与染色体是同一物质在细胞周期不同阶段的不同表现形式。

一、染色质的化学组成

染色质和染色体的主要成分是 DNA 和组蛋白，此外还含有非组蛋白和少量的 RNA，DNA 和组蛋白的比例约为 1:1，含量高且较为稳定，二者占染色质总化学含量的 98% 以上，非组蛋白与 RNA 的含量可随细胞生理状态不同而有很大变化。

（一）DNA

DNA 是染色质的重要成分，携带大量遗传信息，具有高度稳定性和高度复杂性，在真核细胞中有多少条 DNA 分子，就会有多少条染色体。在同一物种体细胞中的 DNA 分子结构和含量一致，但不同物种的 DNA 分子，其长度和所含碱基对的数量有很大差异。一般来说，生物体的遗传复杂性越高，基因组越大、越复杂，但基因组的大小并不能完全反映生物体遗传复杂性的高低，如肺鱼 DNA 含量就比人的 DNA 含量高出 15 倍。

单倍体细胞中所含的全部遗传信息称为基因组（genome），人的基因组含有大约 3×10^9 个核苷酸对，由 24 条不同的 DNA 分子组成 24 条染色体，即 22 条常染色体和 2 条性染色体。

基因组中包括两类遗传信息：①结构基因，负责编码一个特定功能产物（如蛋白质或 RNA 分子等）的一段核苷酸序列，占基因组的 10% ~15%；②调控元件，可调控结构基因在不同细胞周期、个体发育的不同阶段、不同的组织细胞中严格按时空顺序选择性地进行表达并控制表达的强度。

遗传信息储存在 DNA 分子的核苷酸序列之中，真核细胞中 DNA 的核苷酸除了单一序列外，还有重复序列。根据其在基因组中出现次数的不同，DNA 序列可分为 3 类。

1. 单一序列（unique sequence） 又称为单拷贝序列，在一个基因组中仅出现一次或少数几次，占基因组的 60% ~70%。绝大多数编码蛋白质的结构基因都是单拷贝序列，但它们仅占单一序列的一小部分，其他单一序列的功能尚不清楚。

2. 中度重复序列（intermediate repetitive sequence） 占人类基因组的 20% ~30%，长度单位通常大于 300bp，重复拷贝数在 $1 \times 10^2 ~ 1 \times 10^5$，多为非编码序列，少部分具有编码功能或基因调控功能，在染色体上常串联排列成基因簇。例如，具有编码功能的组蛋白基因、免疫球蛋白基因、rRNA 基因、tRNA 基因具有基因调控作用的 Alu 家族等。

3. 高度重复序列（highly repetitive sequence） 约占人类基因组的 10%，重复次数可超过 1×10^6，多由长度为 6～200bp 的简单序列组成基本单元。有些序列中 AT 含量较高，在 CsCI 密度梯度离心时，由于 AT 段浮力密度较小，常在 DNA 主带上形成一个次要的 DNA 伴随带，称卫星 DNA。高度重复序列不能转录，多数形成异染色质，分布于染色体的着丝粒区和端粒区，参与染色体结构的维持、形成结构基因间隔，并与减数分裂过程中染色体的配对有关。

（二）组蛋白

组蛋白（histone）是真核细胞特有的、构成染色质的主要蛋白质，富含带正电荷的精氨酸、赖氨酸等碱性氨基酸，可与带负电荷的酸性 DNA 紧密结合，对维持染色质结构的稳定性起关键作用。组蛋白包括 H_1、H_2A、H_2B、H_3、H_4 5 种。组蛋白没有种属和组织特异性，在进化上高度保守；组蛋白 H_1 在构成核小体时起连接作用，赋予染色质以极性，有一定的种属和组织特异性。5 种组蛋白的主要特性见表 8-1。

表 8-1 组蛋白的主要特性

种类	赖氨酸和精氨酸（%）	氨基酸残基数	分子质量（kD）	变异性	每 200bp 中的数量
H_1	22.0	215	21.5	广泛	1
H_2A	1.17	129	14.5	保守	2
H_2B	2.50	125	13.7	保守	2
H_3	0.72	135	15.3	高度保守	2
H_4	0.79	102	11.8	高度保守	2

组蛋白在细胞周期的 DNA 合成期与 DNA 同时合成，合成后立即从胞质转移到细胞核内与 DNA 紧密结合，抑制 DNA 的复制和转录。组蛋白甲基化可增强组蛋白与 DNA 的结合力，从而降低 DNA 的转录活性。当组蛋白 N 端尾部氨基酸发生多种共价修饰（如乙酰化、磷酸化等）后，可改变组蛋白的电荷性质，导致组蛋白与 DNA 结合力减弱，从而有利于复制和转录的进行。

（三）非组蛋白

染色质中除组蛋白外的其他所有蛋白质统称为非组蛋白（nonhistone），是维持染色体结构和催化酶促反应的蛋白质。非组蛋白富含带负电荷的天冬氨酸、谷氨酸，属酸性蛋白质。非组蛋白在细胞内含量较少，但种类繁多，有 500 多种。非组蛋白在整个细胞周期都能合成，具有与特异 DNA 序列识别和结合的特性，表现出种属和组织特异性。非组蛋白可在核小体串珠结构的基础上帮助 DNA 分子进一步折叠，形成不同的结构域，从而有利于 DNA 的复制和 RNA 的转录，并能特异性解除组蛋白对 DNA 的抑制作用，促进复制和转录，调控基因的表达。

（四）RNA

染色质中含有少量的 RNA，其含量变化较大，大部分是新合成的各类 RNA 前体，还有部分 RNA 具有促使染色体结构稳定的作用，如端粒 RNA。

二、染色质的结构与染色体的构建

人类染色体基因组 DNA 约含 3×10^9 bp，而一个体细胞的细胞核中的 DNA 连接起来可长达 1.74m，细胞核的直径只有大约 10μm。因此，DNA 要在细胞核内储存并行使其功能，需经有序的折叠、螺旋、包装，构建更高级的结构。大量的研究结果证实，染色质的基本结构是由无数核小体串联组成，核小体经过进一步压缩折叠形成更高级的结构。

（一）染色质的基本结构单位——核小体

核小体（nucleosome）是染色质的基本结构单位，每个核小体由一个组蛋白核心、200bp 左右的 DNA 及 1 分子的组蛋白 H_1 组成。组蛋白核心由 H_2A、H_2B、H_3、H_4 各 2 分子组成一个八聚体球形结构，形成直径约为 10nm 的圆盘状颗粒，而约有 146bp 的 DNA 缠绕在核心颗粒的外周 1.75 圈。组蛋白核心常以特定位点与 DNA 双螺旋小沟中富含 AT 的区域结合，该位置的结合有利于 DNA 分子在组蛋白八聚体的弯曲盘旋。相邻的两个核小体之间有一长约 60bp 的 DNA 片段相连，称为连接 DNA（linker DNA）。连接 DNA 对内切核酸酶敏感。组蛋白 H_1 与连接 DNA 结合，封闭了核小体 DNA 的进出口，可稳定核小体的结构，并与染色质的凝聚有关（图 8 - 5）。染色质中平均每 200bp 出现一核小体，一个 DNA 分子可连接多个核小体颗粒，形成直径为 10nm 的串珠状结构，核小体串珠的形成使 DNA 分子压缩为原先的 1/7。

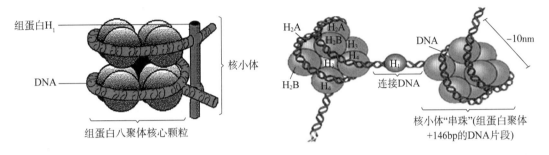

图 8 - 5　核小体结构模型示意图

（二）染色质的组装

现在人们公认，染色质的基本结构单位是核小体，而核小体如何进一步组装成染色体，目前普遍被大家所接受的是多级螺旋模型（multiple coiling model）和染色体的支架 - 放射环结构模型（scaffold - radial loop structure model）。

1. 多级螺旋模型　由 DNA 与组蛋白包装成的核小体在组蛋白 H_1 的介导下彼此连接成直径约为 10nm 的核小体串珠状结构，构成了染色体的一级结构。

将细胞核进行温和处理时，在电镜下往往很少见到染色质呈伸展的串珠状结构，而是观察到以一种结构较为紧密、直径约为 30nm 的染色质纤维形式存在。30nm 的染色质纤维为核小体串珠结构进一步盘绕形成的中空螺线管（solenoid）。在组蛋白 H_1 存在的情况下，由直径 10nm 的核小体串珠结构螺旋盘绕，每圈 6 个核小体，形成外径 30nm、内径 10nm 的螺线管（图 8 - 6）。组蛋白 H_1 通常位于中空螺线管内部，是螺线管形成和稳定的关键因素。组蛋白 H_1 分子可成簇地结合于 DNA 上或成簇地从 DNA 分子上脱落，从而使螺线管形成或松解，进而对相关基因的活性进行调节。螺线管是染色质包装的二级结构。

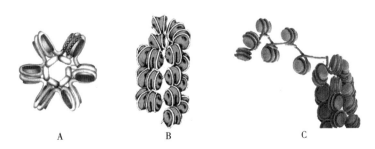

图 8 - 6　螺线管模型

A. 顶面观；B. 侧面观；C. 从核小体到螺线管

Bak 等人用从人胚胎离体培养的分裂细胞中分离出的染色体经温和处理后，在电镜下看到直径 0.4μm、长 11~60μm 的染色线，称为单位线（unit fiber）。进一步观察发现，单位线是由螺线管进一步螺旋化形成的圆筒状结构，称为超螺线管（supersolenoid），这是染色体构建的三级结构。

超螺线管进一步螺旋和折叠，形成长 2~10μm 的染色单体，即染色体构建的四级结构。根据多级螺旋模型，由 DNA 线性分子到染色体经过了四级结构的包装（图 8-7），DNA 双螺旋到核小体压缩率为 1/7，核小体到螺线管压缩率为 1/6，螺线管到超螺线管压缩率为 1/40，超螺线管到染色单体压缩率为 1/5，DNA 长度压缩为原先的 1/10000~1/8000。

2. 染色体支架–放射环结构模型　目前对染色质的包装，在一级结构和二级结构上有一致的认识，但 30nm 的螺线管如何进一步包装成染色单体，尚存在不同的看法。1977 年，Laemmli 等发现，当去除染色体的组蛋白和大部分非组蛋白后，电镜下观察到在染色体的核心是由非组蛋白构成的支架，DNA 侧环从支架的一点出发又返回其相邻近的点，构成染色体纵轴周围的放射环（图 8-8）。

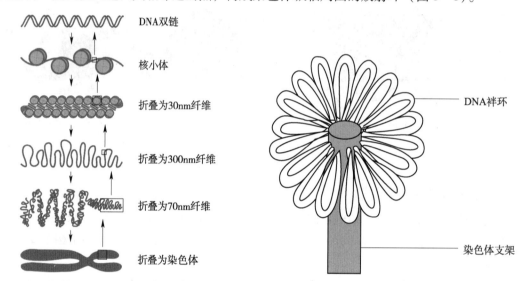

图 8-7　染色体包装模型示意图及电镜照片　　　　图 8-8　染色体组装的放射环模型

染色体支架–放射环模型认为染色体是由 30nm 的螺线管折叠的袢环构成的，袢环的基部集中于染色体支架、染色单体的中央，染色质纤维沿染色体纵轴从中央支架向周围放射状伸出，每个 DNA 袢环长 30000~100000bp，平均包含 315 个核小体。每 18 个袢环以染色体支架为核心呈放射状平面排列，形成微带（miniband）。微带是染色体更高级的结构，大约 1×10^6 个微带沿染色体中央支架纵向排列，形成染色单体（chromatid）。

三、染色质的分类

（一）常染色质和异染色质

间期染色质按其形态特点和染色性能的不同分为常染色质和异染色质两类。

1. 常染色质（euchromatin）　是间期细胞核中处于伸展状态的染色质细纤丝，折叠压缩程度较低，用碱性染料染色时着色较浅，常位于细胞核的中央，也可以袢环形式伸入核仁中，DNA 包装比为 1/2000~1/1000。常染色质 DNA 主要由单一序列或中度重复序列的核苷酸组成。常染色质具有转录活性，在正常状态下经常处于功能活性状态，参与 DNA 复制及 RNA 转录过程，在一定程度上调节、控制着细胞的代谢活动。常染色质的复制多发生在细胞周期 S 期的早期和中期，但并非所有常染色质上基因都具有转录活性，处于常染色质状态只是基因转录的必要条件，而不是充分条件。

2. 异染色质（heterochromatin）　　为间期细胞核中高度凝集、折叠压缩程度高的染色质纤维丝，碱性染料染色时着色较深。异染色质一般是转录不活跃或无转录活性，与组蛋白结合紧密的 DNA 分子，主要分布于间期核的边缘，即核膜内表面的附近，也有一些异染色质与核仁相结合，构成核仁相随染色质的一部分。

异染色质又分为结构异染色质和兼性异染色质两类。

（1）结构异染色质（constitutive heterochromatin）　　是指在所有类型细胞的全部发育阶段都处于凝集状态的染色质。在中期染色体上，主要位于染色体的着丝粒、端粒、次缢痕或染色体臂的常染色质之间，由相对简单、高度重复的 DNA 序列组成。结构异染色质具有显著的遗传惰性，不转录也不编码蛋白质，但可能与细胞分裂、分化过程及结构蛋白质表达的调控有关。结构异染色质一般在 S 期的晚期复制，且表现为比常染色质早凝集。

（2）兼性异染色质（facultative heterochromatin）　　是在某些细胞中或在细胞一定的发育阶段，由常染色质失去转录活性，转变为凝集状态的异染色质。异染色质在一定条件下能向常染色质转变而恢复其转录活性，二者的转化可能与基因的表达调控有关。例如，雌性哺乳动物体细胞的细胞核中的巴氏小体（Barr body）［又称 X 小体（X body）］，即典型的兼性异染色质。在胚胎发育早期，雌性哺乳动物体细胞的细胞核中的一对 X 染色体均有活性，但在胚胎发育的 16～18 天，两条 X 染色体之一将随机发生异染色质化而失活，在核膜内缘形成一个高度浓缩、凝集的深染小体。兼性异染色质不是由简单的 DNA 重复序列构成，其总量随不同类型细胞而变化，在分化程度较低的胚胎细胞含量较少，而高度特化细胞中含量较多。这表明随细胞分化，较多基因可因染色质凝聚而逐渐关闭，丧失其转录和表达活性。因此，染色质的紧密折叠凝集可能是关闭基因活性的一种途径。

细胞所处的生活周期、分化阶段和生理状态不同，常染色质与异染色质在细胞中的分布比例也有差别。一般来说，快速增殖的细胞中，如胚胎细胞、骨髓细胞及肿瘤细胞中，常染色质所占的比例较大；而在分化程度高的细胞中，异染色质所占的比例较大，如精子细胞核中，异染色质可占染色质总量的 90%～100%。

常染色质与异染色质的化学成分相同，是染色质存在的两种不同状态，在一定条件下，二者可以相互转变。例如，在一种细胞中为常染色质的，在另一种细胞中则可能成为异染色质。而同一种细胞在不同功能状态下，两种染色质也可发生相互转化，兼性异染色质的存在即说明了这一点。电镜下观察到常染色质与异染色质在结构上是连续的，常染色质与异染色质形态的差异可能与组蛋白的分布比例有关，当常染色质结合一定量的组蛋白后，即可向异染色质发生转化。

（二）活性染色质和非活性染色质

染色质按功能状态的不同可分为活性染色质（active chromatin）和非活性染色质（inactive chromatin）。活性染色质是可进行基因转录的染色质，一般为具有转录活性的常染色质；而非活性染色质是指不进行基因转录的染色质，因大多数细胞中 90% 以上的基因在转录上是不活跃的，这些没有转录活性的基因，大量存在于不转录的常染色质上，少量分布于高度凝缩的异染色质中，因此，非活性染色质既包括异染色质，也包括部分常染色质。

非活性染色质因真核生物细胞核内的 DNA 盘绕组蛋白核心形成核小体，以非裸露状态存在，限制了 RNA 聚合酶、转录因子等非组蛋白与组蛋白核心紧密结合的 DNA 的相互作用，而使基因处于非转录状态。当一个调控蛋白结合到染色质 DNA 的一个特定位点时，可使 DNA 局部结构改变而影响核小体的相位，使核小体构型发生构象改变，具有疏松的染色质结构，便于转录调控因子与顺式调控元件结合和 RNA 聚合酶在转录模板上滑动而导致染色质活化。此外，组成核小体的组蛋白八聚体的 N 端都暴露在核小体之外，当某些特殊的氨基酸残基乙酰基化、甲基化、磷酸化时，可改变染色质的结构，直接影响转录活性，或者通过改变核小体表面结构，使其他调控蛋白易于和染色质相互接触，间接影响转录活性，使非活性染色质活化，激活基因的表达。

四、染色体的结构和特征

染色体的数目、形态和结构在同种生物中相对恒定，在不同种类的生物中均有差异，这对于维持生物物种的稳定和生物进化具有重要意义。

（一）中期染色体的形态结构 📱微课3

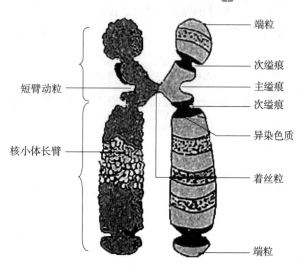

图8-9　中期染色体的形态特征

在细胞有丝分裂中期，染色质高度凝集，此时染色体形态结构特征明显、典型，易于进行染色体的观察和分析。中期染色体由两条相同的姐妹染色单体（sister chromatin）构成，彼此以着丝粒（centromere）相连，染色体在着丝粒处内凹，称主缢痕（primary constriction）或初级缢痕。着丝粒部位染色质的螺旋化程度低，DNA含量少，因此染色很浅或不着色。该区域由高度重复的异染色质组成，并将染色单体分成两条短臂（p）和两条长臂（q）组成的四臂结构。在主缢痕处，有与着丝粒并列的动粒。沿染色体纵轴尚有次缢痕、随体、端粒等不同结构域（图8-9）。

染色体上着丝粒的位置是恒定的，如果将染色体纵向分成八等分，根据着丝粒所处位置的不同，染色体可分为4类（图8-10）：①中着丝粒染色体（metacentric chromosome），着丝粒位于染色体的中央（1/2~5/8），将染色体分成大致相等的两臂；②亚中着丝粒染色体（submetacentric chromosome），着丝粒偏向一端（5/8~7/8），将染色体分成长短明显不同的两个臂；③近端着丝粒染色体（subtelocentric chromosome），着丝粒靠近染色体的一端（7/8~末端）；④端着丝粒染色体（telocentric chromosome），着丝粒位于染色体的一端，形成的染色体只有一个臂。人类染色体只有前3种类型，没有端着丝粒染色体，而小鼠染色体都是端着丝粒染色体。

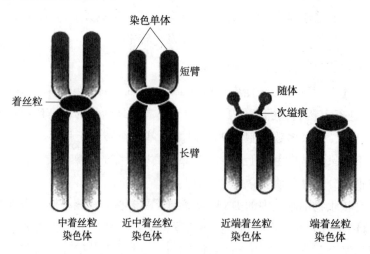

图8-10　染色体的4种类型

典型的中期染色体包括以下部分。

1. 着丝粒和动粒　着丝粒位于主缢痕中央，由高度重复的异染色质构成，是中期染色单体相互联系在一起的特殊部位。动粒（kinetochore）又称着丝点，是指在主缢痕处位于两条染色单体外侧表层部位的特殊结构，与着丝粒形成一个高度有序、不可分割的统一体，即着丝粒 – 动粒复合体（图 8 – 11）。该复合体由外向内分成动粒域（kinetochore domain）、中心域（central domain）和配对域（pairing domain）3 个不同的部分，对细胞有丝分裂过程中染色体与纺锤体的整合及染色体有序的分离起重要作用。

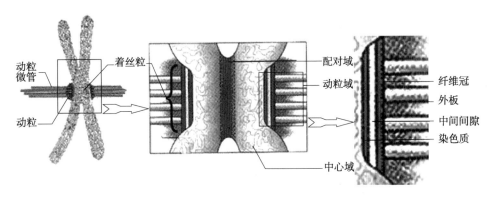

图 8 – 11 染色体上着丝粒 – 动粒复合体结构

（1）动粒域 位于着丝粒外表面，是微管蛋白的聚合中心之一。动粒域包括外板、中间间隙、内板 3 层结构。外板电子密度较高，是大部分纺锤丝微管连接的位点，有的纺锤丝微管深入外层中，与内层相连。在无纺锤丝微管存在时，外板层还可见覆盖着一层由微管蛋白构成的纤维冠（fibrous corona），纤维冠上结合有马达蛋白，是支配染色体运动和分离的重要结构。中间间隙电子密度较低，无特殊结构，呈半透明状。内板呈颗粒状，电子密度高，与着丝粒中心域的异染色质相连接。

（2）中心域 位于动粒域的内表面，是着丝粒 – 动粒域的主体。由高度浓缩、富含 DNA 重复序列的异染色质组成，能抵抗低渗膨胀和核酸酶消化。不同物种之间中心域的 DNA 重复序列变异很大，说明这些序列的进化速率很快。

（3）配对域 位于着丝粒 – 动粒复合体的内表面，是细胞有丝分裂中期姐妹染色单体相互连接的位点。在该区域分布有内着丝粒蛋白（inner centromere protein，INCENP）和染色单体连接蛋白（chromatid linking protein，CLP），这些蛋白在姐妹染色单体的配对、分离过程中起重要作用。

2. 次缢痕（secondary constriction） 是染色体上主缢痕以外的缢缩狭窄的部位，为某些染色体所特有的形态结构。次缢痕在染色体上的数目、位置、大小通常比较恒定，是鉴别染色体的显著特征。

3. 随体（satellite） 是某些染色体末端的棒状或球形结构，通过次缢痕与染色体的短臂相连，含高度重复 DNA 序列，是识别染色体的重要特征之一。人类第 13、14、15、21、22 号近端着丝粒染色体均具有随体。

4. 端粒（telomere） 是染色体末端的特化部位，由端粒 DNA 和端粒结构蛋白构成。端粒 DNA 为富含 GC 的 5~8bp 的短串联重复序列，在进化上高度保守，不同生物的端粒 DNA 都很相似。在 DNA 复制过程中，引物被切除后留下的 5′端序列空隙由端粒 DNA 填补，可防止染色体末端 DNA 在复制过程中丢失，从而保证了染色体 DNA 复制的完整性。端粒结构蛋白属非组蛋白，可使端粒免受酶或化学试剂降解。端粒在维持染色体结构稳定性方面起重要作用，可避免染色体末端之间相互粘连，确保 DNA 的完全复制，并参与染色体在核内的空间定位。有实验研究显示，当用 X 射线破坏了染色体的末端后，会发生染色体片段缺失和末端融合现象，可导致疾病或肿瘤形成，在肿瘤细胞中常可观察到端粒融合。

端粒的长短与细胞周期进程相关。在正常细胞中，染色体每复制一次，端粒的 DNA 序列丢失 50~100bp，当端粒缩短到一定程度，细胞即退出细胞周期而分化或衰老、死亡。而肿瘤细胞中存在一种端粒酶（telomerase），该酶由具有反转录酶活性的蛋白质和与端粒 DNA 互补的 RNA 组成，能以自身的 RNA 为模板合成端粒，以补充丢失的端粒片段。

5. 核仁组织区（nucleolar organizing region，NOR）　是含有 rRNA 的基因（5S rRNA 的基因除外）的一段染色体区域，该部位 rRNA 的基因转录活跃，染色质凝集程度低，多位于浅染的染色体次缢痕区，但并非所有的次缢痕都是核仁组织区。NOR 与间期细胞核中核仁的形成有关，对核仁的缔合具有重要作用。

（二）染色体 DNA 的功能元件

染色体要在细胞世代中保持稳定，一条功能性的染色质 DNA 分子必须首先进行复制，得到两个完全相同的 DNA 分子，再将其平均分配到两个子细胞中，保证遗传信息的稳定传代。这就要求染色体 DNA 必须具有自主复制 DNA 序列、着丝粒 DNA 序列、端粒 DNA 序列 3 个功能元件（图 8 - 12）。

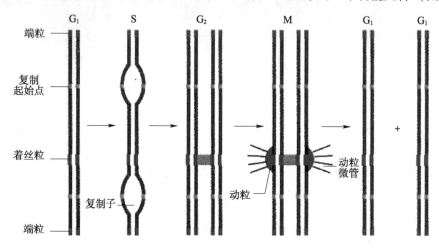

图 8 - 12　染色体中 3 种 DNA 序列功能示意图

1. 自主复制 DNA 序列　是细胞进行 DNA 复制的起始点。对于真核细胞来说，多个自主复制 DNA 序列可被成串激活，在 S 期解旋、解链，形成复制叉，开始双向复制。一条 DNA 分子上可同时在多个自主复制 DNA 序列处形成复制叉，使得 DNA 分子可在不同部位同时进行复制，保证了 DNA 快速、准确地自我复制，维持遗传物质稳定传递。

2. 着丝粒 DNA 序列　是复制完成的两姐妹染色单体连接的部位，在细胞分裂中期，该序列与纺锤丝相连，确保复制后的染色单体准确分离，并平均分配到两个子细胞。

3. 端粒 DNA 序列　广泛存在于真核生物染色体的末端，对于维持 DNA 分子两末端复制的完整性与保持染色体的独立性、稳定性具有重要作用。

目前，采用分子克隆技术，可将真核细胞染色体的复制起点、着丝粒、端粒序列拼接在一起构成人工染色体，用于科学研究。

（三）核型与染色体显带

核型（karyotype）是指一个体细胞中全部中期染色体的总和，包括染色体的数目、大小和形态特征。按照中期染色体的形态特征、数目、大小对其进行分组、配对、排列的过程，称为核型分析（karyotype analysis）。核型分析可为人类遗传病的鉴定、物种亲缘关系与进化等方面的研究提供重要依据。

人类正常体细胞中有 46 条染色体，配成 23 对，其中 1～22 号染色体是男女共有的，称常染色体；另一对染色体男女不同，称性染色体。人类正常男性体细胞核型为 46，XY；正常女性为 46，XX。这 23 对染色体按照国际统一标准命名体系，从大到小分为 A、B、C、D、E、F、G 共 7 组。

通常采用普通染色和染色体显带技术来辨别染色体。由于各个染色体之间的形态有许多相似之处，普通染色使整条染色体均匀着色，不易准确识别和区分染色体。而染色体显带技术可使染色体不同区域被选择性地染上不同强度的带纹，使各条染色体具有独特的带型而易于识别。染色体显带（chromosome banding）是对染色体进行一定的处理后，用不同的染料使染色体沿纵轴显示出宽窄不同、深浅各异的一系列条带。这样就可以对染色体的微细结构进行观察，检测各条染色体的微小结构变化，如缺失、易位等。常用的显带技术：用荧光染料喹吖因可显示 Q 带；经胰酶处理后 Giemsa 染色可显示 G 带；热处理后 Giemsa 染色显示 R 带；银染显示核仁组织区；T 带显示端粒部位；C 带显示着丝粒区域等。20 世纪 70 年代中期，建立了高分辨显带技术。一般显带技术只能显示 320～550 条带，而高分辨显带技术制备的染色体标本，一套染色体上可出现上千条带型，在识别染色体、分析染色体的微小变异、研究基因定位和生物进化等方面具有重要意义。

第四节　核　仁 　微课4

PPT

核仁（nucleolus）是细胞核的一个重要组成部分，是真核细胞间期细胞核内大分子物质聚集成的最明显的结构，光镜下为均匀、无包膜的海绵状结构。每个细胞中有 1～2 个核仁，甚至多个。核仁的大小、数目、形状、分布位置随生物物种、细胞类型和功能状态不同而异，并与蛋白质的合成水平密切相关。在蛋白质合成旺盛的细胞（如卵母细胞、分泌细胞）中，核仁很大；而在肌细胞等不具备蛋白质合成能力的细胞中，核仁很小。核仁在细胞中的位置通常不固定，可以在任何位置，一般位于细胞核的一侧，在生长旺盛的细胞中，常常移到核膜边缘，这种现象称为核仁趋边（nucleolar margination），有利于核仁内成分在核、质之间的运输。

核仁的主要化学组分为蛋白质、DNA、RNA、酶类等。其中蛋白质占核仁干重的 80%，包括组蛋白、非组蛋白、核糖体蛋白和 RNA 聚合酶等多种酶系。RNA 约占 11%，包括前体 rRNA、成熟 rRNA 等，与蛋白质结合后以 RNP 形式存在。DNA 占 8%，主要是编码 rRNA 的基因（rDNA），存在于核仁相随染色质中。此外，核仁中还有少量的脂类。核仁的各种组分以某种方式特异地组合，实现 rRNA 基因的转录和转录产物的加工、成熟。

一、核仁的超微结构与核仁周期

（一）核仁的超微结构

电镜下，核仁为无界膜包裹、由多种纤维丝构成的网状海绵球体，其超微结构包括 3 个不完全分隔的部分，由内向外依次为纤维中心、致密纤维组分、颗粒区（图 8－13）。

1. 纤维中心（fibrillar center，FC）　位于核仁中央，是被致密的纤维组分包绕成的圆形结构小岛，在电镜下呈浅染的低电子密度区。纤维中心是由直径为 10nm 的染色质纤维以袢环的形式伸入核仁内部而形成的，含有编码 rRNA 的基因，称为 rDNA。袢环上的 RNA 的基因成簇串联重复排列，可通过高速转录而形成 rRNA，在核仁的形成中发挥作用。因此，含有 rRNA 的基因的染色质区域又被称为核仁组

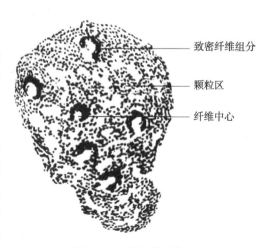

致密纤维组分

颗粒区

纤维中心

图 8－13　核仁的结构

织区（nucleolus organizer region，NOR）。人类细胞的 rRNA 的基因分布于第 13、14、15、21、22 号 5 对染色体上，在细胞分裂间期，这些核仁组织区相互融合，形成一个体积较大的核仁，10 条染色体的

NOR 以 DNA 袢环的形式伸入核仁中（图 8 - 14）。在细胞分裂中期，核仁组织区存在于染色体的次缢痕处。

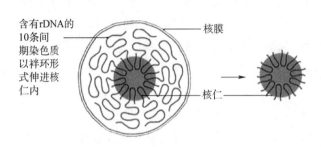

含有rDNA的
10条间
期染色质
以袢环形
式伸进核
仁内

核膜

核仁

图 8 - 14　含 rRNA 基因的 DNA 袢环伸入核仁

2. 致密纤维组分（dense fibrillar component，DFC）　位于核仁浅染区周围的高电子密度区，染色深，呈环形或半月形分布，又称为核仁纤维区（pars fibrosa）。电镜下该区域由紧密排列的直径为 4 ~ 10nm 的细纤丝组成，主要含正在转录的 rRNA 分子、核糖体蛋白等。rRNA 与核糖体蛋白共同构成了核仁海绵状网架，用 RNA 酶和蛋白酶处理可将该区域的纤维丝消化掉。

3. 颗粒区（pars granulosa）　富含直径为 15 ~ 20nm 的高电子密度颗粒，主要成分是 RNA 和蛋白质，是正在进行加工的转录产物和处于不同成熟阶段的核糖体亚单位所在的部位。致密纤维组分转录形成的 rRNA 经过加工、剪切，与来自细胞质的蛋白质组装成核糖体亚基前体颗粒，密布于致密纤维组分的外侧至核仁边缘，形成核仁的颗粒区。

核仁中除颗粒区和纤维区以外的区域称为核仁无定型区（pars amorpha）。

除上述基本结构外，在核仁中还可见到核仁结合染色质、核仁基质等结构。核仁结合染色质（nucleolar associated chromatin）是紧靠核仁的染色质，由直径 10nm 的纤维组成，包括围绕在核仁周边的核仁周围染色质和伸入核仁内部的核仁内染色质。前者常为无转录活性、不活跃的异染色质，后者是核仁相随染色质的主要部分，是具有转录活性的常染色质。核仁基质是核仁内由蛋白质组成的、无定形的液体物质。当用 DNA 酶和 RNA 酶处理核仁后，电镜下可见的残余结构即核仁基质，是上述各核仁组分的结构环境。

（二）核仁周期

核仁是一种动态结构，在细胞周期中核仁的形态和功能发生着周期性的变化。间期细胞中核仁明显；当细胞进入有丝分裂前期，随着染色质的凝集，核仁组织区 rRNA 的基因 DNA 袢环缠绕、凝缩到相应染色体的次缢痕处，rRNA 的合成停止，组成核仁的各种组分分散在核骨架中，核仁逐渐变小直至消失；有丝分裂中期，细胞中观察不到核仁的结构；在细胞进入分裂后期及末期时，已到达细胞两极的染色体逐渐伸展松弛，解旋为染色质，核仁组织区的 DNA 袢环恢复其松散状态，开始重新合成 rRNA，核仁的纤维成分及颗粒成分开始形成，从而愈合形成新的核仁。在核仁周期性变化中，rRNA 的基因的活性是核仁重建的必要条件，同时原有的核仁成分也起协助作用。

二、核仁的功能

真核细胞中有 4 种 rRNA，除 5S rRNA 是在核仁外合成外，其他 3 种都是在核仁内合成的。这些 rRNA 分子可与 80 多种核糖体蛋白在核仁中组装成核糖体亚单位，然后再转运到细胞质中行使其功能。

1. rRNA 基因的转录和 rRNA 前体的加工　真核细胞对核糖体的需求量很大，生长旺盛的细胞中大约有 1×10^7 个核糖体才可保证细胞对蛋白质合成的需求。因此，要求编码 rRNA 的基因数量也比较多，并需高度有效地进行转录。人类细胞每个单倍体基因组中约含有 200 个 rRNA 的基因拷贝，编码 5.8S rRNA、

18S rRNA 和 28S rRNA 的基因组成一个转录单位，以成簇串联重复序列的形式分布于 5 条染色体的 DNA 祥环上，为 rRNA 的合成提供模板。应用染色质铺展技术，可在电镜标本中观察到核仁中 rRNA 的基因转录的形态学过程（图 8 – 15A）。如图所示，核仁的核心部位是一条长的 DNA 轴纤丝，沿轴纤丝有一系列重复的箭头状结构单位，每个结构单位中的 DNA 纤维是一个编码 rRNA 的基因（rDNA），它们在染色体上串联重复存在。在 DNA 纤维上结合的 RNA 聚合酶可以快速地转录 rRNA，新生的 RNA 链沿 rD-NA 长轴两侧向外垂直伸展，靠近转录起始端处较短，沿转录方向逐渐增长，形成了电镜下独特的箭头状或"圣诞树"样结构。在各个转录单位之间由裸露的、不被转录的间隔 DNA 片段连接（图 8 – 15B）。

核仁中串联重复排列的 rRNA 的基因（rDNA）在 RNA 聚合酶作用下进行转录，每个基因都产生同样的约 13kb 的 45S rRNA 初级转录产物，即 rRNA 前体分子。在核仁中由 RNase 对 rRNA 前体分子进行进一步加工。45S rRNA 经过几个中间阶段的加工后，可裂解为 32S rRNA 和 20S rRNA，20S rRNA 进一步裂解为 18S rRNA，而 32S rRNA 可再被剪切为 28S rRNA 和 5.8S rRNA。RNA 的加工还涉及 rRNA 部分核苷酸的甲基化。

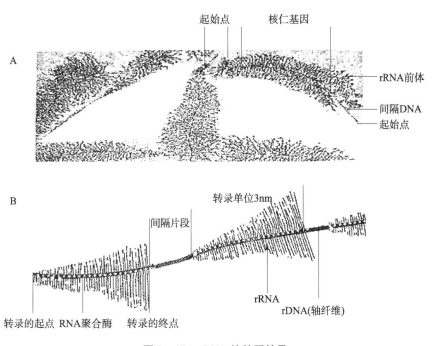

图 8 – 15　rRNA 的基因转录

2. 核糖体亚单位的组装　45S rRNA 在转录形成后可迅速与进入核仁中的蛋白质结合形成 80S 的核糖核蛋白颗粒，再以核蛋白方式进行加工，因此核仁中 rRNA 的合成、加工和核糖体的装配是同步进行的。在加工成熟过程中，80S 的核糖核蛋白颗粒逐渐丢失一部分 RNA 和蛋白质，形成核糖体大、小两个亚基的前体。18S rRNA 与 33 种蛋白质构成 40S 小亚基，28S rRNA、5.8S rRNA 和 49 种蛋白质组装成 60S 大亚基（图 8 – 16）。

3. 核糖体亚单位的运输和核糖体的成熟　放射性脉冲标记和示踪实验显示，核糖体小亚基通常在 30 分钟内完成组装并很快出现在细胞质中，而大亚基完成组装并进入细胞质中需约 1 小时，因此核仁中所含的核糖体大亚基比小亚基多得多。加工下来的蛋白质和小的 RNA 存留在核仁内，可能对催化核糖体的构建起一定作用。

核糖体大、小亚基在核仁中装配，在胞质中成熟，避免了有功能的核糖体在细胞核内提前与 mRNA 结合，从而使蛋白质的合成只能在细胞质中进行，保证了真核细胞的转录和翻译过程在时间和空间上得以分离，确保了真核细胞基因准确、高效的表达。

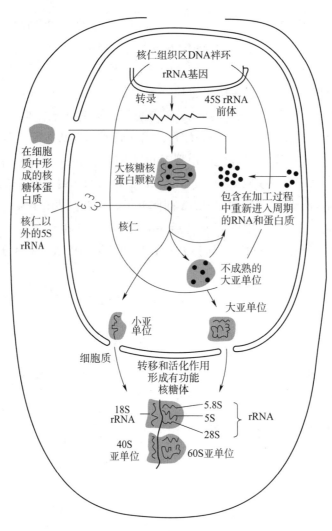

图 8 – 16　核仁在核糖体亚单位前体组装中的作用

第五节　细胞核的功能 微课 5

PPT

细胞核是遗传物质 DNA 存在的主要部位，是遗传信息储存、复制、传递及核糖体大、小亚基组装的场所，在维持细胞遗传稳定性及细胞代谢、生长、分化、增殖等生命活动中起控制中心的作用。

一、遗传信息的储存

细胞核中的 DNA 是生物遗传信息的携带者，决定着生物体的遗传性状及生物学行为。遗传信息蕴藏于组成 DNA 分子的核苷酸序列中，通过核苷酸不同的排列顺序决定了遗传信息的多样性和复杂性。遗传信息的基本结构单位是基因，基因是 DNA 分子中具有一定生物学功能的核苷酸片段，控制着生物某一特定性状。有些基因能编码蛋白质，另一些基因的编码产物为 RNA 序列，如编码 tRNA、rRNA 的 DNA 序列。携带遗传信息的 DNA 序列在细胞核内与组蛋白结合成复合体后，通过有序的组装和高度的压缩存在于染色体中，使 DNA 分子稳定在细胞核内，有利于真核细胞的染色单体在细胞分裂过程中准确地进入两个子细胞，维持遗传信息的稳定传递。同时核膜将遗传物质包裹在核内，确保了 DNA 复制、转录和修复在一个相对稳定的内环境中进行，保证了细胞的遗传稳定性。

二、遗传信息的复制

在细胞周期中，为了维持亲代细胞和子代细胞间的遗传稳定性，作为遗传物质的 DNA 必须首先正确复制其核苷酸序列。DNA 复制（DNA replication）是指通过 DNA 合成酶系的作用，亲代 DNA 合成与自身分子结构相同的子代 DNA 的过程。真核细胞 DNA 复制的特点为半保留复制、多点起始双向复制、不连续复制和不同步复制。DNA 复制过程涉及多种酶和蛋白质的参与，这些物质相互作用，才可确保 DNA 复制过程的准确性和保守性。

三、遗传信息的转录

遗传信息的传递是指 DNA 储存的遗传信息从 DNA 传递给 RNA、RNA 再指导蛋白质合成的过程。在细胞核中以 DNA 为模板合成 RNA 的过程称为转录（transcription）。在转录时，是以 DNA 双链中的反编码链为模板，合成互补的 RNA 链，此链与编码链的序列基本相同，只是将编码链中的 T 变成了 RNA 中的 U。转录的终产物为 RNA，包括 mRNA、tRNA、rRNA 及其他具有结构或催化活性的 RNA 分子。真核生物转录形成的 RNA 前体分子需要经过加工和修饰，才能成为具有正常功能的成熟 RNA。

RNA 聚合酶是转录过程中很重要的功能蛋白。原核细胞和真核细胞转录过程由不同的转录酶和转录因子催化完成。真核细胞中的 RNA 聚合酶有 3 种，其分子特性与作用见表 8-2。

表 8-2　真核细胞 3 种 RNA 聚合酶的功能和特性

RNA 聚合酶	部位	基因初级转录本	加工后产物
I	核仁	45S rRNA	5.8S rRNA、18S rRNA、28S rRNA
II	核基质	hnRNA	mRNA
III	核基质	tRNA 前体、5S rRNA	tRNA、5S rRNA

（一）mRNA 的转录和加工

mRNA 是三种 RNA 中唯一具有编码蛋白质功能的 RNA 分子，其前体分子是结构基因在 RNA 聚合酶 II 作用下催化转录合成的，新合成的前体分子大小不一，称为核内不均一 RNA（heterogeneous nuclear RNA，hnRNA），也称为核内异质 RNA 或不均一核 RNA。hnRNA 需要经过剪切修饰才能成为成熟的 mRNA。

整个转录过程包括 RNA 聚合酶与启动子结合、转录的起始、延伸和终止等步骤。RNA 聚合酶遇到 DNA 特定序列，即含 RNA 合成启动部位和开始信号的启动子后，可与启动子牢固结合，结合后的 RNA 聚合酶可识别转录的起始点，打开 DNA 双链间的氢键，以反编码链为模板，按碱基互补配对原则，合成一条单链 RNA，转录的方向是 5′→3′，直到 DNA 模板上出现终止信号方终止转录。

在真核细胞转录过程中需一类特殊的蛋白因子协助，它们能够与 DNA 的特殊序列结合调节基因转录，这些蛋白因子被称为转录因子（transcription factor，TF），如 TF II D、TF II B、TF II E、TF II S 等。

转录形成的前体 hnRNA 需要经过戴帽、加尾、剪接等加工过程才能成为成熟的 mRNA，进入细胞质中进行蛋白质的合成。

1. 戴帽（capping）　hnRNA 进行化学修饰首先是在其 5′端的第一个核苷酸上连接一个三磷酸鸟嘌呤，然后在甲基化酶的作用下，在鸟嘌呤第 7 位的氮上进行甲基化，形成 7-甲基鸟嘌呤三磷酸的帽子结构，同时在原来第一个核苷酸的 2′-O 上也进行甲基化，形成一个带有两个甲基的帽结构。当新生的 RNA 合成到 30 个核苷酸时就立即加帽。

5′端的帽结构一方面封闭了 mRNA－5′端，使其不再加接核苷酸，并防止延长的 RNA 分子被核酸酶水解，加强 mRNA 的稳定性；另一方面帽子结构能被核糖体小亚基识别，有利于 mRNA 最初翻译的准确性。

2. 加尾（tailing）　　hnRNA 的第二步修饰是在其 3′端加上 100～250 个腺苷酸残基组成的 polyA 的尾巴，加尾是在多聚腺苷酸聚合酶的催化下完成的。加尾可稳定 mRNA－3′端，防止被核酸酶水解，同时有利于 mRNA 由细胞核到细胞质的转运。

3. 剪接（splicing）　　是将前体分子中的内含子切除掉，将外显子拼接的过程。真核生物的基因是断裂基因，其编码序列（外显子）被非编码序列（内含子）隔开，在基因转录过程中是以一段连续的 DNA 碱基序列为模板进行的，形成的初级转录体 hnRNA 中同时包含外显子和内含子。在成熟 mRNA 形成过程中，剪接体可识别内含子特定的剪接信号，即内含子 5′端的 GT 和 3′端的 AT 序列，从而将内含子切除，将外显子连接起来形成成熟的 mRNA。

（二）tRNA 的转录和加工

在真核细胞中含有多个编码 tRNA 的基因，在染色质上成簇存在，在 RNA 聚合酶Ⅲ的作用下转录出 tRNA 前体。在加工过程中，前体 tRNA 在 RNA 酶的作用下，首先切除掉其 5′端的先导序列，再由核酸内切酶切掉内含子序列。此外，需要在 3′，5′端进行修饰，如将 3′端残基用 CCA^{OH} 取代，以便为蛋白质合成过程中携带氨基酸提供结合位点。

（三）rRNA 的转录与加工

真核细胞中的 rRNA 的基因串联重复排列于核仁染色质的特定区域，并由不转录的 DNA 分隔开来。每个基因包含 3 个外显子和 2 个内含子，3 个外显子依次为编码 18S rRNA、5.8S rRNA、28S rRNA 的前体序列，共同组成一个转录单位。在 RNA 聚合酶Ⅰ催化下首先转录形成 45S rRNA 前体，在第一步加工过程中，把由转录间隔区转录来的 RNA 切去。第二步将内含子切除，形成 18S rRNA、5.8S rRNA、28S rRNA 的成熟 rRNA。在此加工过程中完成其化学修饰，如甲基化。5S rRNA 由核仁外的基因编码，在 RNA 聚合酶Ⅲ催化下，由 5S rDNA 转录而来，当其转运到核仁后，直接参与核糖体大、小亚基的装配。

四、DNA 损伤的修复

遗传信息储存于 DNA 分子中，DNA 分子的碱基序列决定了遗传性状。DNA 复制严格遵守碱基互补配对的原则，以保证遗传的稳定性。但另一方面，生物体所处的内外环境都存在一些可造成 DNA 损伤的因素（如紫外线、电离辐射、化学诱变剂、病毒等），将引起 DNA 碱基序列的改变甚至引起 DNA 链的断裂，如若不能将这些损伤有效地修复，则会引起细胞衰老、死亡或基因突变。在漫长进化过程中，生物体中逐渐建立了一套有效的纠正 DNA 错误序列或修补断链的机制，即 DNA 损伤的修复（DNA repairing）。

第六节　细胞核与医学 📱微课6

PPT

细胞核是细胞生命活动的控制枢纽，细胞核的结构和功能受损，将导致严重的后果，常会引起细胞生长、增殖、分化等的异常，从而导致疾病的产生。

一、细胞核异常与肿瘤

与正常细胞相比，肿瘤细胞的细胞核具有以下特点：①高的核质比，癌细胞核质比显著高于正常细胞，可达 1∶1，正常的分化细胞核质比仅为 1∶（4～6）；②核结构呈异型性，核的形状表现为拉长、边缘呈锯齿状、凹陷、长芽、分叶及弯月形等畸形，并可出现巨核、双核或多核现象，例如在骨髓瘤细胞中，甚至出现仅细胞核分裂但细胞质不分裂而形成的双核细胞（四倍体）；③染色质聚集在近核膜处；④肿瘤细胞核仁大而数目较多，常规染色的肿瘤细胞中核仁深染，这是由于这些核仁的形态变化反映了肿瘤细胞活跃的 RNA 代谢的变化；⑤组蛋白磷酸化程度高；⑥肿瘤细胞的核膜增厚且呈不规则状，可出现小泡、小囊状突起；⑦核孔的数目在肿瘤细胞中往往增加；⑧染色体异常，核内染色体呈非整倍态，某些染色体缺失，而有些染色体数目增加，有的染色体结构发生改变，大约 95% 的慢性粒细胞白血病细胞中可见费城染色体，该染色体为 22 号染色体长臂和 9 号染色体之间部分片段易位的结果。因此，费城染色体为该病的标记染色体，可以作为疾病的诊断依据。

二、核骨架异常与肿瘤

核骨架形态结构及其蛋白质组成在癌细胞中有显著变化，有些癌细胞的核骨架结构很不规则，而且其蛋白质组成与正常细胞的核骨架有显著不同，如膀胱癌、肝癌、胃癌等肿瘤中都发现了核骨架蛋白的异常改变。癌基因的表达和其他基因一样，也是在核骨架上进行的。实验中用多瘤病毒转化成纤维细胞，分离细胞核后先将 DNA 进行部分消化，将游离的 DNA 与核骨架分开，再抽提与核骨架一起沉淀的 DNA，然后将这两种来源的 DNA 进行电泳，用癌基因探针进行杂交，证明与核骨架一起沉淀的 DNA 片段中也有很多癌基因，这说明癌基因结合在核骨架上才能转录。

三、遗传物质异常与疾病

细胞内遗传物质发生改变很可能会导致疾病，由遗传物质改变所导致的疾病叫遗传病。人类遗传病的病种在不断增长，遗传病对人类的危害非常大，遗传物质改变可能导致出生缺陷、智力低下、不孕、不育，甚至死亡，一些严重危害人类健康的常见病如肿瘤、糖尿病、先天性心脏病、原发性高血压、动脉粥样硬化、冠心病等，现已证实为遗传病。

（一）染色体异常导致染色体病的发生

由染色体数目和结构异常所引起的疾病称染色体病（chromosomal disease）。

1. 染色体数目异常

（1）整倍体畸变　细胞中染色体数目是以染色体组的倍数增加及减少，则称为整倍体畸变。如三倍体、四倍体。

（2）非整倍体畸变　细胞中染色体数目的改变不是一个染色体组的倍数，则称为非整倍体畸变。如单体型、三体型、多体型。

⇒ **案例引导**

　　案例　一对夫妇，女方 37 岁，2 年前怀孕，孕期在医生的建议下进行 Down 综合征筛查，发现为 Down 综合征高危孕妇。医生建议女方行羊膜腔穿刺，取羊水做进一步检查，以排除染色体疾病。这对夫妇未予采纳，后分娩一男婴，17 个月时因生长发育明显落后于同龄儿童前来就诊。经检查发现患儿肌张力低，有严重的先天性心脏病，染色体检查核型：47，XY，+21，诊断为 Down 综合征。

　　讨论：1. 什么是染色体病？常见的染色体畸变有哪些？

　　　　　2. Down 综合征是染色体病吗？

2. 染色体结构异常 染色体结构畸变又称为染色体重排，是染色体在断裂的基础上所形成的各种结构改变。在一些物理、化学或生物因素的作用下，染色体容易发生断裂。染色体断裂后形成的断面具有"黏性"，若断片原位重接，则染色体恢复正常，若丢失或变位重接，就会形成各种不同类型的结构畸变。常见的染色体结构畸变包括重复、缺失、倒位、易位。

（二）基因突变引起的基因病

由基因突变引起的疾病称为基因病，包括单基因病、多基因病。

单基因遗传病又称为单基因病，是指主要因一对等位基因突变而引起的遗传病，它的遗传符合孟德尔定律，因此也称为孟德尔遗传病。在线《人类孟德尔遗传》（Online Medelian Inheritance in Man，OMIM）将人类单基因遗传分为常染色体遗传、X 连锁遗传、Y 连锁遗传和线粒体遗传 4 类。习惯上仍根据致病基因所在染色体不同（常染色体或性染色体），以及该基因性质的不同（显性或隐性），将单基因病分为常染色体显性、常染色体隐性、X 连锁显性、X 连锁隐性和 Y 连锁遗传病 5 种类型。某些由线粒体基因组的单基因突变所引起的单基因病称作线粒体遗传病。

人类的许多遗传性状，如耳垂的有或无，一些遗传病，如短指症、白化病和红绿色盲等，都是由一对基因决定的。虽然一些性状或疾病在某些情况下会受到修饰基因或环境因素的影响，但总体而言还是由一对基因（主基因）控制。而另一些性状如身高、肤色、智力等，以及一些常见病如高血压、糖尿病、哮喘等的遗传则不是由一对等位基因控制的，而是受多对等位基因的控制，这些性状被称为多基因遗传性状，这些疾病被称为多基因病。

多基因遗传的基因也是遵循孟德尔的分离定律和自由组合定律，每对基因之间没有显性和隐性之分，而是共显性，这些基因的每个成员对遗传性状的贡献都是微小的，称为微效基因。许多对相关微效基因的作用可以累加起来，形成累加效应，表现出来的性状即多基因性状，产生的遗传病即多基因遗传病。这种多基因性状或多基因遗传病的形成，除受微效基因的作用外，还受环境因素的影响，由遗传因素和环境因素共同作用决定性状形成的遗传方式称为多基因遗传，由这种遗传方式传递的疾病称为多基因病。

四、核转运异常与疾病

雄激素是通过与雄激素受体（androgen receptor，AR）结合而发挥其功能的，若无雄激素受体，则雄激素对组织无刺激反应。雄激素受体是雄激素作用的中介物质。雄激素受体属于核受体超家族中的类固醇受体。雄激素受体在男性第二性征的发育及前列腺的生长过程中起着重要的作用，其核定位对个体正常的生理状态非常重要。AR 或者 AR 的核定位序列位点的突变体造成的 AR 异常，导致 AR 不能正常入核，与前列腺癌以及雄激素不敏感症相关。

五、端粒异常与疾病

目前发现，原发性高血压、动脉粥样硬化、心力衰竭、心肌梗死等心血管疾病与端粒长度的变化相关。端粒长度的变化贯穿心血管病的发生发展过程中，并对心血管病的预后产生影响。端粒缩短可引发心肌细胞凋亡。

研究发现，高血压患者内皮细胞中端粒长度存在异常，对体外高血压动物模型研究发现，血管平滑肌细胞的端粒消耗加速，由此可能对血管平滑肌细胞增殖与凋亡失衡产生影响。

答案解析

目标检测

一、选择题

1. 真核细胞内最大的细胞器是（　　）
   - A. 线粒体
   - B. 高尔基复合体
   - C. 内质网
   - D. 核糖体
   - E. 细胞核

2. 核仁的功能是（　　）
   - A. 转录 mRNA
   - B. 转录 rRNA
   - C. 复制 DNA
   - D. 翻译蛋白质
   - E. 合成核糖体大小亚基

3. 在两个核小体之间起连接作用的组蛋白是（　　）
   - A. H_1
   - B. H_2A
   - C. H_2B
   - D. H_3
   - E. H_4

4. 常染色质是指（　　）
   - A. 经常存在的染色质
   - B. 染色很深的染色质
   - C. 不呈异固缩的染色质
   - D. 呈现异固缩的染色质
   - E. 转录活性低的染色质

5. 人类基因组的组成是（　　）
   - A. 22 条常染色体 + Y 染色体
   - B. 22 条常染色体 + X 染色体
   - C. 47 条染色体
   - D. 22 条常染色体 + 2 条性染色体
   - E. 22 对常染色体 + X 染色体 + Y 染色体

二、简答题

1. 试述核被膜的结构和功能。
2. 试述核仁的结构和功能。
3. 试述核基质的功能。

三、论述题

1. 论述核孔复合体的结构与功能。
2. 论述染色质包装成中期染色体的四级螺旋结构模型。

（张　靖）

书网融合……

本章小结

微课1

微课2

微课3

微课4

微课5

微课6

题库

第九章　细胞连接与细胞外基质

📖 学习目标

1. **掌握** 细胞连接的类型与结构；细胞外基质的大分子种类和功能特点。

2. **熟悉** 封闭连接、锚定连接和通讯连接的结构和功能特点；细胞外基质的生物学作用。

3. **了解** 细胞连接的分布；细胞外基质大分子的结构特点；细胞连接、细胞外基质与疾病。

4. 培养学生认识细胞之间、细胞与细胞外基质之间相互作用的能力，具备分辨病理状态下异常细胞连接和细胞外基质的能力。

5. 增强学生对于人与人、人与社会之间联系的认识，树立集体合作的正确观念。

　　细胞与细胞、细胞外环境乃至整个机体的相互依存、相互作用、相互制约，即细胞社会性（cell sociality）。细胞表面在细胞社会性活动中占有十分重要的地位。细胞表面在一定程度上分化为相对稳定的特殊结构，例如细胞连接和细胞外基质，这些结构在细胞识别、细胞联络等方面有重要功能。

第一节　细胞连接 🇪 微课 1

PPT

　　多细胞生物的细胞已丧失某些独立性，而作为一个紧密联系的整体进行生命活动。适应细胞的协调统一及细胞间相互联系的需要，细胞表面可与其他细胞或细胞外基质结合的特化区称为细胞连接（cell junction）。在结构上包括膜特化部分、质膜下胞质部分和质膜外细胞间的部分。在动物体内，除血细胞及结缔组织细胞外，其他的细胞都是相互连接且有一定排列顺序的。细胞连接存在于各种组织中，不同组织细胞（如上皮细胞、肌肉细胞和神经细胞等）中细胞连接的类型和数量不同。细胞连接的体积很小，只有在电镜下才能观察到。根据功能和形态结构，细胞连接主要分为封闭连接、黏着连接和通讯连接等几种类型（图 9 - 1，表 9 - 1）。

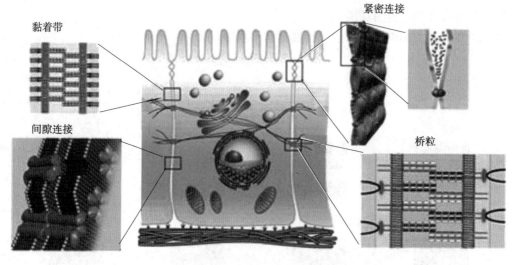

图 9 - 1　细胞连接的类型

表 9 – 1　细胞连接的类型

功能分类	结构分类		主要分布
封闭连接	紧密连接		上皮组织中
黏着连接	锚定连接	黏着带	上皮细胞
		黏着斑	上皮细胞基部
	桥粒连接	桥粒	心肌、上皮
		半桥粒	上皮细胞基部
通讯连接	间隙连接		大多数动物组织中
	化学突触		神经细胞间和神经肌肉间

一、封闭连接

封闭连接（occluding junction）又称紧密连接（tight junction），也称封闭小带（zonula occludens），

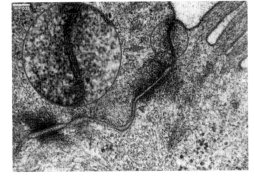

存在于脊椎动物的上皮细胞间（图9 – 2），长度 50 ~ 400nm，相邻细胞之间的质膜紧密结合，没有缝隙。在电镜下可以看到连接区域具有蛋白质形成的焊接线网络，焊接线也称嵴线（图9 – 3），封闭了细胞与细胞之间的空隙。上皮细胞层对小分子的透性与嵴线的数量有关，有些紧密连接甚至连水分子都不能透过。

紧密连接的焊接线由跨膜细胞黏附分子构成，主要的跨膜蛋白为密闭蛋白（claudin）和闭合蛋白（occludin），另外还有膜的外周蛋白。

图 9 – 2　紧密连接位于上皮细胞的上端

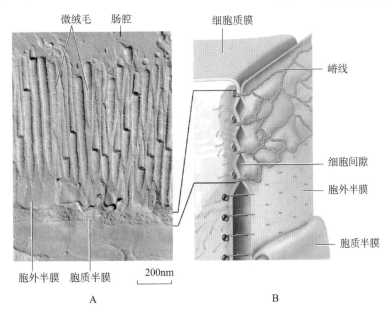

图 9 – 3　紧密连接的结构示意图

A. 小肠上皮细胞紧密连接区的冷冻断裂复型电镜照片；B. 紧密连接模式图

（2 个相邻细胞的细胞质膜通过嵴线紧密连接在一起）

紧密连接的主要作用是封闭相邻细胞间的接缝，防止溶液中的分子沿细胞间隙渗入体内，从而保证了机体内环境的相对稳定，消化道上皮、膀胱上皮、脑毛细血管内皮以及睾丸支持细胞之间都存在紧密连接。后二者分别构成了血 – 脑屏障和血 – 睾屏障，能保护这些重要器官和组织免受异物侵害。在各种

组织中紧密连接对一些小分子的密封程度有所不同，例如小肠上皮细胞的紧密连接对 Na⁺ 的渗漏程度比膀胱上皮细胞大 1 万倍。

二、黏着连接

黏着连接（adhering junction，adherens junction，zonula adherens），又称锚定连接（anchoring junction），通过细胞骨架系统将细胞与细胞或细胞与细胞外基质之间连接起来，尤其是在需要承受机械力的组织内广泛分布，如上皮细胞之间、心肌细胞之间等。通过黏着连接可使一些相邻的细胞连成一体，形成一个牢靠有序的细胞群体，防止组织断裂。根据直接参与细胞连接的细胞骨架的性质不同及涉及的细胞外基质的关系，黏着连接又分为与肌动蛋白纤维相关的黏着连接和与中间丝相关的黏着连接。前者主要有黏着带和黏着斑，后者包括桥粒和半桥粒。

（一）黏着带和黏着斑

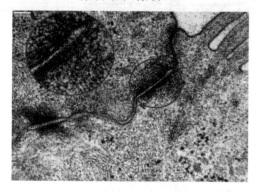

图 9-4　黏合带位于紧密连接下方

1. 黏着带（adhesion belt）　呈带状环绕细胞，一般位于上皮细胞顶侧面的紧密连接下方（图 9-4）。在黏着带处相邻细胞的间隙 15～20nm，间隙两侧质膜上的跨膜蛋白相互黏合，将相邻细胞的质膜连在一起。

间隙中的黏合分子为 E-钙黏素（E-cadherin）（图 9-5），E-钙黏素是 Ca²⁺ 依赖的钙黏蛋白。在质膜的内侧有几种附着蛋白与钙黏素结合在一起，这些附着蛋白包括 α-，β-，γ-连锁蛋白（catenin）、黏着斑蛋白（vinculin）、α-辅肌动蛋白（α-actinin）和片珠蛋白（plakoslobin）。

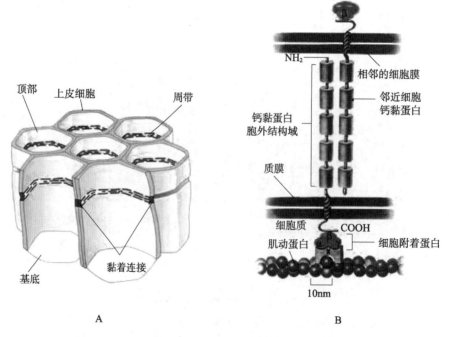

图 9-5　黏着带结构模型

A. 组织分布示意图；B. 结构示意图

黏着带处的质膜下方有与质膜平行排列的肌动蛋白束，钙黏蛋白通过附着蛋白与肌动蛋白束相结合。于是，相邻细胞中的肌动蛋白丝束通过钙黏蛋白和附着蛋白编织成了一个广泛的网络，把相邻细胞联合在一起。黏着带也被称为带状桥粒（belt desmosome）或中间连接，与黏着带相连的纤维是肌动蛋白纤维。小肠上皮细胞微绒毛中的肌动蛋白纤维束就结合在与黏着带相连的纤维网络上（图9-6）。

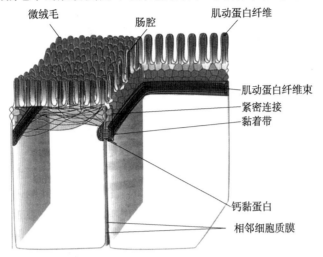

图9-6 小肠上皮细胞之间黏合带示意图

2. 黏着斑（adhesion plaque）   是位于细胞与细胞外基质间的连接方式，通过整联蛋白（integrin）把细胞中的肌动蛋白束和基质连接起来。连接处的质膜呈盘状，称为黏着斑。在细胞内侧整联蛋白通过微丝结合蛋白与肌动蛋白结合（图9-7）。例如，在体外培养的成纤维细胞就是通过黏着斑贴附在瓶壁上的。

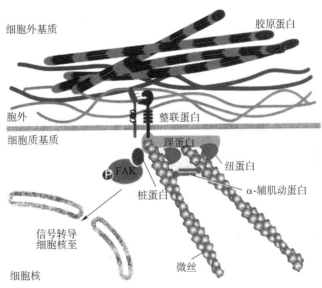

图9-7 黏着斑结构示意图

（二）桥粒与半桥粒

1. 桥粒   相邻细胞间的一种斑点状黏着连接称为桥粒（desmosome），桥粒存在于承受强拉力的组织中，如皮肤、口腔、食管等处的复层鳞状上皮细胞之间和心肌中（图9-8）。

相邻细胞间形成纽扣状结构，细胞膜之间的间隙约30nm，其中充满纤维性物质，间隙中央致密的结构又称中央层；质膜下方有细胞质附着蛋白质，如片珠蛋白（plakoglobin）、桥粒斑蛋白（desmoplakin）等，形成一厚15～20nm的致密斑。斑上有中间纤维相连，中间纤维的性质因细胞类型而异，如在上皮细胞中为角蛋白丝（keratin filaments），在心肌细胞中则为结蛋白丝（desmin filaments）。桥粒中间为钙黏素（desmoglein 及 desmocollin）。因此，相邻细胞中的中间纤维通过致密斑和钙黏素间接地连成了骨架网络（图9-9）。

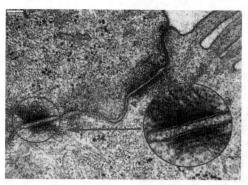

图9-8　桥粒位于黏合带下方

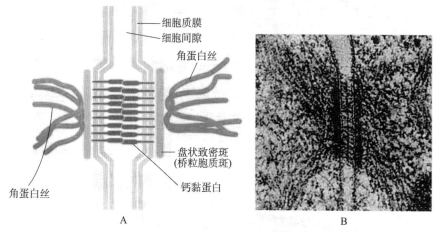

图9-9　桥粒结构模式图

2. 半桥粒（hemidesmosome）　在形态结构上类似桥粒，但功能和化学组成不同，半桥粒位于上皮细胞基面与基膜之间（图9-10），它通过细胞膜上的整联蛋白将上皮细胞固着在基底膜上，在半桥粒中，中间丝不是穿过而是终止于半桥粒的致密斑内。它与桥粒的不同之处在于：①只在质膜内侧形成桥粒斑结构，其另一侧为基膜；②穿膜连接蛋白为整联蛋白而不是钙黏素，整联蛋白是细胞外基质的受体蛋白；③细胞内的附着蛋白为角蛋白（keratin）（图9-11）。

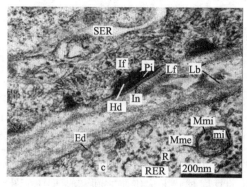

图9-10　半桥粒连接上皮细胞基面和基膜

三、通讯连接

通讯连接（communicating junctions）主要介导相邻细胞之间的物质运输、信息传递。主要类型有存

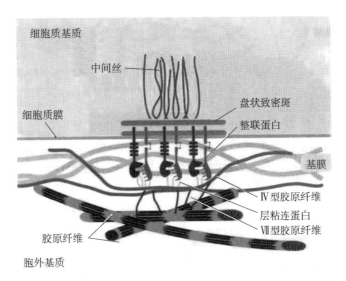

图 9 – 11　半桥粒结构示意图

在于动物细胞间的间隙连接和可兴奋细胞之间的化学突触，以及存在于植物细胞间的胞间连丝。通讯连接除了有机械的细胞连接功能之外，主要作用是在细胞间形成电偶联或代谢偶联，以此来传递信息。

（一）间隙连接

间隙连接（gap junction）存在于大多数动物组织。在连接处相邻细胞间有 2～4nm 的缝隙（图 9 – 12），而且连接区域比紧密连接大得多，最大直径可达 0.3μm。间隙连接是在相互接触的细胞间建立的亲水性跨膜通道，该通道允许相对分子质量小于 1×10^3kD 的分子出入，达到细胞在代谢与功能上的统一。

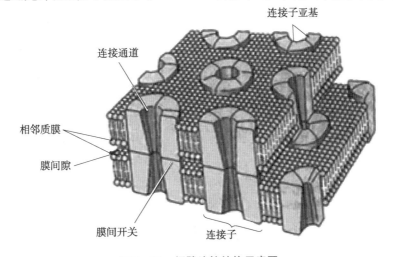

图 9 – 12　间隙连接结构示意图

在间隙与两层质膜中有大量蛋白质颗粒，是构成间隙连接的基本单位，称连接子（connexon），每个连接子由 6 个相同或相似的跨膜蛋白亚单位环绕而成，直径 8nm，中心形成一个直径约 1.5nm 的孔道（图 9 – 13）。相邻细胞膜上的两个连接子对接便形成一个间隙连接单位，因此间隙连接也称缝隙连接或缝管连接；许多间隙连接单位往往集结在一起，其区域大小不一，最大直径可达 0.3μm。细胞内的小分子，如无机盐离子、糖、氨基酸、核苷酸和维生素等有可能通过间隙连接的孔道。

间隙连接的通道直径通常受一些因素，如膜电位、胞内 pH、胞外化学信号及 Ca^{2+} 浓度等因素的影响而处于动态变化中。间隙连接的通透性是可调节的。在实验条件下，降低细胞 pH，或升高 Ca^{2+} 浓度均可降低间隙连接的通透性。当细胞破损时，大量 Ca^{2+} 进入，导致间隙连接关闭，以免正常细胞受到伤害。

通过间隙连接建立的细胞通讯在胚胎发育、细胞增殖与分化、组织稳态、器官建成、肿瘤发生、伤

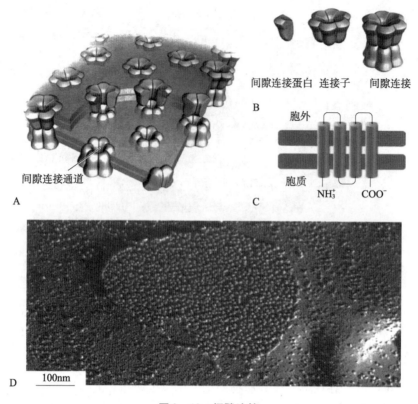

图 9 - 13　间隙连接

A. 间隙连接结构模式图；B. 连接子结构模式图；C. 4 次跨膜的间隙连接蛋白结构示意图；

D. 豚鼠上皮细胞冷冻蚀刻电镜照片，示间隙连接成片分布区域

口愈合等生命现象中具有重要作用。

1. 在代谢偶联中的作用　间隙连接允许小分子代谢物和信号分子通过，是细胞间代谢偶联的基础。
氨基酸、葡萄糖、核苷酸、维生素、无机离子及第二信使（cAMP、Ca^{2+} 等）可以直接在细胞之间流通。
例如，在体外培养条件下，把不能利用外源次黄嘌呤合成核酸的突变型成纤维细胞和野生型成纤维细胞
共同培养，则两种细胞都能吸收次黄嘌呤合成核酸。如果破坏细胞间的间隙连接，则突变型细胞不能吸
收次黄嘌呤合成核酸。

2. 构成电突触　在由具有电兴奋性的细胞构成的组织中，通过间隙连接建立的电偶联对其功能的协调
一致具有重要作用。平滑肌、心肌、神经末梢间均存在这种间隙连接，称为电突触（electrotonic synapses）
（图 9 - 14）。电突触无须依赖神经递质或信息物质即可将一些细胞的电兴奋活动传递到相邻的细胞，例如，
神经细胞之间的电偶联使动作电位迅速在细胞之间传播。

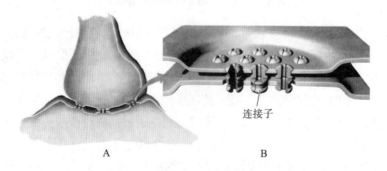

图 9 - 14　电突触结构示意图

A. 电突触结构示意图；B. 电突触的间隙连接结构示意图

3. 在早期胚胎发育和细胞分化过程中的作用　胚胎发育的早期，细胞间通过间隙连接相互协调发育和分化。胚胎发育中，细胞间的偶联提供信号物质的通路，从而为某一特定细胞提供它的"位置信息"（positional information），诱导细胞按其在胚胎中所处的局部位置向着一定方向分化。而在肿瘤细胞之间，间隙连接明显减少或消失，因此间隙连接类似肿瘤抑制因子。

4. 对细胞增殖的影响　如将转化细胞与正常细胞共同培养，通常几乎不能在两种细胞间建立间隙连接，转化细胞的增殖不受抑制；当用一定诱导剂使转化细胞与正常细胞之间建立间隙连接后转化细胞的生长即受到抑制；当封闭正常细胞与转化细胞之间的通道后，转化细胞的生长失控复现。越来越多的研究表明，构成间隙连接的连接蛋白基因的突变与人类的遗传性疾病相关，如白内障、耳聋、外周神经病、皮肤病等。

（二）化学突触

化学突触（synapse）是存在于可兴奋细胞间的一种连接方式，其作用是通过释放神经递质来传导兴奋。由突触前膜（presynaptic membrane）、突触后膜（postsynaptic membrane）和突触间隙（synaptic cleft）3 部分组成（图 9 – 15）。

突触前神经元的突起末梢膨大呈球形，称突触小体（synaptic knob）。突触小体贴附在突触后神经元的胞体或突起的表面形成突触。突触小体的膜称突触前膜，与突触前膜相对的胞体膜或突起的膜称突触后膜，两膜之间称为突触间隙。间隙的宽度 20～30nm，内含有黏多糖和糖蛋白等物质。

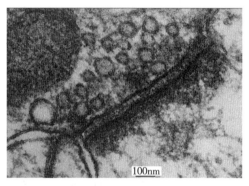

100nm

图 9 – 15　化学突触的结构（具有小囊泡的一侧为突触前膜）

突触小体内有许多囊泡，称突触小泡（synaptic vesicle），内含神经递质。当神经冲动传到突触前膜，突触小泡释放神经递质，为突触后膜的受体接受（配体门通道），引起突触后膜离子通透性改变，膜去极化或超极化，引起新的神经冲动（图 9 – 16）。

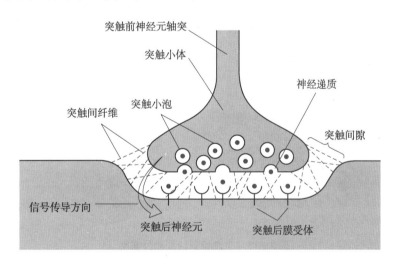

图 9 – 16　化学突触的结构模型

相对于电突触，化学突触中的信号传递涉及将电信号转变为化学信号，再将化学信号转变为电信号的过程。而电突触传递信号时是通过间隙连接直接将电信号从一个细胞传递到另一个细胞，信号传递速度更快。

第二节　细胞外基质 微课2

　　细胞外基质（extracellular matrix，ECM）是指由细胞分泌到细胞外间充质中的蛋白质和多糖类大分子物质所构成的复杂网络结构。为细胞的生存及活动提供适宜的场所，并通过信号转导系统影响细胞的形状、代谢、功能、迁移、增殖和分化。

　　构成细胞外基质的大分子种类繁多，可大致归纳为3大类：氨基聚糖与蛋白聚糖、胶原与弹性蛋白、纤连蛋白与层粘连蛋白（图9-17，图9-18）。

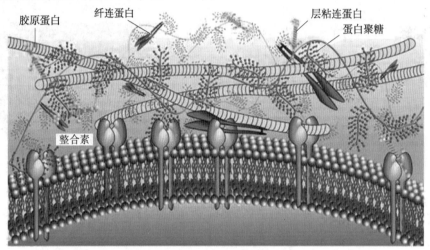

图9-17　细胞外基质的成分

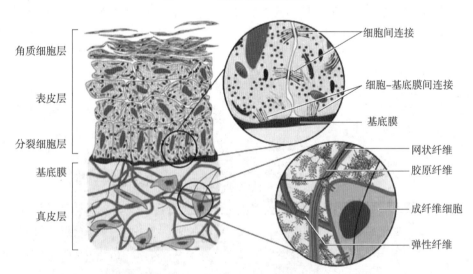

图9-18　上皮组织的细胞外基质

　　上皮组织、肌组织及脑与脊髓中的ECM含量较少，而结缔组织中ECM含量较高。细胞外基质的组分及组装形式由所产生的细胞决定，并与组织的特殊功能需要相适应。例如，角膜的细胞外基质为透明柔软的片层，肌腱的则坚韧如绳索。细胞外基质不仅静态地发挥支持、连接、保水、保护等物理作用，而且动态地对细胞产生全方位影响。

　　细胞外基质不仅是支持细胞的框架，其形态结构及成分的变化，可以改变细胞微环境从而对细胞形态、生长、分裂、分化和凋亡起重要的调控作用。很多编码胞外基质成分或其受体基因的突变可导致多种疾病甚至肿瘤的发生，因此对胞外基质的信号功能及其与疾病关系的研究日益成为人们关注的焦点。

一、氨基聚糖与蛋白聚糖

1. 氨基聚糖（glycosaminoglycan，GAG） 又称糖胺聚糖，是由重复二糖单位构成的无分枝长链多糖（图 9–19）。其二糖单位通常由氨基己糖（氨基葡萄糖或氨基半乳糖）和糖醛酸组成（表 9–2），但硫酸角质素中糖醛酸由半乳糖代替。氨基聚糖依组成糖基、连接方式、硫酸化程度及位置的不同可分为 6 种，即透明质酸、硫酸软骨素、硫酸皮肤素、硫酸乙酰肝素、肝素、硫酸角质素。

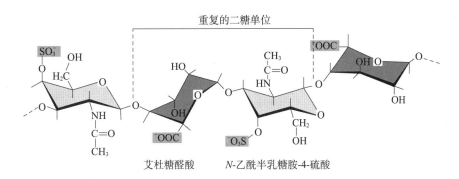

图 9–19　氨基聚糖结构示意图

表 9–2　氨基聚糖的分子特性及组织分布

氨基聚糖	二糖单位	硫酸基	分布组织
透明质酸	葡萄糖醛酸，N–乙酰葡萄糖	0	结缔组织、皮肤、软骨、玻璃体、滑液
硫酸软骨素	葡萄糖醛酸，N–乙酰半乳糖	0.2～2.3	软骨、角膜、骨、皮肤、动脉
硫酸皮肤素	葡萄糖醛酸或艾杜糖醛酸，N–乙酰葡萄糖	1.0～2.0	皮肤、血管、心、心瓣膜
硫酸乙酰肝素	葡萄糖醛酸或艾杜糖醛酸，N–乙酰葡萄糖	0.2～3.0	肺、动脉、细胞表面
肝素	葡萄糖醛酸或艾杜糖醛酸，N–乙酰葡萄糖	2.0～3.0	肺、肝、皮肤、肥大细胞
硫酸角质素	半乳糖，N–乙酰葡萄糖	0.9～1.8	软骨、角膜、椎间盘

透明质酸（hyaluronic acid，HA）是唯一不发生硫酸化的氨基聚糖，其糖链特别长。氨基聚糖一般由不到 300 个单糖基组成，而 HA 可含 10 万个糖基。在溶液中 HA 分子呈无规则卷曲状态。如果强行伸长，其分子长度可达 $20\mu m$。HA 整个分子全部由葡萄糖醛酸及乙酰氨基葡萄糖二糖单位重复排列构成。由于 HA 分子表面有大量带负电荷的亲水性基团，可结合大量水分子，因而即使浓度很低也能形成黏稠的胶体，占据很大的空间，产生膨压。在细胞外基质中，透明质酸倾向于向外膨胀，产生压力，使结缔组织具有抗压的能力。

在胚胎组织中透明质酸是增殖细胞和迁移细胞的细胞外基质的主要成分。透明质酸结合于许多迁移细胞的表面，使细胞保持彼此分离，使细胞易于运动迁移和增殖并阻止细胞分化。在发育过程中，透明质酸的作用是防止细胞在增殖完成或迁移到位之前过早地进行分化。同时透明质酸也是蛋白聚糖的主要结构组分，在结缔组织中起强化、弹性和润滑作用。

细胞表面的 HA 受体为 CD44 及其同源分子，属于 hyaladherin 族。所有能结合 HA 的分子都具有相似的结构域。

HA 虽不与蛋白质共价结合，但可与许多种蛋白聚糖的核心蛋白质及连接蛋白质通过非共价键结合而参加蛋白聚糖多聚体的构成，在软骨基质中尤其如此。

除 HA 及肝素外，其他几种氨基聚糖均不游离存在，而与核心蛋白质共价结合构成蛋白聚糖。

2. 蛋白聚糖（proteoglycan） 是氨基聚糖（除透明质酸外）与核心蛋白质（coreprotein）的共价结合物（图 9 – 20）。分布于所有结缔组织及许多细胞表面。核心蛋白质的丝氨酸残基（常有 Ser – Gly – X – Gly 序列）可在高尔基复合体中装配上氨基聚糖（GAG）链。其糖基化过程为通过逐个转移糖基首先合成由四糖组成的连接桥（Xyl – Gal – Gal – GlcUA），然后再延长糖链，并对所合成的重复二糖单位进行硫酸化及差向异构化修饰。一个核心蛋白质分子上可以连接 1~100 个以上 GAG 链。与一个核心蛋白质分子相连的 GAG 链可以是同种或不同种的。

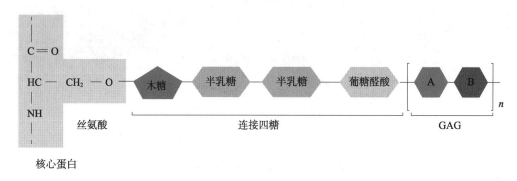

图 9 – 20 蛋白聚糖结构示意图

许多蛋白聚糖单体常以非共价键与透明质酸形成多聚体。核心蛋白质的 N 端序列与 CD44 分子结合透明质酸的结构域具有同源性，故亦属 hyaladherin 族。

蛋白聚糖多聚体（图 9 – 21）的分子量可达 108kD 以上。其体积可超过细菌，如构成软骨的蛋白聚糖 Aggrecan，其 GAG 主要是硫酸软骨素（chondroitin sulfate，CS），但还有硫酸角质素（keratan sulfate，KS），其含量不足或代谢障碍可引起长骨发育不良，四肢短小。

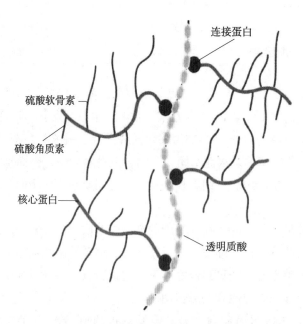

图 9 – 21 蛋白聚糖复合体示意图

二、胶原与弹性蛋白

1. 胶原（collagen）　是动物体内含量最丰富的蛋白质，约占人体蛋白质总量的30%以上。它遍布于体内各种器官和组织，是细胞外基质中的最基本成分之一，也是细胞外基质的框架结构，可由成纤维细胞、软骨细胞、成骨细胞及某些上皮细胞合成并分泌到细胞外（图9-22）。

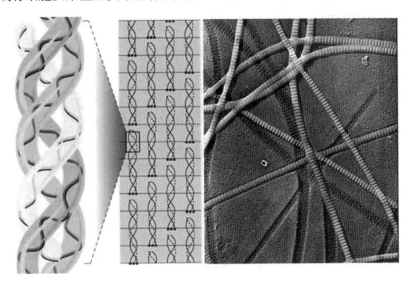

图9-22　成纤维细胞周围的胶原纤维（左模式图，右电镜照片）

目前已发现的胶原至少有19种（表9-3），由不同的结构基因编码，具有不同的化学结构及免疫学特性。Ⅰ、Ⅱ、Ⅲ、Ⅴ及Ⅺ型胶原为有横纹的纤维形胶原。

表9-3　胶原的类型及分布

类型	多聚体形式	组织分布	突变类型
Ⅰ	较粗的纤维束	皮肤、肌腱、骨、韧带、角膜等	严重的骨缺陷和断裂
Ⅱ	纤维	软骨、脊索、人眼玻璃体	软骨缺陷、矮小症状
Ⅲ	微细的原纤维网	皮肤、血管、体内器官	皮肤易损、关节松软、血管易破
Ⅳ	二维网格样结构	基膜	血管球形肾炎、耳聋
Ⅴ	纤维（结合Ⅰ型胶原）	与Ⅰ型胶原共分布	皮肤易损、关节松软、血管易破
Ⅺ	纤维（结合Ⅱ型胶原）	与Ⅱ型胶原共分布	近视、失明
Ⅸ	与Ⅱ型胶原侧面结合	软骨	骨关节炎
Ⅶ	锚定纤维	复层鳞状上皮	皮肤起疱
ⅩⅦ	非纤维状	半桥粒/基膜	皮肤起疱/近视、视网膜脱离、脑积水

各型胶原都是由3条相同或不同的肽链形成三股螺旋，含有3种结构：螺旋区、非螺旋区及球形结构域。其中Ⅰ型胶原的结构最为典型。

➡案例引导

案例　男婴，16个月，1周前因感冒发烧、齿龈出血，下肢活动受限，入院治疗。体温37.4℃，体重9kg，一般状态欠佳，贫血外貌。全身浅表淋巴结肿大，齿龈肿胀、出血。皮肤未见出血点及瘀斑。心、肺、腹无异常。双膝关节肿胀，活动受限。神经系统检查未见异常。X线：双膝骨密度减低，股骨、胫骨干骺端肥大，边缘呈骨刺样增生，密度增高。临时钙化带致密增厚，骨皮质变薄，骨质稀疏，骨小梁细小。左右股骨和左胫骨干骺区有喇叭口状骨膜增生，骨骺中心密度减低，其周围出现致密环。胸部X线可见坏血病串珠。

讨论：该患者所患疾病是什么？其发病机制是什么？

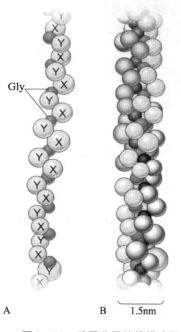

图9-23　胶原分子结构模式图

A. 一条胶原α链，呈左手螺旋，具有Gly-X-Y三肽重复序列特征；B. 胶原分子模式图，由三条α链螺旋盘绕形成

Ⅰ型胶原的原纤维平行排列成较粗大的束，成为光镜下可见的胶原纤维，抗张强度超过钢筋。其三股螺旋由两条 α_1（Ⅰ）链及一条 α_2（Ⅰ）链构成。每条α链约含1050个氨基酸残基，由重复的Gly-X-Y序列构成。X常为Pro（脯氨酸），Y常为羟脯氨酸或羟赖氨酸残基。重复的Gly-X-Y序列使α链卷曲为左手螺旋，每圈含3个氨基酸残基。三股这样的螺旋再相互盘绕成右手超螺旋，即原胶原（图9-23）。

原胶原分子间通过侧向共价交联，相互呈阶梯式有序排列聚合成直径50～200nm、长150nm至数微米的原纤维，在电镜下可见间隔67nm的横纹。胶原原纤维中的交联键是由侧向相邻的赖氨酸或羟赖氨酸残基氧化后所产生的两个醛基间进行缩合而形成的。

原胶原共价交联后成为具有抗张强度的不溶性胶原。胚胎及新生儿的胶原因缺乏分子间的交联而易于抽提。随年龄增长，交联日益增多，皮肤、血管及各种组织变得僵硬，成为老化的一个重要特征。

人 α_1（Ⅰ）链的基因含51个外显子，因而基因转录后的拼接十分复杂。翻译出的肽链称为前α链，其两端各具有一段不含Gly-X-Y序列的前肽。3条前α链的C端前肽借二硫键形成链间交联，使三条前α链"对齐"排列。然后从C端向N端形成三股螺旋结构。前肽部分则呈非螺旋卷曲。带有前肽的三股螺旋胶原分子称为前胶原（procollagen）。胶原变性后不能自然复性重新形成三股螺旋结构，原因是成熟胶原分子的肽链不含前肽，故而不能再进行"对齐"排列（图9-24）。

前α链在粗面内质网上合成，并在形成三股螺旋之前于脯氨酸及赖氨酸残基上进行羟基化修饰，脯氨酸残基的羟化反应是在与膜结合的脯氨酰-4羟化酶及脯氨酰-3羟化酶的催化下进行的。维生素C是这两种酶所必需的辅助因子。维生素C缺乏导致胶原的羟化反应不能充分进行，不能形成正常的胶原原纤维，结果非羟化的前α链在细胞内被降解。因而，膳食中缺乏维生素C可导致血管、肌腱、皮肤变脆，易出血，称为坏血病。

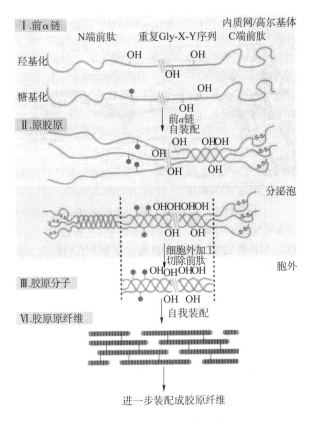

图 9-24　胶原的合成与装配

🌐 **知识链接**

细胞连接和社会发展

多细胞生物体的细胞已经丧失某些独立性，细胞和细胞、细胞外基质以及整个机体的相互作用，构成了复杂的细胞社会联系。为了达到各细胞间生理活动的协调和促进细胞间的必要联系，多细胞生物体的细胞作为一个密切联系的整体进行一系列生命活动。细胞外基质不仅具有连接、支持细胞和组织，决定细胞命运的作用，还控制着细胞的生长、分化和运动等。正如我国发达的轨道交通，在各省份、中心城市和周围城市的连接中具有关键作用。只有连接正确，保持城市之间的紧密连接，才能保证国家各项事业的繁荣发展。而轨道交通周围的城市社区生活圈、农村生活圈，就好像细胞周围的细胞外基质，不断为生活提供便利，提高国民的生活质量。我们要将培育科学精神和践行社会主义核心价值观融入国民教育的全过程，保持人与人、人与社会、城市与城市、城市与农村之间的稳定联系，促进社会的和谐发展。

---

2. 弹性蛋白（elastin）　由两种类型短肽段交替排列构成。一种是疏水短肽赋予分子以弹性；另一种短肽为富含丙氨酸及赖氨酸残基的 α-螺旋，负责在相邻分子间形成交联。弹性蛋白的氨基酸组成似胶原，也富含甘氨酸及脯氨酸，但很少含羟脯氨酸，不含羟赖氨酸，没有胶原特有的 Gly-X-Y 序列，故不形成规则的三股螺旋结构。弹性蛋白分子间的交联比胶原更复杂。通过赖氨酸残基参与的交联形成富于弹性的网状结构。弹性蛋白分子通过共价键相互连接在一起形成卷曲的网状结构，从而可以随意地伸展及回缩（图 9-25）。

弹性蛋白具有随机卷曲和交联性能，是弹性纤维的主要成分。弹性纤维主要存在于脉管壁及肺，亦少量存在于皮肤、肌腱及疏松结缔组织中。弹性纤维与胶原纤维共同存在，分别赋予组织以弹性及抗张性。弹性蛋白纤维网络赋予组织以弹性，弹性纤维的伸展性比同样横截面积的橡皮条至少大 5 倍。

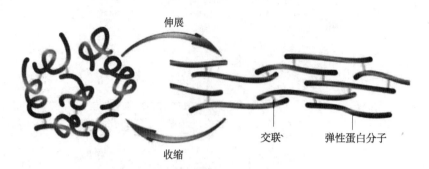

图 9 - 25　弹性蛋白伸展及收缩示意图

在弹性蛋白的外围包绕着一层由微原纤维构成的壳。微原纤维是由一些糖蛋白构成的。其中一种较大的糖蛋白是原纤维蛋白（fibrillin），为保持弹性纤维的完整性所必需。在发育中的弹性组织内，糖蛋白微原纤维常先于弹性蛋白出现，似乎是弹性蛋白附着的框架，对于弹性蛋白分子组装成弹性纤维具有组织作用。老年组织中弹性蛋白的生成减少，降解增强，以致组织失去弹性。

三、纤连蛋白与层粘连蛋白

1. 纤连蛋白（fibronectin，FN）　是细胞外基质中一种大型的糖蛋白，存在于所有脊椎动物，分子含糖 4.5% ~9.5%，糖链结构依组织细胞来源及分化状态而异。纤连蛋白可将细胞连接到细胞外基质上（图 9 - 26）。

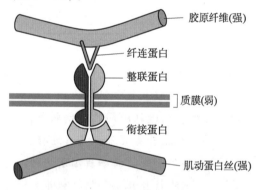

图 9 - 26　纤连蛋白将细胞连接到细胞外基质上

纤连蛋白以可溶形式存在于血浆（0.3mg/ml）及各种体液中；以不溶形式存在于细胞外基质及细胞表面。前者总称血浆纤连蛋白；后者总称细胞纤连蛋白。

各种纤连蛋白均由相似的亚单位（220kD 左右）组成。血浆纤连蛋白（450kD）是由二条相似的肽链在 C 端借二硫键联成的"V"字形二聚体（图 9 - 27）。细胞纤连蛋白为多聚体。

在人体中目前已鉴定的纤连蛋白亚单位就有 20 种以上。它们都是由同一基因编码的产物。转录后由于拼接上的不同而形成多种异型分子。

每条纤连蛋白肽链约含 2450 个氨基酸残基，整个肽链由三种类型（Ⅰ、Ⅱ、Ⅲ）的模块重复排列构成。具有 5 ~7 个有特定功能的结构域，由对蛋白酶敏感的肽段连接。这些结构域中有些能与其他细胞外基质（如胶原、蛋白聚糖）结合，使细胞外基质形成网络；有些能于细胞表面的受体结合，使细胞附着于细胞外基质上。

纤连蛋白肽链中的一些短肽序列为细胞表面的各种纤连蛋白受体识别与结合的最小结构单位。例如，在肽链中央的与细胞相结合的模块中存在 RGD（Arg - Gly - Asp）序列，为与细胞表面某些整合素受体识别与结合的部位。化学合成的 RGD 三肽可抑制细胞在纤连蛋白基质上黏附。

细胞表面及细胞外基质中的纤连蛋白分子间通过二硫键相互交联，组装成纤维。与胶原不同，纤连蛋白不能自发组装成纤维，而是通过细胞表面受体介导下进行的，只存在于某些细胞（如成纤维细胞）表面。转化细胞及肿瘤细胞表面的纤连蛋白纤维减少或缺失系因细胞表面的纤连蛋白受体异常所致。

纤连蛋白的主要功能是介导细胞黏着，可与细胞外基质其他成分、纤维蛋白以及整联蛋白家族细胞

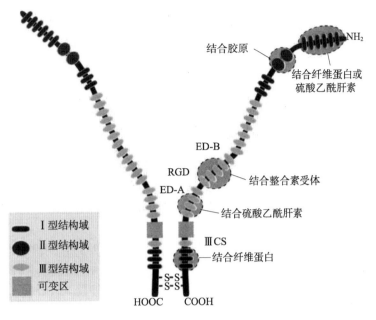

图 9-27 纤连蛋白的结构模型

表面受体结合，影响细胞活动。通过黏着，纤连蛋白可以通过细胞信号转导途径调节细胞的形状和细胞骨架的组织，促进细胞铺展。在胚胎发生过程中，纤连蛋白对于许多类型细胞的迁移和分化是必需的。在创伤修复中，纤连蛋白亦很重要，如促进巨噬细胞和其他免疫细胞迁移到受损部位；在血凝块形成过程中，纤连蛋白促进血小板附着于血管受损部位。

2. 层粘连蛋白（laminin，LN） 也是细胞外基质中一种大型的糖蛋白，与Ⅳ型胶原一起构成基膜，是胚胎发育中出现最早的细胞外基质成分。

层粘连蛋白分子由一条重链（α）和两条轻链（β、γ）借二硫键交联而成，外形呈"十"字形，三条短臂各由三条肽链的 N 端序列构成。每一短臂包括两个球区及两个短杆区，β 和 γ 短臂上有两个球形结构域，α 链上的短臂有三个球形结构域，其中有一个结构域同Ⅳ型胶原结合，第二个结构域同肝素结合，还有同细胞表面受体结合的结构域，长臂也由杆区及球区构成。层粘连蛋白分子中至少存在 8 个与细胞结合的位点。例如，在长臂靠近球区的链上有 IKVAV 五肽序列可与神经细胞结合，并促进神经生长。鼠 LNα1 链上的 RGD 序列，可与 αvβ3 整合素结合。正是这些独立的结合位点使层粘连蛋白作为一个桥梁分子，介导细胞同基膜结合（图 9-28）。

现已发现 15 种层粘连蛋白异形分子，12 种亚单位（α$_1$~α$_5$，β$_1$~β$_4$，γ$_1$~γ$_3$），与纤连蛋白不同的是，这 12 种亚单位分别由 12 个结构基因编码。

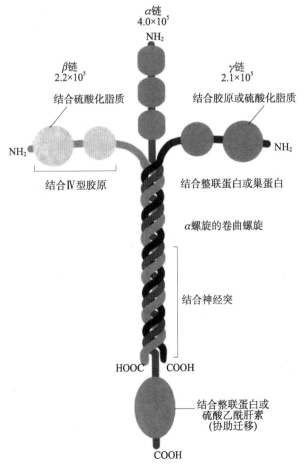

图 9-28 层粘连蛋白的结构模型

层粘连蛋白是含糖量很高的糖蛋白，15% ~ 28%，具有 50 条左右 N 连接的糖链，是迄今所知糖链结构最复杂的糖蛋白，层粘连蛋白的多种受体是识别与结合其糖链结构。

通常细胞是通过层粘连蛋白与Ⅳ型胶原或蛋白聚糖结合，将细胞锚定于基膜上。层粘连蛋白对基膜的组装起关键作用，在细胞表面形成网络结构并将细胞固定在基膜上。个体发生中出现最早的细胞外基质蛋白是层粘连蛋白。层粘连蛋白出现于早期胚胎中，对于保持细胞间粘连、细胞的极性及细胞的分化都有重要意义。

基膜是上皮细胞下方一层柔软的特化的细胞外基质，也存在于肌肉、脂肪和施旺细胞周围。它不仅仅起保护和过滤作用，还决定细胞的极性，影响细胞的代谢、存活、迁移、增殖和分化。

四、细胞外基质的生物学作用

细胞外基质不只具有连接、支持、保水、抗压及保护等物理学作用，而且对细胞的基本生命活动发挥全方位的生物学作用。

1. 影响细胞的存活、生长与死亡　正常真核细胞，除成熟血细胞外，大多必须黏附于特定的细胞外基质上才能抑制凋亡而存活，称为定着依赖性（anchorage dependence）。例如，上皮细胞及内皮细胞一旦脱离了细胞外基质则会发生程序性死亡，此现象称为凋亡。

不同的细胞外基质对细胞增殖的影响不同。例如，成纤维细胞在纤连蛋白基质上增殖加快，在层粘连蛋白基质上增殖减慢；而上皮细胞对纤连蛋白及层粘连蛋白的增殖反应则相反。肿瘤细胞的增殖丧失了定着依赖性，可在半悬浮状态增殖。

2. 决定细胞的形状　体外实验证明，各种细胞脱离了细胞外基质呈单个游离状态时多呈球形。同一种细胞在不同的细胞外基质上黏附时可表现出完全不同的形状。上皮细胞黏附于基膜上才能显现出其极性。细胞外基质决定细胞的形状这一作用是通过其受体影响细胞骨架的组装而实现的。不同细胞具有不同的细胞外基质，介导的细胞骨架组装的状况不同，从而表现出不同的形状。

3. 控制细胞的分化　细胞通过与特定的细胞外基质成分作用而发生分化。例如，成肌细胞在纤连蛋白上增殖并保持未分化的表型；而在层粘连蛋白上则停止增殖，进行分化，融合为肌管。

4. 参与细胞的迁移　细胞外基质可以控制细胞迁移的速度与方向，并为细胞迁移提供"脚手架"。例如，纤连蛋白可促进成纤维细胞及角膜上皮细胞的迁移；层粘连蛋白可促进多种肿瘤细胞的迁移。细胞的趋化性与趋触性迁移皆依赖于细胞外基质。这在胚胎发育及创伤愈合中具有重要意义。细胞的迁移依赖于细胞的黏附与细胞骨架的组装。细胞黏附于一定的细胞外基质时诱导黏着斑的形成，黏着斑是联系细胞外基质与细胞骨架的"铆钉"。

由于细胞外基质对细胞的形状、结构、功能、存活、增殖、分化、迁移等一切生命现象具有全面的影响，因而无论在胚胎发育的形态发生、器官形成过程中，或在维持成体结构与功能完善（包括免疫应答及创伤修复等）的一切生理活动中均具有不可忽视的重要作用。

目标检测

答案解析

一、选择题

1. 紧密连接中的跨膜蛋白质的胞外端通过相互作用将相邻的细胞连接在一起，胞内端通过 ZO - 1，ZO - 2 和 ZO - 3 与（　　）相互联系

A. 微丝骨架　　　　　　　　B. 微管骨架　　　　　　　　C. 中间丝骨架

D. 内质网　　　　　　　　　E. 高尔基复合体

2. 黏附连接主要由跨膜黏附分子 nectin 和钙调蛋白 cadherin 组成，它们分别通过 afadin 和 β‑catenin 与胞内（　　）结合

A. 微丝骨架　　　　　　　　B. 微管骨架　　　　　　　　C. 中间丝骨架

D. 内质网　　　　　　　　　E. 高尔基复合体

3. 桥粒和半桥粒分别利用 cadherin 之间或整合素与胞外基质间的结合，再通过胞内分子与角蛋白组成的（　　）连接而形成

A. 微丝骨架　　　　　　　　B. 微管骨架　　　　　　　　C. 中间丝骨架

D. 内质网　　　　　　　　　E. 高尔基复合体

4. 由三条 α 多肽链盘绕而成三股超螺旋结构，每条 α 链含 1050 个氨基酸残基，在一级结构上以重复的 Gly‑X‑Y 序列为特点的纤维蛋白是（　　）

A. proteoglycan　　　　　　B. collagen　　　　　　　　C. elastin

D. fibronectin　　　　　　　E. laminin

5. 纤粘连蛋白肽链中的一些特殊的 RGD 短肽序列，是细胞表面各种纤粘连蛋白受体识别并结合的最小结构单位，此序列可被细胞表面受体中的（　　）识别

A. 整合素　　　　　　　　　B. EGF 受体　　　　　　　　C. PDGF 受体

D. FGF 受体　　　　　　　　E. VEGF 受体

二、简答题

1. 什么是紧密连接和黏附连接？

2. 什么是半桥粒？

3. 蛋白聚糖的结构和特点是什么？

4. 简述细胞外基质的结构和功能。

三、论述题

简述维生素 C 缺乏与坏血病的关系。

（曹　轩）

书网融合……

本章小结　　　　　　微课1　　　　　　微课2　　　　　　题库

第十章 细胞通讯与信号转导

📖 学习目标

1. **掌握** 受体的分类及特性；信号转导级联反应系统的构成和基本过程；G蛋白偶联受体信号转导及受体酪氨酸激酶介导的信号转导的基本过程。

2. **熟悉** 第二信使及细胞内信号转导相关分子的特性及分类；受体丝氨酸/苏氨酸激酶介导的信号转导；酪氨酸激酶相关受体介导的信号转导；胞内信号转导。

3. **了解** 信号转导系统组成；细胞信号转导的特性。

4. 培养学生认识微观世界的能力，具备分辨病理状态下细胞通讯及信号转导的技能。

5. 培养学生正确的人生观、价值观、社会观和世界观，强化团结协作的集体主义观念。

第一节 细胞通讯

PPT

一、细胞通讯概述

细胞内存在多种信号转导方式和途径，各种方式和途径间又存在多个层次的交叉调控，是一个极度复杂的网络系统。高等生物所处的环境无时无刻不在变化，机体功能上的协调统一要求有一个完善的细胞间相互识别、相互反应和相互作用的机制，这一机制称作细胞通讯（cell communication）。在这一系统中，细胞识别与之相接触的细胞，或者识别周围环境中存在的各种信号，并将其转变为细胞内信号进行传递，从而改变细胞内的代谢过程，影响细胞的生长发育，甚至诱导细胞的死亡。把这种针对外源性信号所发生的各种分子活性的变化，以及将这种变化依次传递至效应分子，以改变细胞功能的过程称为信号转导（signal transduction）。在高等动物中，神经、内分泌和免疫系统的运行都离不开细胞与细胞间的信号转导，所以，阐明细胞信号转导的机制就意味着认清细胞在整个生命过程中的增殖、分化、代谢、死亡等诸方面的表现和调控方式，进而理解机体生长、发育和代谢的调控机制。细胞间信号转导的作用方式，大致可分为以下几种类型。

1. 内分泌型 信号发放细胞分泌激素并进入血液，随循环系统播散于全身各处，作用于生物体其他远端部位的相应靶细胞。

2. 旁分泌型 细胞分泌的信号分子只是作为局部的介导物，作用于邻近靶细胞。

3. 自分泌型 信号分子由细胞分泌后，可被细胞自身或临近同一类型的细胞受体接受。

4. 其他类型 包括接触依赖型、突触型和缝隙连接型等。

二、信号分子

细胞所接受的信号多种多样，按信号的性质可分为物理信号（如光信号、电信号和机械信号等）、化学信号及其他3类。多细胞生物细胞之间的信号转导可通过相邻细胞的直接接触来实现，但更重要的则是通过细胞分泌各种化学物质（信号）来调节自身和其他细胞的代谢和功能。这些具有调节细胞生命活动的化学物质称为信号分子（signal molecule）。信号分子的特点是具有特异性、高效性和可被灭活，但不具备酶活性，唯一的功能是与靶细胞的受体结合，通过信号转换机构把细胞外信号转变为细胞内信号。

⊕ **知识链接**

细胞间的对话与协作

　　细胞就像一个人一样，是一个个体，一个个的个体组成了一个完整的生命，每一个多细胞生命都是由多个个体细胞组成的一个整体，就像人类社会一样。这其中，不同的细胞在细胞社会中都有自己独特的分工和价值，同时也需要与其他细胞进行交流和沟通，这就是细胞通讯与信号转导。机体功能上的协调统一需要细胞相互识别、相互反应、相互作用。同样，我们也需要在社会中找到自己的位置，积极与人交流，在实现个人价值的同时为人类的社会发展，国家的民主富强贡献自己的力量。

　　化学信号又被称为配体（ligand），包括细胞因子、气体分子、细胞的代谢产物及进入体内的药物，如细菌毒素等。化学信号分子的分类方法很多，一般按信号的性质、细胞分泌信号分子的方式或按信号引起的细胞生物效应等进行分类。

　　1. 按信号分子的化学本质分类　可将细胞间信号分子分为亲水性信号分子、亲脂性信号分子和气体信号分子。亲水性信号分子有蛋白质和肽类、氨基酸及其衍生物；亲脂性信号分子有类固醇激素、脂肪酸衍生物、维生素类等；气体信号分子主要有一氧化氮、一氧化碳等。

　　2. 按细胞分泌信号分子的方式分类　可将细胞间信号分子分为神经递质、内分泌激素、局部化学介质、自分泌信号等。

　　信号分子一般是指细胞间（或胞外）信号分子，但广义的信号分子还包括跨膜转换胞外信息的受体分子、细胞内的信号传递分子、结合 DNA 影响基因表达的转录因子等。

三、受体 ℮微课1

　　受体（receptor）是一类存在于靶细胞膜或细胞内的可特异识别并结合外界信号分子（配体），进而引起靶细胞内产生相应的生物效应的分子。绝大多数受体为蛋白质，少数为糖脂。根据受体在细胞的位置分为膜受体和胞内受体。

　　1. 膜受体（membrane receptor）　又称细胞表面受体，是亲水性化学信号分子的受体。当配体与膜受体结合后，往往引起细胞膜结构和功能的改变，导致细胞内某种化学物质的浓度改变，由此触发一系列的化学和生理变化。根据受体的结构、接收信号的种类和转换信号的方式不同，膜受体可分为以下几大类型（图 10-1）。

　　（1）离子通道偶联受体（ion channel-linked receptor）　指具有离子通道作用的细胞膜受体（图 8-1A），这类受体通过与神经递质结合而改变通道蛋白的构型，导致离子通道开启或关闭，从而改变膜对某种离子的通透性，把胞外化学信号转换为电信号。

　　（2）G 蛋白偶联受体（G protein-coupled/linked receptor，GPCR）　7 次 α-螺旋跨膜蛋白（图 10-1B），由单一的多肽链组成，肽链的 N 端位于细胞外区，而 C 端位于细胞内区，中段形成 7 个跨膜的 α 螺旋结构和 3 个细胞外环与 3 个细胞内环。受体细胞外结构域识别细胞外信号分子并与之结合，细胞内结构域（第三内环区）与 G 蛋白偶联。G 蛋白（G protein）可以与 GTP 结合并具有 GTP 酶活性。GPCR 通过与 G 蛋白偶联，影响腺苷酸环化酶（adenylate cyclase，AC）或磷脂酶 C 等的活性，在细

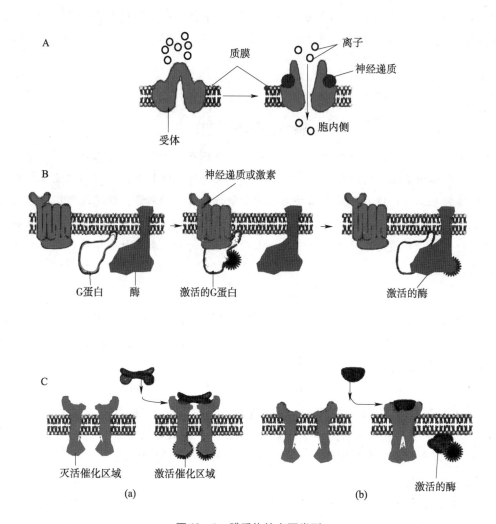

图 10 - 1　膜受体的主要类型

A. 离子通道偶联受体；B. G 蛋白偶联受体；C. （a）酶偶联受体，（b）细胞因子受体

内产生第二信使，从而将细胞外信号跨膜传递到细胞内。GPCR 是研究得最为广泛和透彻的类受体，已报道 GPCR 的成员已超过 1000 个，而且数量还在增加。

（3）酶偶联受体（enzyme - linked receptor）　大多为单次跨膜糖蛋白（图 8 - 1C），一般将此类受体分为酪氨酸蛋白激酶受体（tyrosine protein kinase receptor，TPKR）和非酪氨酸蛋白激酶受体两大类。

1）TPKR　也称受体酪氨酸激酶（receptor tyrosine kinase，RTK），为单次跨膜蛋白，朝向细胞外的部分为配体结合区，朝向细胞质一侧的部分为激酶活性区，具有酪氨酸激酶的活性。当配体与受体结合后，由于受体蛋白构象的变化，位于胞质部分的激酶活性区酪氨酸残基发生自体磷酸化，从而把细胞外的信号转导到细胞内。

2）非酪氨酸蛋白激酶受体　此类受体包括酪氨酸激酶偶联受体、丝氨酸/苏氨酸激酶受体、组氨酸激酶偶联受体、受体鸟苷酸环化酶、类受体酪氨酸去磷酸酶等五种亚类。如酪氨酸激酶偶联受体本身没有酶活性，当与配体结合后，可与酪氨酸激酶偶联而表现出酶活性，使细胞内蛋白质磷酸化引起细胞反应。

2. 胞内受体（intracellular receptor）　位于细胞质或核基质中，且前者结合相应配体后亦转位入核，所以统称为核受体（nuclear receptor，NR）。不过一般将前者称为 Ⅰ 型核受体（NR - Ⅰ），后者称为 Ⅱ 型核受体（NR - Ⅱ）。胞内受体通常为单体蛋白，多为反式作用因子。脂溶性信息分子可以自由透过细胞膜及核膜进入胞质或核内，与胞内受体结合形成活性复合物，作用于 DNA 分子，直接调控基因表达，从而影响细胞的物质代谢和生理活动。

四、信号转导系统的组成

（一）细胞信号转导的基本组成与信号转导分子

1. 细胞信号转导途径的组成　主要包括信号接受装置、信号转导装置及第二信使系统。

通过细胞表面受体介导的信号途径（signaling pathway）包括以下4个步骤（图10-2）：①胞外信号分子与靶细胞膜上的特异性受体结合并激活受体；②胞外信号分子通过适当的分子开关机制实现信号的跨膜转导，产生胞内第二信使或活化的信号转导分子；③信号在靶细胞内经一系列信号转导分子进行传递，引发胞内信号放大的级联反应，并激活特定的靶蛋白如基因调节蛋白、参与代谢反应的酶、细胞骨架蛋白等，由此引起基因表达的变化、代谢活性的变化、细胞形状的变化或细胞运动等多种反应；④细胞反应由于受体的脱敏（desensitization）或受体下调，启动反馈机制，从而终止或减低细胞反应；在外来信号持续作用下，细胞并不能一直保持很高的反应性，这一现象称为细胞对外来信号的适应或脱敏。

2. 信号转导分子　细胞外的信号经过受体转换进入细胞内，通过细胞内一些蛋白质和小分子活性物质进行传递，这些能够在细胞内传递特定调控信号的化学物质称为信号转导分子或细胞内信息分子。胞内信号转导分子一般可分为信号转导蛋白和第二信使两大类。

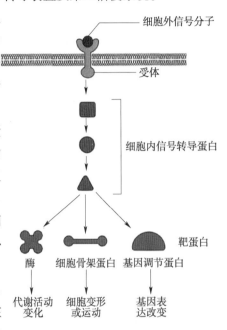

图10-2　细胞信号转导基本模式图

（1）信号转导蛋白　根据功能的不同，信号转导蛋白主要可分为以下几大类（图10-3）。

1）传承蛋白　负责把信号传递至信号转导链上相邻的下游信号蛋白，如G蛋白。

2）信使蛋白　把信号从细胞内的一个亚区传递到另一个亚区，如将信号从细胞质传递到细胞核的蛋白激酶A。

3）接头蛋白　自身没有酶活性，连接上游和下游信号转导分子，通过变构效应激活下游分子，其结构基础是含有蛋白质相互作用结构域，功能是募集和组织信号转导复合物。

4）信号放大蛋白　通常由酶或离子通道组成，功能是放大其所接收的信号，生成大量调节性小分子（第二信使）或激活大量下游的信号转导蛋白，介导产生信号级联反应（cascade），如腺苷酸环化酶和鸟苷酸环化酶。

5）信号转换（transducer）蛋白　把一种信号转换成另一种形式的信号；有时信号转换和放大可由同一蛋白完成。

6）切分（bifurcation）蛋白　将信号从一条信号通路传播到多条信号通路，如磷脂酶Cβ（phospholipase Cβ，PLCβ）。

7）整合（integrator）蛋白　接受2条或多条信号通路的信号并整合、输出为一条信号通路，如蛋白激酶C（PKC）。

8）潜在基因调节蛋白　这类蛋白在细胞表面被活化受体激活，然后直接迁移至细胞核内，引发基因转录，如β联蛋白（β-catenin）。

9）辅助性蛋白　这类蛋白虽未直接参与信号传导链的构成，但也在信号传导中发挥着重要作用，

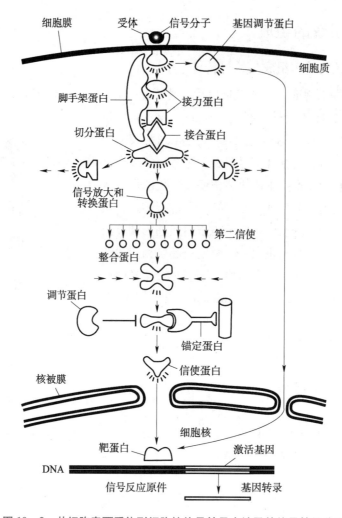

图 10 – 3　从细胞表面受体到细胞核信号转导中涉及的信号转导分子

包括可调节信号转导蛋白活性的修饰蛋白、可特异地把某种信号转导蛋白锚定在细胞特定部位的锚定蛋白、类似于脚手架的方式把多个信号蛋白链接为一个功能性复合体的脚手架蛋白等。

（2）第二信使　大多数肽类激素、神经递质、生长因子等亲水性信号分子（也称为第一信使）不能直接进入细胞内，它们通过与靶细胞的膜受体结合，通过信号转换机制，把胞外信号转变为细胞内的第二信使（second messenger），诱发细胞对外界信号做出相应反应。

细胞内的第二信使大致可分为 3 类。

1）环核苷酸　主要有环腺苷酸（cAMP）和环鸟苷酸（cGMP）两种。

2）脂类衍生物　主要包括二酰甘油、1，4，5 – 三磷酸肌醇、神经酰胺、花生四烯酸等。

3）无机物　主要有 Ca^{2+}、NO、CO、H_2S 等。

（二）细胞内信号转导分子的相互作用

许多细胞内信号转导分子之间通过特定结构域相互作用，这一类结构域在进化上高度保守，称为调节性结合结构域。这些结构域具有相同的结构特征，可以相互识别并发生聚合，具有这种结构域的信号蛋白可以形成一个三维的相互作用网络，决定信号的传递途径（图 10 – 4）。常见的此类结构域如下。

1. SH_2 结构域　SH_2 可与不同蛋白质分子的 SH_2 结构域结合。

2. SH_3 结构域　能识别和结合蛋白分子中富含脯氨酸的序列。

3. 磷酸化酪氨酸结合性（phosphotyrosine-binding，PTB）结构域　可以识别并结合一些含磷酸化酪氨酸的位点。

4. Pleckstrin 类似物（Pleckstrin homology，PH）结构域　Pleckstrin 是一种血小板内主要的蛋白激酶 C 的底物，PH 可以与磷脂酰肌醇衍生物（PIP_2 或 IP_3）等结合，此外，PKC 和 G 蛋白的 $\beta\gamma$ 亚单位等也可以与 PH 结构域结合。

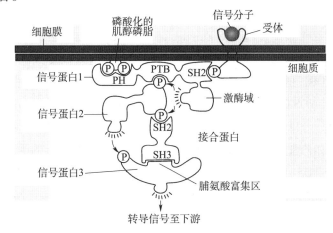

图 10-4　调节性结合结构域信号转导途径

第二节　细胞内受体介导的信号通路

PPT

一、核受体

胞内受体位于细胞质或核基质中，其相应配体主要是疏水的小信号分子，如类固醇激素、甲状腺素、视黄酸等。胞内受体常为单体蛋白，一般都含有 3 个功能结构域：位于 C 端的配体结合域，中部的 DNA 结合域或 Hsp90 的结合位点，N 端的转录激活域（图 10-5）。核受体多为反式作用因子，实际上是一类转录因子。脂溶性信号分子进入胞浆或核内，与胞内受体结合形成配体-受体复合物，可直接传递信号，即作用于 DNA 分子，直接调控基因表达，从而影响细胞的物质代谢和生理活动。另有一些胞内受体可结合胞内产生的信号分子（如细胞应激反应中产生的胞内信号分子），直接激活效应分子或通过一定的信号转导途径激活效应分子。

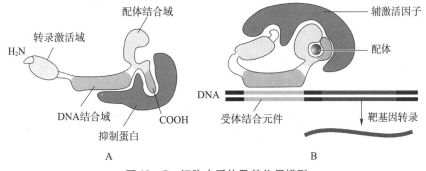

图 10-5　细胞内受体及其作用模型

A. 失活的核受体；B. 活化的核受体

核受体通过 3 种基本的作用模式调节基因转录：①核受体与其伴侣转录因子的二聚体受到其配体激活后，结合至靶 DNA 的靶序列从而调节转录；②该二聚体受到配体激活后招募其他转录因子，通过其他转录因子与靶 DNA 的靶序列结合调节转录；③该二聚体受到细胞表面受体或周期蛋白依赖性激酶的激活而与靶 DNA 的靶序列结合调节转录。

胞内受体介导的信号传导，调控着细胞的生长和分化，在人类，核受体家族包含数十个成员，它们与糖尿病、脂肪肝等疾病的发生发展密切相关。

二、NO 信号分子与信号转导 微课 2

一种小分子气体一氧化氮（NO）可激活一类特别的胞内受体，NO 作为细胞内信号转导的信使是近 20 多年来生物医学领域的一个重要发现。R. Furchgott、L. J. Ignarro 及 F. Murad 由于发现 NO 作为心血管系统的细胞内信号分子，获得 1998 年诺贝尔生理学或医学奖。血管内皮细胞和神经细胞里的精氨酸在 NO 合酶（NO synthase，NOS）的催化下能转化形成 NO 和瓜氨酸。NOS 是一种 Ca^{2+}/CaM 敏感酶，Ca^{2+}/CaM 与 NOS 的结合可激活 NOS 的活性，任何使细胞内 Ca^{2+} 浓度升高的因素都可能增强 NOS 的活性，并通过 NO 调节细胞内代谢。

体内多种刺激因素，如乙酰胆碱（ACh）和缓激肽与血管内皮细胞上的受体结合均可引起内皮细胞内 Ca^{2+} 的短暂升高，激活 NOS 合成并释放 NO。如 NO 弥散出内皮细胞进入邻近的平滑肌细胞，通过与平滑肌细胞内的鸟苷酸环化酶（GC）活性中心的 Fe^{2+} 结合，改变酶的构象而激活可溶性的 GC，产生 cGMP，cGMP 水平升高，可降低血管平滑肌细胞中 Ca^{2+} 浓度，使平滑肌舒张，血管扩张（图 10 - 6）。临床上用硝酸甘油治疗缺血性心脏病，就是通过释放 NO 气体而舒张血管平滑肌，从而扩张血管的。除了 NO 以外，CO 和 H_2S 的第二信使作用近年来也得到证实。

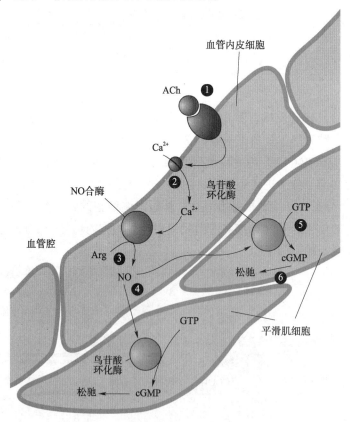

图 10 - 6　NO 通过 cGMP 信号引发血管舒张

第三节　细胞表面受体介导的信号通路

大多数细胞信号转导途径都是从细胞外信号分子与细胞受体的相互作用开始。每种类型受体都有许多种，同一类型的受体所介导的信号转导途径有许多共同之处。

一、G 蛋白偶联受体信号转导通路 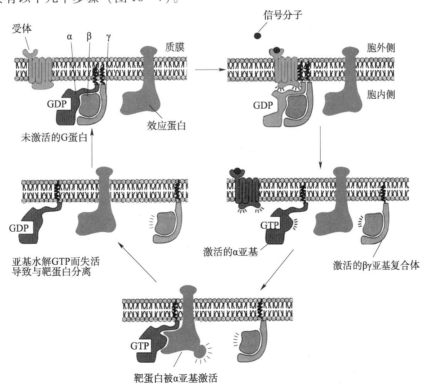 微课3

G 蛋白偶联的受体是机体细胞中存在最广泛的，也是信号传递最复杂的一类受体。

（一）G 蛋白简介

G 蛋白的全称为鸟苷酸结合蛋白，可以与 GTP 或 GDP 结合，并具有内在的酶活性。与膜受体偶联的异三聚体 G 蛋白的分子量大约为 100kD，由 α、β、γ 3 种亚基组成。G 蛋白的 α 亚基（简称 G_α）分子量为 39 ~ 46 kD，各种 G 蛋白亚基中 α 亚基差别最大，因此 G_α 就被用作 G 蛋白的分类依据。G_α 结构的共同特点是都有 7 个特化位点，即一个受体结合并受其活化调节的位点、与 βγ 亚基相结合的位点、与靶蛋白结合位点、GDP 或 GTP 结合位点、与 GTP 酶的活性的位点、ADP 糖基化位点和毒素修饰位点。α 亚基具有 GTP 酶活性。在胞内 β 和 γ 亚基形成紧密结合的二聚体，其主要作用是与 α 亚基形成复合体并定位于质膜内侧，也可直接作用于下游效应分子。

传统认为组成 G 蛋白的 βγ 亚基在信号转导过程中的重要性不及 α 亚基，但越来越多的证据显示，βγ 亚基不仅是 G 蛋白实现功能所必不可少的，而且对调节 G 蛋白的活性具有重要意义，G 蛋白受体激活后，βγ 亚基游离出来也可直接激活胞内的效应酶。

（二）G 蛋白偶联受体信号转导的基本过程

GPCR 介导的信号转导可通过不同的途径产生不同的生物学效应，其基本过程大致包括以下几个阶段。

1. 配体结合受体并激活受体　配体与 GPCR 结合导致受体构象改变并将受体激活，当胞外配体的浓度降至一定水平，即与受体解离，受体恢复到无活性状态，停止该信号的传递。

2. G 蛋白活化及 G 蛋白循环　G 蛋白通过一定的机制进行有活性和无活性状态的连续转换，称为 G 蛋白循环，主要有以下几个步骤（图 10 - 7）。

图 10 - 7　G 蛋白激活及信号转导基本过程

（1）受体 – 配体结合激活 G 蛋白　GPCR 激活后，暴露出与 G_s 结合的位点，使配体 – 受体复合物与 G 蛋白结合，G 蛋白的 α 亚基排斥 GDP，结合 GTP，此刻 G 蛋白处于活化状态。

（2）G 蛋白活化信号的传递　结合了 GTP 的 G 蛋白使 α 亚基构象改变，G 蛋白解离出 α 亚基 – GTP 及 βγ 亚基，激活的 α 亚基 – GTP 及 βγ 亚基都能分别作用于各自的下游信号分子。

（3）G 蛋白的失活　G 蛋白激活维持时间很短，大约只有 10 多秒。当受体与配体的信号解除时，α 亚基 – GTP 复合物迅速水解 GTP 为 GDP，$G_α$ 结合的 GTP 一旦水解成 GDP，便可与 $G_{βγ}$ 重新组合，形成无活性的 G 蛋白。

3. G 蛋白激活下游效应分子　活化的 G 蛋白激活的下游信号分子可以是 AC、磷脂酶 Cβ（PLCβ）、磷酸二酯酶等酶类或离子通道。不同的 α 亚基激活不同的效应分子。

4. 第二信使的产生及分布变化　G 蛋白的效应分子主要是催化产生第二信使，如激活的 α 亚基与 AC 的结合，催化 ATP 生成 cAMP，使细胞内 cAMP 水平升高；激活的 PLCβ 催化产生 IP_3 和 DAG；而某些离子通道是 βγ 亚基最常见的下游分子。

5. 第二信使激活蛋白激酶进而激活效应蛋白　第二信使作用于相应的蛋白激酶（有的可通过离子通道的调节改变 Ca^{2+} 在细胞内的分布），使之构象发生改变而激活。蛋白激酶通过磷酸化作用激活下游效应蛋白，如一些与代谢相关的酶、与特定基因表达相关的转录因子和细胞骨架蛋白等，从而产生各种生物学效应。

（三）AC – cAMP – PKA 信号转导途径和 PLCβ – IP_3/DAG 信号转导途径

根据信号转导中产生的第二信使的种类，可将 G 蛋白偶联受体的信号转导途径主要分为 AC – cAMP – PKA 信号转导途径和 PLCβ – IP_3/DAG 信号转导途径两类。

1. AC – cAMP – PKA 信号转导途径　1971 年，E. W. Sutherland 等在阐明 cAMP 在激素作用机制方面做出的卓越贡献，他们因此获得诺贝尔生理学或医学奖。cAMP 信号途径有刺激型（stimulatory）信号途径和抑制型（inhibitory）信号途径，刺激型信号分子作用于刺激型受体（R_s）和刺激型 G 蛋白（G_s）；抑制型信号分子作用于抑制型受体（R_i）和抑制型 G 蛋白（G_i）。二者作用于同一效应器——腺苷酸环化酶（AC），前者刺激 AC 的活性，催化 ATP 生成 cAMP，使细胞内 cAMP 水平升高；后者则抑制 AC 的活性，使细胞内 cAMP 的水平下降。两者相互制约，使胞内 cAMP 水平保持动态平衡。同一信号分子作用于不同的 GPCR，产生的结果可能截然相反。如肾上腺素作用于心肌细胞膜上的 β – 肾上腺素受体，激活 $G_{αs}$，可使心肌细胞产生 cAMP，结果心率加快，收缩增强。但是，如果肾上腺素作用于平滑肌细胞膜上的 α – 肾上腺素受体，激活 $G_{αi}$，后者抑制 cAMP 生成，结果使平滑肌舒张。

腺苷酸环化酶（AC）是位于细胞膜上的 G 蛋白的效应蛋白之一，是 cAMP 信号转导途径的关键酶，相对分子量为 150kD，跨膜 12 次，目前已发现 6 种亚型。cAMP 在静息状态下胞内浓度 $\leq 5 \times 10^{-8}$ mol/L，当 Gα 激活后，其含量迅速升高，达 10^{-6} mol/L，为静息状态的 20 倍。cAMP 为水溶性分子，故可将信息传递到胞质、胞核及其他区室内的下游信号分子。

在绝大多数真核细胞，cAMP 的作用都是通过活化 cAMP 依赖性蛋白激酶 A（protein kinase A，PKA），从而使其底物蛋白发生磷酸化来调节细胞的新陈代谢（图 10 – 8）。PKA 由 4 个亚基组成，包括 2 个相同的调节亚基和 2 个相同的催化亚基。cAMP 与 PKA 的调节亚基结合可导致其调节亚基与催化亚基分离，游离的催化亚基表现出激酶活性。PKA 是一种丝氨酸/苏氨酸激酶，能引起靶（底物）蛋白中丝氨酸/苏氨酸的磷酸化。PKA 的底物非常广泛，这种底物蛋白通常是细胞质中的磷酸化酶激酶或是细胞核内的 cAMP 反应元件结合蛋白（cAMP responsive element – binding protein，CREB）等基因表达的调节因子。激活的 PKA 的催化亚基经核孔进入细胞核，引发 CREB 的磷酸化而使之活化，活化的 CREB 在 CREB 结合蛋白（CREB – binding protein，CBP）的协同下，启动特定基因的表达。

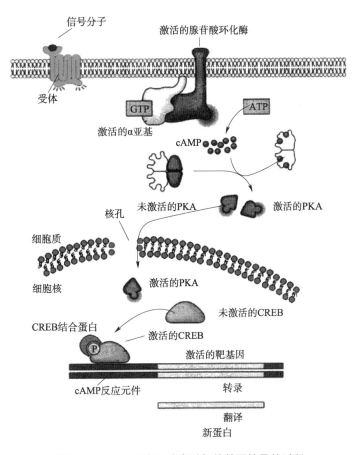

图 10 − 8　cAMP 水平升高引起的基因转录的过程

2. PLCβ − IP$_3$/DAG 信号转导途径　GPCR 与相应的信号分子结合之后，G 蛋白活化磷脂酶 Cβ（PLCβ），催化质膜上的磷脂酰肌醇 − 4，5 − 二磷酸（PIP$_2$）水解生成二酰甘油（diacylglycerol，DG/DAG）和 1，4，5 − 三磷酸肌醇（IP$_3$）两个重要的第二信使，然后分别激发两个信号转导途径，即 DAG − PKC（蛋白激酶 C）和 IP$_3$ − Ca^{2+} 信号途径，因此又把这一信号系统称为"双信使系统"（图 10 − 9）。刺激 PIP$_2$ 分解代谢的胞外信号分子包括神经递质（如毒蕈碱型乙酰胆碱）、多肽激素（如促甲状腺素释放因子）、生长因子（如血小板生长因子）等。

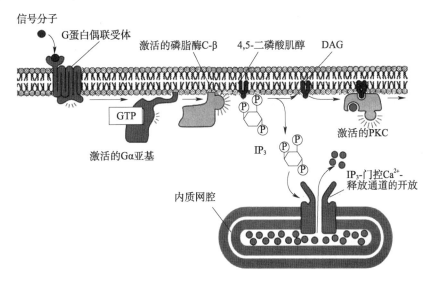

图 10 − 9　DAG − IP$_3$ 信号途径

IP$_3$介导的 Ca^{2+} 信号途径与 DAG 介导的 PKC 信号途径二者既是独立的又是互相协调的。它们本身都不能完成信号跨膜传递，但两者协调作用对跨膜控制细胞内反应是十分重要的。

二、酶偶联受体信号转导通路

酶偶联受体均为单次跨膜蛋白，受体的胞内结构域本身具有酶活性，或是受体与酶直接偶联；受体与配体结合后可激发受体本身的酶活性，或者激发受体偶联酶的活性使信号继续向下游传递。与 G 蛋白偶联受体信号转导途径不同，酶偶联受体胞内信号转导的主要特征是级联磷酸化反应，通过蛋白质分子的相互作用激活细胞内蛋白激酶，蛋白激酶通过磷酸化修饰激活代谢途径中的关键酶和反式作用因子等，最终影响代谢途径、细胞运动，调节基因表达、细胞增殖和分化等。酶偶联受体介导的信号转导途径较复杂，目前已发现的酶偶联受体介导的信号转导途径有 10 多条，这里介绍 2 条较常见的信号途径。

⇒ **案例引导**

　　临床案例　患者，男，38 岁，因体检发现白细胞增多入院。体检显示患者脾脏肋下 1cm，腹部彩超示脾大。血常规示：白细胞（WBC）：189.25×10^9/L，血小板（PLT）：417×10^9/L。

　　讨论：该患者所患疾病是什么？其发病机制是什么？

（一）受体酪氨酸激酶介导的信号转导

在酶偶联受体信号转导途径中，研究得最为清楚的是本身具有酪氨酸激酶活性的受体，又称受体酪氨酸激酶（RTK）。与 RTK 结合的信号蛋白有些是作为 RTK 的底物被激活，有些只是连接上下游信号蛋白的衔接蛋白。不同信号转导蛋白可启动不同的信号途径。这里简介几种常见的下游信号转导途径。

1. Ras – MAPK 级联反应信号转导途径　是以丝裂原激活的蛋白激酶（mitogen – activation protein kinase，MAPK 或 MAP kinase）为代表的信号转导途径。在不同的细胞中，该途径的成员组成及诱导的细胞应答有所不同。其中了解得最清楚的是 Ras/MAPK 途径（图 10 – 10）。该途径转导多种生长因子（包括 EGF、PDGF、NGF 和胰岛素生长因子）、细胞因子、淋巴细胞抗原受体、整合素等信号。

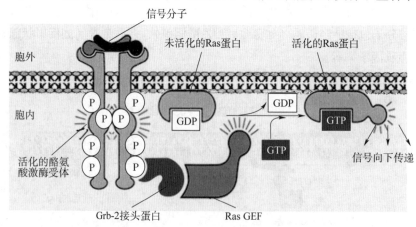

图 10 – 10　Ras GTP 酶在 RTK 激活的细胞内信号转导中的作用

Ras 是一种小 GTP 酶或 GTP 结合调节蛋白单体，在细胞增殖过程中起着重要的作用，大约 30% 的人类肿瘤细胞中含有突变的 Ras 癌基因。受体与配体结合后形成二聚体，激活受体的蛋白激酶活性；受体自身酪氨酸残基磷酸化，形成 SH$_2$ 结合位点，从而能够结合衔接蛋白 Grb – 2（growth factor receptor – bound protein 2）；Grb – 2 的两个 SH$_3$ 结构与 SOS 分子中的富含脯氨酸的序列结合，将 SOS 活化，SOS 是一种鸟嘌呤交换因子（guanine exchange factor，GEF）；活化的 SOS 与 Ras 蛋白结合，促进 Ras 释放 GDP、结合

GTP，导致 Ras 活化（图 10 – 10）。GTP 结合的 Ras 构象使得 Ras 聚集。

活化的 Ras 瞬时结合并刺激丝/苏氨酸蛋白激酶家族，从而触发丝裂原激活蛋白激酶级联反应（MAP kinase cascade），此级联反应包括 3 种蛋白激酶的级联激活。MAPK 在未受到刺激的细胞内处于静止状态，活化的 Ras 蛋白可激活 MAPK 激酶的激酶（MAPK kinase kinase，MAPKKK），活化的 MAPKKK 可磷酸化 MAPK 激酶（MAPK kinase，MAPKK）而将其激活；活化的 MAPKK 将 MAPK 磷酸化而激活，表现为逐级磷酸化。活化的 MAPK 可以在细胞质或转位至细胞核内，通过磷酸化作用激活多种效应蛋白，包括在细胞分裂、细胞存活和表型分化中调控基因表达的转录因子等，从而使细胞对外来信号产生相应的应答（图 10 – 11）。

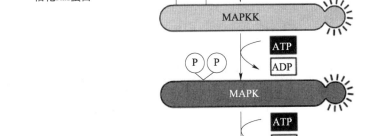

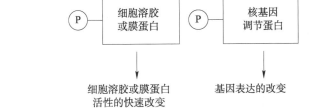

图 10 – 11　MAPK 级联反应在 RTK 激活的细胞内信号转导中的作用

MAPK 激活持续的时间及影响细胞的反应类型因配体不同而不同。如在表皮生长因子（EGF）作用于神经前体细胞时，MAPK 活性在 5 分钟达到高峰后迅速下降，随后细胞开始分裂增殖；相反，当 NGF 作用于同样细胞时，MAPK 可保持较高活性达数小时，细胞则停止增殖而分化。

2. 其他 RTK 信号转导途径　上述 Ras – MAPK 级联反应信号转导途径是主要的 RTK 信号转导途径之一。此外，许多单跨膜受体也可激活这一信号途径，甚至 GPCR 也可以通过一些调节分子作用于这一途径。由于 RTK 的胞内段存在着多个酪氨酸磷酸化位点，因此，除 Grb 外还可以募集其他含有 SH_2 结构域的信号转导分子，形成 PLC – IP_3/DAG 途径、PI_3K/PKB 等其他信号途径。

（二）酪氨酸激酶偶联受体介导的信号转导

酪氨酸激酶偶联受体（tyrosine kinase – linked receptor）本身无酶活性，而是与胞质内的 janus 激酶（janus kinase，Jak）相偶联，Jak 是一种酪氨酸激酶。该类受体的对应配体多为细胞因子，所以又称为细胞因子受体。不同的细胞因子家族受体的亚基和多聚体的结构都有极大的差异，因此，不同的细胞因子受体亚家族可以募集大量的胞内信号转导蛋白，其中最重要的信号转导蛋白是非受体酪氨酸激酶，如各种 src 家族激酶和 Jak。当细胞因子结合于受体后，受体二聚化导致其胞内段富含脯氨酸的蛋白质－蛋白质相互作用基序与 Jak 结合，Jak 结合到配体－受体复合物上，相邻受体偶联的 Jak 互为底物而引发对方的酪氨酸残基磷酸化，Jak 因此被活化，进而引起受体自身离细胞膜较远区域的酪氨酸残基磷酸化。这些磷酸化的位点可作为与其他含有 SH$_2$ 结构域的下游信号转导蛋白的识别和锚定位点，其中最重要的一类下游信号转导蛋白是信号转导子和转录活化子（signal transducer and activator of transcriplion，STAT），二者所构成的 Jak－STAT 途径是细胞因子信息在胞内传递的最重要的一条途径。

不同的受体利用不同的 Jak 和 STAT 分子，已发现 JAK 有 4 个成员，STAT 家族有 7 个成员。如干扰素－α（IFN－α）激活 JAK－STAT1 途径的主要步骤：①IFN－α 结合受体并诱导其形成同型二聚体；②受体与 Jak 结合，Jak1 和 Jak2 成为相邻蛋白，从而相互磷酸化使 Jak 活化，并将受体自身离细胞膜较远区域的酪氨酸残基磷酸化；③Jak 将 STAT1 磷酸化，磷酸化的 STAT 分子彼此间通过 SH$_2$ 结合位点和 SH$_2$ 结构域结合而二聚化，并从受体复合物中解离；④磷酸化的 STAT 同源二聚体转移到核内，直接作用到 DNA 的某些顺式作用元件，调控其下游基因的转录（图 10－12）。许多细胞因子受体也可触发 MAPK 级联反应的激活。

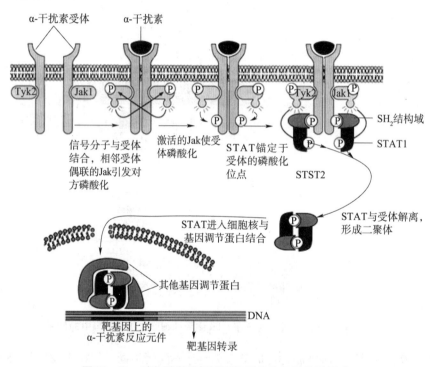

图 10－12　酪氨酸激酶偶联受体触发的信号转导通路

第四节　信号转导的特征和调控

PPT

一、信号转导的特征

（一）信号转导一过性

信号的传递和终止实际上就是信号转导分子的数量、分布、活性转换的双向反应。在细胞信号转导链中，连续不断的配体可刺激连续多次的信号转导，信号转导链的每一个节点，在接收到上游一次信号并把信号转导至下游后，该节点的信号会及时终止，并恢复到未接收信号的初始状态，以便接收下一次信号，信号转导的这一特征称为"一过性"。

（二）信号转导记忆性

某些情况下，在上游信号已经终止后，某些信号转导蛋白仍保持一定时间的持续活化状态，表现出记忆性，但这种持续活化（记忆）是受到严格调控的。如在 Ca^{2+} 水平升高后可激活 CaM 激酶Ⅱ，由于 CaM 激酶Ⅱ具有较强的自身磷酸化作用，即使 Ca^{2+} 水平降低至静态后，CaM 激酶Ⅱ的活性还可维持较长时间，使它对 Ca^{2+} 信号具有一定的记忆性，直到蛋白磷酸酶彻底使其去磷酸化而失活。

在机体胚胎发育过程中，一些转录因子的长期记忆性可被激活，如诱导肌肉细胞分化的一些信号，一方面可激活一系列肌肉特异的转录因子刺激其特异基因转录，另一方面可刺激其他一些肌肉蛋白基因的转录，由此使肌肉细胞分化变得更为持久。

二、信号转导的调控 @微课4

（一）信号转导的放大效应

细胞在对外源信号进行转换和传递时，大都具有逐级将信号加以放大的作用。G 蛋白偶联受体介导的信号转导过程和蛋白激酶偶联受体介导的 MAPK 途径都是典型的级联反应过程。一个信号→多个受体（R），一个活化R→多个 G 蛋白，一个 G 蛋白→多个效应器（酶）→许多第二信使→磷酸化更多靶蛋白（酶）→产生放大效应（图 10 – 13）。因此，一个信号转导机构好比一个信号扩大器，将细胞外微小（少量）的信号逐级放大，作用于大量胞内效应分子，产生明显效应。如引起糖原分解的必需肾上腺素浓度为 10^{-10} mol/L，如此微量的 β 肾上腺素可通过信号转导促使细胞产生 10^{-6} mol/L cAMP，信号被放大了 1 万倍，此后经过 3 步酶促反应（PKA→糖原磷酸化酶激酶→糖原磷酸化酶），信号又可放大 1 万倍，使短时间内糖原分解为葡萄糖。

信号转导的放大效应是受到一定调控的，是一种"一过性"的放大，对放大效应的负性调节，也是细胞信号转导的重要组成部分。

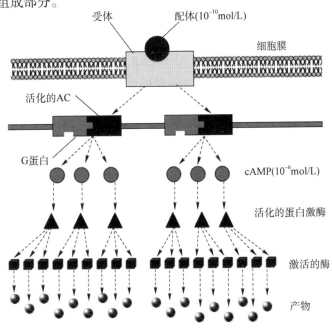

图 10 – 13　信号转导的级联反应与信号放大

（二）信号转导的负性调控

利用负反馈机制终止或降低某节点的信号称为信号转导的负性调控。

1. 细胞对外来信号的适应和失敏 在外来信号持续作用下，细胞并不能一直保持很高的反应性，这一现象称为细胞对外来信号的适应（adaption）或失敏（desensitization）。如很多细胞在 β 肾上腺素作用下，细胞内 cAMP 会迅速显著增高，但随着作用时间的持续，细胞的反应明显减弱甚至消失。这种失敏使细胞对水平持续不变的外源信号失去反应性，可对外源信号水平的突然变化做出及时反应。一般情况下，胞外信号转导分子的总量远大于细胞信号系统的负载能力，失敏保证细胞信号系统对外源信号水平的变化能做出及时的反应。

2. 细胞信号转导负性调节 细胞信号系统失敏的机制实际上就是细胞信号转导的负性调节。细胞信号转导的负性调节在时相上一般较"一过性"调节要晚，有时还涉及新的基因的转录表达，负性调节包括受体的失敏、受体滞留和受体量调节，以及某些信号转导蛋白的失活或抑制等。例如，某种信号蛋白通过去磷酸化失活的，称为"一过性"调节，如果其是与其他的抑制蛋白结合并抑制其活性的，称为负性调节。负性调节是对外界信号变化做出的灵敏反应，是对整个信号转导强度的调节，以利于细胞对外来信号做出一个适度的和精确的反应。

三、信号转导途径之间的相互作用

配体 – 受体 – 信号转导分子 – 效应蛋白并不是以一成不变的固定组合构成信号转导途径，细胞内的信号转导途径并不是各自独立存在，一条信号转导途径中的功能分子可影响和调节其他信号转导途径，不同信号转导途径之间存在着复杂的多种交互的联系，它们相互作用，形成一个复杂的信号网络（signal network）。通过这个网络对不同信号途径的信号进行播散、收敛和整合，最后引发特定的细胞反应。

（一）信号途径间的交汇

胞内的信号转导是多途径、多环节、多层次和高度复杂的可控过程。信号转导最重要的特征之一是构成复杂的信号网络系统，它具有高度的非线性特点（图 10 – 14）。不同信号转导途径间的相互作用常形象地称为"交汇"（crosstalk）或"交谈"，也称"串流"，"交汇"表现为部分信号转导链的共享。

图 10 – 14 显示了 GPCR 和 RTK 所涉及的 cAMP/PKA、IP_3/Ca^{2+}、DAG/PKC、Ras/MAPK 和 PI_3K/PKB 等 5 条信号转导途径之间的"交汇"。对 5 条途径的比较不难看出，磷脂酶 C 既是 GPCR 途径的效应酶，又是 RTK 途径的效应酶（具有 SH_2 结构域的信号蛋白），在 2 条信号途径中具有中介作用；5 条信号途径彼此不同，但在运作机制上又具有相似的原理，最终都是激活蛋白激酶，由蛋白激酶形成的整合信息网络，原则上可调节细胞任何特定的过程。

（二）信号转导网络

多条细胞信号转导途径相互作用可形成一个复杂的细胞信号转导网络。如不同的 MAPK 级联反应构成的信号转导网络（图 10 – 15）可对来自多条途径的信号进行整合，最后引发特定的一组基因转录。

（三）信号网络中信号传递专一性

信号传递专一性主要受下列几个因素的决定。

1. 配体 – 受体之间的专一性 特异性受体介导相对专一的信号转导途径，引起相对专一的细胞效应。如胰岛素与胰岛素受体结合后，激活 PI_3P 途径可促进葡萄糖转运的代谢反应；但用生长因子结合相同细胞的生长因子受体，亦可激活 PI_3P 途径，却无上述的代谢反应。

2. 细胞内信号转导的专一性 细胞能够通过一些机制把不同的信号转导蛋白组织起来，使它们相

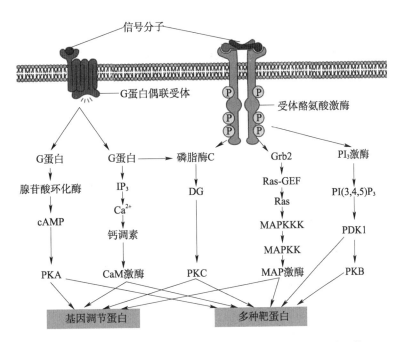

图 10 – 14　GPCR 和 RTK 所涉及的几条信号途径间的"交汇"
PDK1：3 – 磷酸肌醇依赖性蛋白激酶 1；PKB：蛋白激酶 B

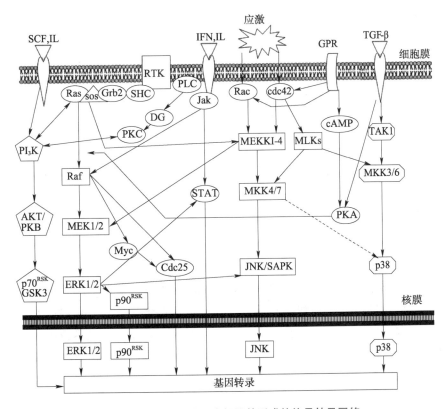

图 10 – 15　MAPK 信号途径及其形成的信号转导网络

互作用乃至结合，以形成一个专一的信号转导链或信号转导模块，应答不同的细胞外刺激，最终通过对转录因子的专一性激活，以促进特定基因的转录。

3. 基因转录的专一性　信号转导途径和转录因子之间的相互作用和相互协调，使细胞在信号作用下，基因可做出专一性的相应转录。

目标检测

答案解析

选择题

1. 信号分子不具备的特点是（　）

    A. 特异性   B. 高效性   C. 酶活性

    D. 可被灭活   E. 可与受体结合

2. G 蛋白可通过一定的机制进行活性状态的连续转换，下列说法中可以解释 G 蛋白活性丧失原因的是（　）

    A. 与受体的结合   B. 效应物激活   C. 与配体的结合

    D. 亚基的解离   E. α 亚基的 GTPase 活性

3. 下列信号中与血压调控直接相关的是（　）

    A. cAMP   B. NO   C. CO

    D. PKC   E. IP3

4. 下列成分中，整合了控制细胞复杂行为信息的是（　）

    A. 蛋白激酶   B. 特异的信号分子   C. 第二信使

    D. 细胞因子   E. 受体和配体

5. PKA 和 PKC 的共同之处是（　）

    A. 均有 4 个亚基组成

    B. 都由 cAMP 激活

    C. 都有 10 多种同工酶

    D. 均能催化效应蛋白的丝氨酸/苏氨酸残基磷酸化

    E. 都由 G 蛋白偶联受体激活

（杨军厚）

书网融合……

本章小结　　　　　微课1　　　　　微课2　　　　　微课3　　　　　微课4　　　　　题库

第十一章　细胞增殖与细胞周期

第一节　细胞增殖

PPT

细胞增殖是生命活动的基本特征之一，多细胞生物体生长发育时，细胞数目的增加、衰老、死亡、细胞的更新、生物的遗传和变异、生命的延续，均需通过细胞增殖来实现。

细胞增殖的方式是细胞分裂，细胞分裂有无丝分裂、有丝分裂和减数分裂3种方式。

⊕ 知识链接

细胞的精彩一生

人生大事，莫过于生死。细胞分裂就是细胞新生的开始。一个细胞经过复杂的形态变化形成两个新的子细胞。为了子代细胞的"生"，亲代细胞不仅进行了 DNA 的复制、RNA 和蛋白质的合成等准备，还严格规定了各事件发生的顺序及过程。这正如我们的成长。只有经过知识的累积、能力的提高和职业素养的养成，不断进步，突破"限制点"，才能成为具有救死扶伤的道术、心中有爱的仁术、知识扎实的学术、本领过硬的技术、方法科学的艺术的"五术"医学人才，为人民健康保驾护航。

一、无丝分裂

细胞分裂过程，没有出现细胞分裂器，细胞核和细胞质直接分裂形成大致相等的两个子细胞，故又称直接分裂。

分裂时，DNA 先复制，然后核延长，在核中部向内凹陷，断裂成两个子细胞核；最后整个细胞从中部缢裂成两部分，形成两个子细胞。

无丝分裂特点是分裂快，时间短，耗能少，是原核生物增殖的主要方式，在人体中发生在迅速生长的器官及创伤修复、病理代偿情况（如伤口附近炎症等）。

二、有丝分裂 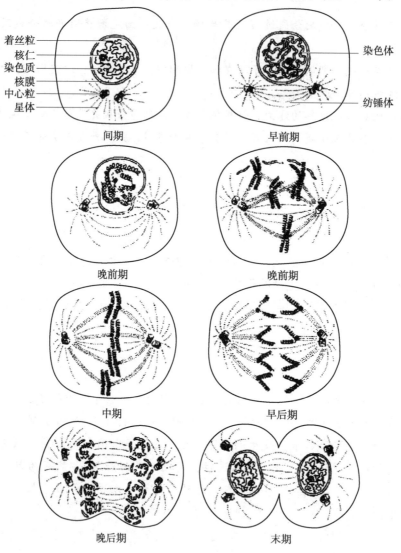 微课1

有丝分裂（mitosis）是真核生物体细胞增殖的主要方式。细胞分裂过程中，首先出现纺锤体和染色体等一系列变化，然后再出现核、质分裂。分裂过程中出现了有丝分裂器，保证了复制的遗传物质平均地分配给两个子细胞，并诱导胞质分裂。

根据细胞核的形态变化可将分裂过程分为前期、中期、后期、末期（图11-1）。

图11-1　动物细胞有丝分裂过程

1. 前期（prophase）　主要变化特点：①核膨大，染色质逐渐螺旋化，变短增粗形成染色体。此时每一条染色体由两条染色单体并列在一起，中间由着丝粒（centromere）相连；②核膜、核仁消失；③中心粒分成两组移向两极，初步纺锤体形成，有丝分裂器开始形成。有丝分裂器（mitotic apparatus）是细胞分裂期间由中心粒、纺锤体及染色体形成的临时性的细胞结构，它们在维持染色体平衡、运动、分配等方面起重要作用。

2. 中期（metaphase）　是从细胞核膜消失到有丝分裂器形成的全过程。主要变化特点：①前期形成的染色体排列在细胞中央的赤道板处，此阶段染色体在细胞中部排列，着丝点位于同一平面上，是观察染色体形态、数目最佳时期；②纺锤体完全形成，并移向细胞中央（图11-2）。纺锤体由3种微管组成：①动粒微管，连接极和染色体着丝点的纤维；②极微管，从一极伸到另一极的纤维；③星体微管，两级中心体向胞质侧发出的微管。

3. 后期（anaphase）　主要变化特点：①排列在纺锤体赤道部位的染色体在着丝点处纵裂，姐妹染色单体分离，此阶段每条染色单体因具有一个独立的着丝点，称为染色体，由一分子 DNA 组成；②在微管的作用下，两组染色体分别向两极移动，形成两组子染色体。多数情况下，移向两极染色体数目、形态完全相同，避免遗传物质在移动过程中的丢失，从而保证物种染色体数目的稳定性。

4. 末期（telophase）　是从染色体到达两极开始，至形成两个子细胞。主要变化特点：①染色体解螺旋，逐渐变细；②染色体逐渐分散形成染色质；③纺锤体消失；④核膜、核仁重新形成，出现新的细胞核。

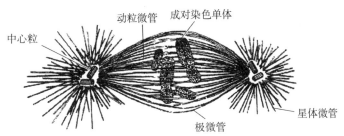

图 11-2　有丝分裂器示意图

5. 胞质分裂　两个子细胞核形成时，细胞质同时平均分成两份，细胞膜从中部凹陷，动物细胞形成特殊的临时结构"收缩环"，形成两个子细胞，细胞即进入间期。

三、减数分裂

减数分裂（meiosis）又称成熟分裂，是生殖细胞特殊的分裂方式，分裂特点是 DNA 复制一次，细胞连续分裂 2 次，结果形成 4 个子细胞，染色体数目减半（如精子或卵子）。

减数分裂是有性生殖个体性成熟时，在生殖细胞形成过程中所发生的一种特殊的分裂方式。

整个细胞周期中，DNA 只复制 1 次，而细胞连续分裂 2 次，结果产生使染色体数目减半的精子或卵子，即由 $2n$ 变成 n，故称减数分裂。由于减数分裂是发生在生殖细胞的成熟过程中，故又将 2 次连续的减数分裂合称为成熟分裂。

减数分裂的两次细胞分裂，分别称为减数分裂 I 和减数分裂 II，各自包括间期和分裂期，减数分裂全过程可分为 4 个阶段（图 11-3）。

（一）减数分裂 I

1. 减数分裂间期 I　与细胞有丝分裂间期相似，需要经过较长的生长过程，进行足够的物质积累。该期也分为 G_1、S 和 G_2 期，有 DNA 的复制。与有丝分裂的间期比较，有 3 方面不同：①S 期明显延长；②染色体只在一侧有动粒，所以在第一次减数分裂时姐妹染色单体不分离，共同进入一个子细胞；③G_2 期具有细胞增殖的限制点（R 点），人的卵母细胞长期停滞在 G_2 期，只有接受性激素刺激后才能继续进行减数分裂。

2. 前期 I　此期时间长，变化复杂，是减数分裂过程中最富特征和变化的时期，根据细胞核的形态变化分为细线期（leptotene stage）、偶线期（zygotene stage）、粗线期（pachytene stage）、双线期（diplotene stage）和终变期（diakinesis）。

（1）细线期　细胞核中染色体呈细线状，相互交织成网状，染色质开始凝缩，此时染色体的复制已完成，每条染色体由两条染色单体构成，但在光学显微镜下看不出染色单体，所以每条染色体呈一条细线，故名细线期；同时细胞核和核仁增大。

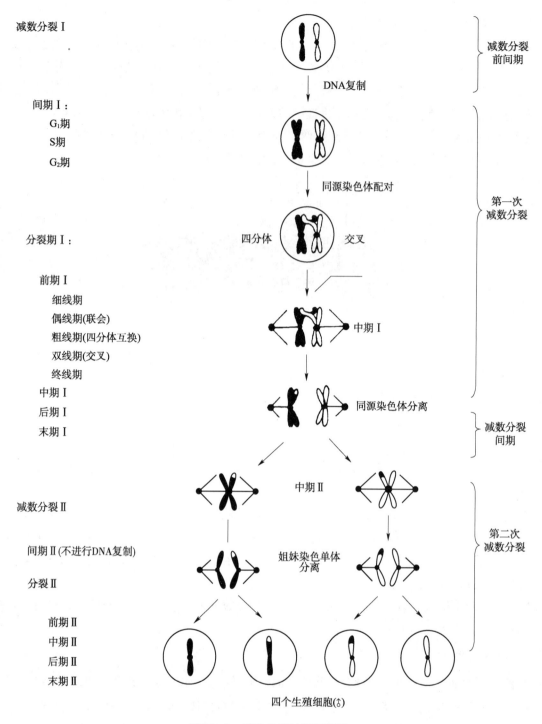

图 11-3　减数分裂过程示意图

（2）偶线期　该期的主要特征是同源染色体配对即联会（synapsis）。同源染色体是指大小、形态及着丝粒位置相同的一对染色体，其中一条来自父亲，一条来自母亲。同源染色体在相同部位上准确地从某一点开始相互靠拢配对的过程称联会。联会的结果是形成一个紧密相伴的二价体。人的 23 对染色体形成 23 个二价体。联会时，同源染色体之间形成联会复合体（synaptonemal complex）。联会复合体是联会时同源染色体之间形成的一种蛋白质的复合结构。联会复合体是一临时性结构，在进入中期之前就消失。联会复合体的作用是识别并稳定同源染色体，便于非姊妹染色单体之间的交换和重组。

（3）粗线期　染色体进一步螺旋化，变粗变短，复制的染色体已能看清，二价体可见为 4 条染色单体，也称四分体。每条染色体含 2 条染色单体。一条染色体的两条染色单体互称姊妹染色单体；同源染色体的染色单体之间互称非姊妹染色单体。此期的重要特征是非姊妹染色单体存在交叉和互换，结果使同源染色体的基因之间产生部分重组。

（4）双线期 染色体进一步螺旋化、缩短，联会复合体解体，同源染色体逐渐分开，交叉向两端移动，染色体的互换完成。

（5）终变期 染色体高度螺旋化，交叉渐渐移向两端，核仁、核膜消失。

3. 中期 I 二价体的着丝粒排列于细胞中央的"赤道板"上，纺锤体形成，动粒区有纺锤丝微管相连，因每条染色体只有一侧有动粒，所以只有一侧有微管相连。

4. 后期 I 由纺锤丝牵引，同源染色体分离向细胞的两极移动，此时没有着丝粒的分裂。由于染色体的计数是以着丝粒为计算标准，因此细胞染色体数目减半，即每极含有 23 条染色体。但应指出的是，分离的 23 条染色体各包括 2 个姊妹染色单体，所含的全部遗传物质 DNA 还是双份的。在后期 I 同源染色体中分别来源于父、母的 2 条染色体并不一定向一个方向移动，而是随机的，此现象称为自由组合。

5. 末期 I 同源染色体趋向两极，解旋、伸展，核膜形成，胞质分裂成为 2 个细胞。此期的染色体变化在不同的生物有所不同，有的染色体解旋成为间期核的形态，有的则不发生解旋，仍为凝集的染色体。

（二）减数分裂 II

分裂 II 的细胞形态变化基本与有丝分裂相同，分为前、中、后、末 4 期，人类生殖细胞只有 23 条染色体而不是 46 条。

1. 减数分裂间期 II 此期时间很短，不发生 DNA 的复制。

2. 前期 II 每个二分体凝集，核膜、核仁消失。

3. 中期 II 各二分体排列于赤道面上形成赤道板，着丝粒纵裂而形成 2 条染色体，其着丝粒区的动粒区连于纺锤丝的微管。

4. 后期 II 各染色体被纺锤丝拉向两极。

5. 末期 II 各染色体移至两极后，解旋伸展，分别形成细胞核，细胞质分裂，人类细胞形成两个含有 23 条染色体的子细胞即生殖细胞。

第二节 细胞周期及其调控 📱微课2

PPT

一、细胞增殖周期

一个生命体的生长发育从受精卵经过胚胎、婴幼儿，一直到成年期，必须通过细胞的有丝分裂不断的增殖，产生大量数目的细胞才能实现。

连续分裂的细胞从一次分裂结束到下一次有丝分裂完成所经历的整个连续过程称为细胞周期（cell cycle）。每一细胞周期必须完成 4 项任务：①准确地复制 DNA；②合成细胞结构和功能性物质（RNA、蛋白质、细胞器的组分等）；③建立有关的细胞分裂的结构和信息传递机制；④细胞核和细胞胞质分裂。不同的生物或不同组织的细胞周期差别较大；同时环境因素或生理状况使细胞周期时间改变，如人子宫内膜细胞正常情况下细胞周期 28 天，生理状况或环境因素（如激素）会改变其周期时间。

二、细胞周期各时相的主要特征

根据细胞周期中是否有染色体等细胞核的明显形态变化，将细胞周期分为间期和分裂期

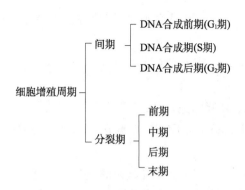

细胞增殖周期 {
　间期 { DNA合成前期(G₁期)
　　　　 DNA合成期(S期)
　　　　 DNA合成后期(G₂期)
　分裂期 { 前期
　　　　 中期
　　　　 后期
　　　　 末期
}

图 11 - 4　细胞增殖周期时相的划分

（图 11 - 4）。分裂间期细胞质内进行一系列的物质合成，细胞核内必须完成 DNA 的复制。

（一）G₁ 期（DNA 合成前期）

G₁ 期（G₁ phase）是指一次细胞分裂结束到下一次 DNA 合成期开始之间的一个阶段，在细胞周期时间中占的比例最大，是细胞生长的主要阶段，此期细胞的主要特点：①合成大量的 rRNA、mRNA、tRNA 及核蛋白体；②RNA 的合成导致结构蛋白和酶蛋白的大量合成；③细胞代谢旺盛，体积迅速增大；④为 DNA 复制进行物质和能量准备，如有关的酶系（DNA 聚合酶、解旋酶等）和蛋白质（调控蛋白等）。

各类细胞的 G₁ 期的时间长短差别很大，可以数小时、数天，甚至数月或数年。G₁ 期末是推进细胞周期的一个关键时刻，有 1 个或 2 个对外界因素很敏感的调节点，即限制点（restriction point，R 点）。G₁ 期的开启和关闭与 R 点相关，通过限制点的调节，G₁ 期细胞有 3 种去向，即 3 种不同增殖状态（图 11 - 5）。

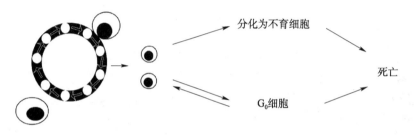

图 11 - 5　细胞增殖活动示意图

1. 持续增殖细胞　该类细胞越过 R 点持续增殖，始终保持具有增殖能力，不断进入周期完成分裂，如造血干细胞、睾丸的精原细胞、消化道黏膜细胞等。

2. 暂不增殖细胞　这类细胞未越过 R 点，经分化后行使一定的功能，一般情况下不进行细胞分裂，处于 G₀ 期，是一类停留在 G₁ 期暂不增殖的细胞。一旦受到某种刺激，越过 R 点，则重新进入细胞周期，开始分裂，如肝细胞、肾细胞等，当肝、肾受损伤后，需要增殖补充时，肝、肾细胞离开 G₀ 期，进入细胞增殖周期。

3. 不增殖细胞　也称不育细胞，即细胞不能越过 R 点失去了增殖能力，这类细胞合成其功能性蛋白质而定向分化，如角质细胞、神经细胞、肌细胞、成熟红细胞等终身处于 G₀ 期，经历分化、衰老、死亡。

（二）S 期（DNA 合成期）

S 期（DNA synthetic phase）是 DNA 复制时期，S 期的主要特征性变化：①完成了 DNA 与有关组蛋白的合成；②DNA 含量增加了 1 倍，在 S 期内，重新复制了一套同原来质量相同的 DNA 分子；③非组蛋白、RNA 聚合酶等与 DNA 复制相关的酶合成活跃。

（三）G₂ 期（DNA 合成后期）

G₂ 期（DNA post - synthetic）主要是为有丝分裂期准备物质条件，G₂ 期的主要特征性变化：①复制因子的失活及染色质进行性的凝聚；②合成纺锤体微管及维持细胞膜的相关蛋白质；③合成有丝分裂因子；④合成有丝分裂期所需的物质和能源。

（四）M 期

M 期时间短，但细胞的形态结构变化很大，M 期的主要特征性变化：细胞核发生急剧而明显的形态学变化，RNA 和蛋白质的合成几乎停止。M 期发生的主要事件：染色质组装成染色体，有丝分裂器和收缩环的形成，核被膜和核仁消失和重建。

三、细胞周期调控

1970 年，R. T. Johnson 和 P. N. Rao 在研究 Hela 细胞的同步生长时，将 M 期细胞和间期细胞进行融合，他们发现间期细胞出现类似于有丝分裂期的形态变化，如染色质凝集、核被膜破裂及核仁消失。将这种经过诱导，在间期细胞中形成的染色体称为超前凝集染色体（prematurely chromosome condensed，PPC），又称早熟凝集染色体。大量研究表明，该现象是由于 M 期有丝分裂因子、周期蛋白等调控的结果。

细胞增殖周期的进程是严格有序的、具有十分精密的调节机制。细胞增殖周期各时相中细胞发生的变化及相邻时相间的转换，均受细胞自身及环境因素的控制。细胞增殖周期受多种因素的调控，可分为外源性环境因子和内源性遗传因子两大类。

⇒ **案例引导**

> **案例** 患者，男，19 岁，因左眼视力下降 2 个月，眼痛 1 周入院。入院前，自觉左眼上半视野视物不清，曾被诊断为"青光眼"，经治疗无好转，视力逐渐减退。入院前 1 周，左眼失明。眼痛、头痛，无发热，否认家人有类似病史。眼部 B 超显示：左眼玻璃体混浊，球内不均匀密度占位性病变。彩色多普勒超声检查病变，内见来自视网膜较粗大的动静脉血流信号。眼眶 CT 提示：左眼球内占位性病变。
>
> **讨论：** 该患者所患疾病是什么？其发病机制是什么？

（一）环境因子

1. 细胞周期蛋白（cyclin） 是一类随细胞周期的变化呈周期性出现与消失的蛋白质，自 1983 年首次发现周期蛋白后，许多科学家纷纷开始周期蛋白的研究，从各种生物体中克隆分离了数十种周期蛋白。真核生物中的细胞周期蛋白可分为 A、B、C、D、E 等 12 大类，目前在人体中已发现 26 种周期蛋白，它们可在细胞周期的不同阶段相继表达，与细胞中其他蛋白结合后，参与细胞周期相关活动的调节（表 11-1）。

表 11-1　人细胞周期蛋白类型及作用

周期蛋白	分子量（kD）	结合蛋白	功能作用
A	60 000	cdc2	促进 $G_1 \longrightarrow S$
		CDK2	促进 $G_2 \longrightarrow M$
B_1/B_2	62 000	cdc2	促进 $G_2 \longrightarrow M$
C	34 500	cdc2/CDK	驱动通过 G_1
D	33 600	CDK	驱动通过 G_1
E	45 000	cdc2/CDK2	驱动通过 G_1

（1）cyclin C、D、E 的表达　在 G_1 期，进入 S 期即开始降解，与细胞中的细胞周期蛋白依赖激酶（CDK）结合，使 G_1 期细胞越过 R 点向 S 期转变的过程中发挥其调控作用。

（2）cyclin A 的合成　发生于 G_1 期向 S 期的转变过程中，与 CDK2 结合，在 S 期 DNA 合成的启始过程中起作用；同时，还可能为 G_2 期/M 转换所必需。

（3）cyclin B 的合成　在 G_2/M 时达到高峰，随着 M 期的结束而发生降解，可能调节细胞从 G_2 期向 M 期的转变。

2. 有丝分裂促进因子及抑制因子　R. T. Johnson 和 P. N. Rao 以 Hela 细胞为材料，发现 M 期细胞具有某种促进间期细胞进行分裂的因子，即有丝分裂促进因子（maturation promoting factor，MPF）。有丝分裂促进因子是一种 G_2 期形成，能促进 M 期启动的调控因子。

1988 年，M. J. LonKa 纯化了爪蟾的 MPF，经鉴定由 32kD 和 45kD 两种蛋白组成，二者结合可使多种蛋白质磷酸化。

1990 年，Paul Nurse 进一步实验证明 p32 实际上是 cdc2 的同源物，p45 是 cyclin B 的同源物，而且对 p32（cdc2）的活性而言，cyclin B 是必需的。研究发现，人类细胞的 MPF 是有分子量为 34kD 和 56kD 的两种蛋白质组成的复合体，p34 为细胞周期蛋白依赖激酶（cdk1），p56 蛋白是 cyclin B 的同源物。p34 在细胞周期中是连续合成的，含量相当稳定；p56 在 G_1 期开始合成，G_2 和 M 期交界时达到高水平，有丝分裂中期达到峰位，后期骤然下降。

细胞周期蛋白依赖性激酶抑制因子（cyclin – dependent kinase inhibitor，CKI）是细胞内存在的一些对 CDK 激酶活性起负调控作用的蛋白质。它是能与 CDK 激酶结合并抑制其活性的一类蛋白质，具有确保细胞周期高度时序性的功能，在细胞周期的负调控过程中起着重要作用。目前已知的 CKI 可划分为两大类：一类为 INK4（Inhibitor of CDK4），特异性抑制 CDK4 – cyclinD1、CDK6 – cyclinD1 复合物；另一类为 KIP（kinase inhibition protein），抑制现已知的大多数 CDK – cyclin 的磷酸化激酶活性。当 CKI 与 CDK 结合时，阻止 CDK 与 cyclin 相结合，从而抑制了 MPF 的活性，在细胞周期进程中起着重要作用。

3. 生长因子（growth factor，GF）　是一类通过与细胞膜上特异受体结合，由自分泌或旁分泌产生的多肽类物质，如在体外培养细胞时，加血清的目的就是添加生长因子。生长因子与其受体结合后，通过信号转换及传递过程，最终引起与细胞周期进程相关的蛋白质表达的变化，调控细胞周期。

生长因子多种多样，没有种属间的特异性，但有很强的组织特异性；不同的组织细胞需要不同的生长因子，目前发现的生长因子有血小板源生长因子（PDGF）、表皮生长因子（EGF）、神经生长因子（NGF）、成纤维细胞生长因子（FGF）、胰岛素样生长因子（IGF）、白细胞介素（IL）及转化生长因子（TGF）。这些因子对细胞周期的调控主要表现为可刺激或抑制静止期的细胞进入 S 期。

不同种类的细胞具有不同的生长因子受体，每个细胞可以有几种不同的受体，接受几种生长因子的顺序调节；不同的生长因子对细胞增殖的调节作用不同，如 PDGF 促进细胞由 G_0 向 G_1 转变，EGF、IL、TGF 则作用于 G_1/S 期。一般来说，正常细胞的增殖活动需要多种生长因子的共同调节，即协同性；不同的生长因子在细胞周期的不同阶段发挥作用。如 G_0 期的 3T3 细胞必须经过 PDGF 的激活作用才能进入 G_1 期，从 G_1 期进入 S 期又必须经过 EGF 和 IGF 的顺序活化，三者形成"接力式"调节，既不能短缺，又不能颠倒。

细胞对生长因子具有竞争作用。正常细胞体外培养时，在一定程度上，细胞增殖的速度随着细胞密度的增加而逐渐降低，直到细胞沿器皿底面铺成单层，邻近细胞彼此接触时，分裂活动便自动终止，细胞进入 G_0 状态，这种现象称为接触抑制或密度依赖性调节。这主要是由于邻近细胞之间生长因子竞争和膜受体的占位性抑制，如果在铺满单层的细胞培养皿上做一划痕，划痕边缘的细胞从 G_0 状态进入 G_1 期和 S 期，恢复增殖活动；经过多次分裂，当把空隙填满时细胞又停止分裂，进入 G_0 期。接触抑制对创伤修复具有十分重要意义，当局部受到损伤时，伤口附近通过凝血过程释放 PDGF、EGF、FGF 等生长因子，刺激结缔组织中的成纤维细胞、巨噬细胞、平滑肌细胞进行增殖并产生趋化运动，直至新增殖的细胞彼此接触，伤口完全修复，细胞进入静止的 G_0 期，而避免无限增殖。

4. 抑素（chalone）　是一种由细胞自身分泌的，对细胞周期进程有抑制作用的糖蛋白，与生长因子对细胞增殖的调节途径类似，但它们的作用是相互拮抗的，同时又互相协调，在细胞增殖的反馈性调节中起重要作用。

抑素不但具有严格的组织特异性，而且还有细胞周期阶段的特异性。

（二）遗传因子

对于细胞增殖活动的调节，环境条件只是外在的影响条件，即外因；遗传基因的顺序表达才是调节增殖的根本原因，即内因。外在的因素归根到底是通过基因的变化而起作用。目前已确定的与细胞增殖相关的基因有细胞分裂周期基因、原癌基因和抑癌基因。

1. 细胞分裂周期基因　细胞增殖周期的有序性是与细胞分裂周期基因（*cdc* 基因）在细胞周期的不同阶段，形成不同的基因产物（酶、受体、载体等功能性蛋白质），以调节代谢过程，达到控制细胞增殖的作用有关的。目前已知的酵母 *cdc* 基因达 40 多个，例如，在酿酒酵母（saccharomyces cerevisiae）中，已确定一些 *cdc* 基因表达顺序及其可能起到的作用。*cdc* 基因对细胞周期的调控，具有相对的独立性。

与增殖有关的基因及其产物可因外界环境的变化而影响其调节功能，使细胞暂停增殖而进入 G_0 期，或通过转录水平的调控，使细胞脱离细胞周期而进行分化。

2. 癌基因和原癌基因　正常细胞的基因组中存在一段能促使细胞无限增殖发生癌变的 DNA 序列，这些序列是癌基因的前体，称为原癌基因（protooncogene）。原癌基因被激活或突变成癌基因后导致细胞的恶性转化。癌基因（oncogene）是指能引起细胞恶性转化的核酸片段。现已知原癌基因具有正常的细胞增殖调节功能。它对细胞增殖活动的调节可以有 3 种途径：①合成细胞生长因子；②合成细胞生长因子的相应受体；③合成细胞内部有关的信号分子或核内调节蛋白。可见，原癌基因的产物是正常细胞增殖所必不可少的，但是它们一旦突变为癌基因，其产物在质和量上都有改变，从而引起细胞生长失控，最终转为恶性。

3. 抑癌基因　正常细胞中含有抑制细胞恶性增殖的基因称抑癌基因（suppression oncogene）。其产物可以抑制细胞的生长和分裂，如 p^{Rh}、p53、p15、p16、p27 等，当这些抑癌基因发生突变或丢失，解除对细胞增殖的抑制作用后，就成为诱发肿瘤的重要因素。

目前，已发现的癌基因有 100 多种，抑癌基因有 30 余种，这个数字还在不断增加。有人推测，有多少种癌基因就有多少种抑癌基因。

答案解析

目标检测

一、选择题

1. 细胞周期的时间长短主要与（　　）有关

　　A. G_1 期　　　　　　B. S 期　　　　　　C. G_2 期　　　　　　D. M 期　　　　　　E. G_0 期

2. 下列事件中，不是发生在有丝分裂前期的是（　　）

　　A. 染色质螺旋化形成染色体　　　　B. 核膜、核仁消失

　　C. 核纤层降解　　　　　　　　　　D. 中心粒复制

　　E. 确定分裂极

3. 减数分裂时，联会最早发生在 （　　）

  A. 细线期   B. 粗线期   C. 偶线期   D. 双线期   E. 终变期

4. 关于细胞周期的调控，下列说法不正确的是 （　　）

  A. cyclin 随细胞周期变化而呈周期性地出现和消失

  B. CKI 对 CDK 起负调控作用

  C. MPF 是 cyclin B 和 CDK1 组成的复合体

  D. 抑素和生长因子对细胞增殖的作用是相互拮抗的

  E. MPF 只存在于 M 期细胞中

5. 关于原癌基因和抑癌基因，下列说法正确的是 （　　）

  A. 原癌基因和抑癌基因都是正常细胞基因组中存在的 DNA 序列

  B. 原癌基因和抑癌基因具有一一对应关系

  C. 抑癌基因突变，变成癌基因

  D. 原癌基因在正常细胞内不表达

  E. 原癌基因和抑癌基因具有共同的祖先

二、简答题

1. 细胞增殖有哪几种方式？各有什么特点？

2. 什么是细胞增殖周期？共包含哪几个时期？

3. 细胞周期的调控因素有哪些？

三、论述题

1. 比较有丝分裂和减数分裂的区别。

2. 研究细胞周期对医学临床有何意义？

（杨军厚）

书网融合……

本章小结   微课1   微课2   题库

第十二章 细胞分化

学习目标

1. **掌握** 细胞分化的概念、特点，细胞分化的本质，奢侈基因和管家基因。
2. **熟悉** 细胞分化的机制、影响细胞分化的因素。
3. **了解** 细胞分化与癌变。
4. 培养学生发现问题和解决问题的科研思维能力和实事求是的科研精神。
5. 增强学生人与自然和谐发展意识，为子孙后代留下蓝天碧水绿地青山的责任感。

个体发育（ontogeny）和系统发育（进化）历来是生物学研究的两个最重要的问题。个体发育是指一个新个体从产生到死亡的全部历程。虽然不同的多细胞生物具有不同的个体发育模式，但都涉及以下几个过程：①细胞增殖，从一个受精卵产生大量子细胞，用以构成新的个体；②细胞分化，来自同一受精卵的同源细胞选择性地表达不同的基因，形成不同的细胞类型，执行不同的功能；③细胞间的相互作用，是指不同细胞之间通过信号系统相互影响，协调细胞的行为，这些细胞行为包括诱导、迁移、分裂、分化、凋亡等。

第一节 细胞分化概述 微课1

PPT

一、细胞分化的概念

人体具有 200 多种细胞，不同的细胞具有不同的形态、结构和功能。例如，红细胞输送氧气，呈双面凹陷的盘状；肌肉细胞能够收缩，呈长梭形；神经细胞具有传导功能，具有长的纤维状突起。这些细胞均由同一个受精卵分裂和分化而来。在个体发育中，把细胞后代在形态、结构和功能上发生稳定性差异的过程称为细胞分化（cell differentiation）。细胞分化是多细胞有机体发育的基础与核心，细胞分化的关键在于特异性蛋白质的合成，而特异性蛋白质合成的实质在于基因选择性表达。细胞分化不仅发生在胚胎发育中，而且一生都在进行着，以补充衰老和死亡的细胞，如多能造血干细胞分化为不同的血液细胞，皮肤干细胞逐步分化为成熟的表皮等。

二、细胞分化的特征

1. 时空性 细胞分化的实质是在细胞质（信号系统）和细胞核（基因组）的共同作用下，细胞选择性地表达特定的基因，具有时间和空间的特点，即来自同一受精卵的同源细胞在不同的时间和空间表达不同的基因。一般而言，体内各种细胞均含有物种的全部基因，但在一个特定的细胞中并不是全部基因都在活动。分子杂交实验证明，在任何时间，一种细胞的基因组只有一小部分基因在活动，约占基因组的 5%~10%。这些表达的基因大致可分为两类：一类称为管家基因（house-keeping gene），包括维持细胞基本代谢的各种酶（如线粒体等细胞器的各种酶）基因和结构蛋白（如核糖体蛋白、微管蛋白等）基因等；另一类称为奢侈基因（luxury gene）或组织特异性基因（tissue-specific genes），如红细胞的血红蛋白、输卵管上皮细胞的卵清蛋白和皮肤细胞的角蛋白等基因。不同种类的细胞选择表达不同基因的现象称为差别基因表达（differential gene expression）。

2. 定向性　随着细胞的分裂和分化，细胞的发育方向逐渐被限定，当尚未定向的细胞不可逆地转变为某种定向细胞的时刻，细胞的命运就被固定。细胞从分化命运确定到出现特定形态的过程称为细胞决定（cell determination）。细胞决定即意味着细胞内部已发生稳定的变化，基因活动模式已开始发生改变。例如，哺乳动物桑葚胚的内细胞团和外围细胞，前者形成胚胎，后者形成滋养层。再如，果蝇的成虫盘（imaginal disc）是幼虫表皮下一些未分化的细胞群，在幼虫阶段这些细胞群无明显形态差异，但在变态过程中，不同部位的细胞群分别朝着一定方向分化，形成了腿、翅和触角等成虫器官。将一条腿的成虫盘移植到老熟幼虫的体腔内，则化蛹变为成虫后会形成一条腿，而通常不会变为其他的结构。这说明在分化出这些器官之前，成虫盘的分化命运即已被限定。

不同种属的动物，其早期胚胎细胞出现决定的时间不同。无脊椎动物早期的卵裂球已经决定，每个卵裂球可以形成身体的一部分，但任何一部分卵裂球都不能发育为完整的个体。哺乳类胚胎在8细胞期以内，任何一个细胞都具有发育为一个个体的能力，即使在16细胞期，仍可发现个别细胞具有独立发育成新个体的能力。

3. 稳定性　动物细胞发生分化之后，其遗传表型保持稳定，通常是不可逆的。如人的血细胞的分化起始于多能造血干细胞，造血干细胞是几种血细胞的前体细胞，它先分化为单能干细胞，再由单能干细胞分化成不同的血细胞。将果蝇幼虫的成虫盘移植到成虫体内则不发生细胞分化，但是这些成虫盘细胞可继续进行分裂，并且可以再通过移植到其他成虫体内继续培养、增殖。如果将其再移植回变态期幼虫体内，则又能按原来已决定的命运进行分化，这说明已决定细胞的发育命运是比较稳定的。

4. 可塑性　已分化的细胞在特殊条件下变为未分化状态或转化为另一种类型细胞，这种现象被称为细胞分化的可塑性。一般说来，分化细胞的表型保持稳定，以执行特定的功能。但在某些条件下，分化细胞也不稳定，其基因活动模式能发生可逆的变化，又回到未分化状态，称为去分化（dedifferentiation）。例如，高度分化的植物细胞，在实验室培养条件下，或在营养体繁殖中，可失去分化特性，重新进入未分化状态，成为能够发育为一株完整植株的全能性细胞。高度分化的动物细胞有时能从一种分化状态转变为另一种分化状态，这种现象称为转分化（transdifferentiation）。肾上腺的嗜铬细胞来源于神经嵴，体积较小，功能是分泌肾上腺素，在加入糖皮质激素培养条件下，能维持细胞的正常表型。当培养液中去除糖皮质激素而加入神经生长因子后，嗜铬细胞转化为交感神经元；这些交感神经元比嗜铬细胞大，带有树突样和轴突样，并且分泌去甲肾上腺素而非肾上腺素。

5. 普遍性　细胞分化是一种普遍的生命现象，细胞分化不仅存在于胚胎发育阶段，个体一生中都进行着细胞分化。成人不同细胞的寿命不同，如红细胞的寿命为109～127天，消化道上皮细胞的寿命为4～6天。细胞衰老死亡后，必须由新的细胞来代替，如人体内每秒钟约有600万个新生的红细胞替代相同数量死亡的红细胞，这种现象称为细胞更新或生理性再生。

人体几乎所有组织都存在干细胞，干细胞的进一步分化是成年动物组织和器官修复再生的基础。干细胞分化命运已经决定，如果不受外界条件的影响，一种组织的成体干细胞倾向于分化为该组织的各种细胞。但在特定的条件下，一种组织的干细胞可分化成其他组织的功能细胞，这一现象称为转分化或横向分化（transdifferentiation）。例如，人工诱导条件下，造血干细胞可以分化成神经细胞和肝细胞，间充质干细胞可以分化成神经、肌肉、软骨、骨等多种细胞。

成体中高度分化的细胞往往不再分裂，如神经细胞、成熟红细胞、表皮细胞等，这些高度分化的细胞对电离辐射的敏感性很低，而分化程度低的生殖细胞和干细胞则对电离辐射具有很高的敏感性。

«

⊕ 知识链接

诱导多能干细胞

2006 年，日本京都大学山中伸弥（Shinya Yamanaka）教授实验室将 Oct3/4、Sox2、c‑Myc 和 Klf4 这 4 种转录因子，通过逆转录病毒转染的方法，导入已分化的小鼠皮肤成纤维细胞，使来自胚胎小鼠或成年小鼠的成纤维细胞获得了类似胚胎干细胞的多能性。人们将这种通过诱导作用产生的多能性干细胞称为"诱导多能干细胞"（induced pluripotent stem cell，iPS cell），这种将体细胞诱导为多能干细胞的简单、有效的方法称为 IPS 技术。iPS 细胞在形态、基因和蛋白质表达、表观遗传修饰状态、细胞倍增能力、类胚体和畸形瘤生成能力、分化能力等方面都与胚胎干细胞极为相似。IPS 细胞系的建立可使研究人员不经过胚胎而获得多能干细胞，从而避免了围绕胚胎干细胞研究所产生的伦理道德问题。

三、细胞分化的潜能

细胞分化的潜能（potency）是指细胞产生的后代细胞分化成各种细胞的能力。受精卵能够分化出各种细胞和组织，形成一个完整的个体，因而把受精卵的分化潜能称为全能性（totipotency）。随着分化发育的进程，细胞逐渐丧失其分化潜能，从全能性到多能性（pluripotency），再到单能性（monopotency），最后失去分化潜能成为成熟定型的细胞。

植物能从一个体细胞发育为一株完整的植物，虽然自然界中并未发现这种现象，但是扦插和细胞培养实验证明植物细胞保持着全能性。1950 年，Steward 用已分化的胡萝卜根细胞经培养长成了一株完整的植株。目前，植物组织培养技术已被广泛地应用于植物苗木的工厂化生产。

哺乳动物胚胎发育的 8 细胞期以前，每个细胞也具有全能性。但随着胚胎的发育，有的细胞虽然具有分化出多种组织的潜能，但却失去了发育成完整个体的潜能，细胞具有的这种发育潜能称为多能性。例如，哺乳动物囊胚的原始外胚层细胞即具有分化出包括生殖细胞在内的各种组织的多能性。在成体中，多能造血干细胞可分化出红细胞、白细胞、单核细胞和血小板，故造血干细胞具有多能性。多能造血干细胞分化成终末功能细胞，尚要经过一种中间干细胞，此种干细胞只能分化出一种血细胞，故为单能干细胞，也称为祖细胞（progenitor），其分化潜能称为单能性。由此可见，在发育过程中，细胞的分化潜能逐渐变窄。

⊕ 知识链接

细胞的全能性与细胞机能特化

动物细胞的全能性与细胞机能特化之间存在尖锐的矛盾。细胞全能性的一个必然结果是它的各种机能的发展都受到限制，因为任何机能都必须有自身的物质基础，而各种不同的机能又要求自己特定的与别的机能不同的物质基础。即每一种机能的发展都必须以其特定的物质结构基础的数量增加和结构特化为前提，那么一个细胞如要使其各种机能都高度发展，势必要求细胞尽可能地增大，但这是受到自然严格限制的。所以细胞要么保持"全能"而使各种机能的发展都受到限制而处于低等水平，要么牺牲"全能"而特化以极大地提高某种机能的效率。两者必选一条，而不能"两全其美"。

PPT

第二节　细胞分化的机制

一、基因选择性表达与细胞分化

细胞分化是一个非常复杂的过程，涉及复杂的细胞通讯和基因表达。已知的绝大多数信号途径都参与细胞分化或个体发育，如 cAMP、磷脂酰肌醇、Ras、Notch、Wnt、Hedgehog 等介导的信号途径。这些信号通过级联和反馈，控制基因的表达，引起细胞分化。研究表明，即使高度分化的细胞中也具有完整的基因组，说明细胞分化的实质是在细胞外界信号和细胞内调控因子的影响下，基因选择性表达的结果。

生物体在个体发育的不同时期、不同部位，通过基因水平、转录水平等的调控，表达基因组中不同的部分，其结果是完成细胞分化和个体发育。基因的选择性表达是指在细胞分化中，基因在特定的时间和空间条件下有选择表达的现象，其结果是形成了形态结构和生理功能不同的细胞。由于细胞分化发生于生物体的整个生命进程中，所以基因的选择性表达在生命过程各阶段都在体现。不仅如此，基因的选择性表达在单细胞原核、真核生物生长发育中，甚至病毒的生命活动中都明显表现，这充分体现了基因选择性表达的普遍性。

（一）高度分化的细胞具有完整的基因组

利用核酸分子杂交的方法发现同种动物的不同细胞具有量和序列完全相同的核基因组 DNA，如小鼠不同细胞的单链 DNA 可同样有效地抑制具有放射性标记的小鼠单链 DNA 探针与小鼠胚胎基因组的杂交。原位杂交技术证明，已分化的细胞仍然含有不表达的其他组织专一性基因。如果蝇的卵黄蛋白由成虫卵巢细胞和脂肪细胞合成，虽然唾腺细胞并不合成卵黄蛋白，但在唾腺细胞的基因组中却同样具有编码卵黄蛋白的基因，而且在体外一定条件下仍然可以合成卵黄蛋白。

核移植实验也证实动物细胞核具有完整的基因组。Briggs 和 King 是最早用豹蛙成功地进行核移植实验的科学家，他们将未分化的囊胚期细胞核移植进激活的去核卵，结果有 60% 的移植核能够指导正常卵裂形成囊胚，其中 80% ~85% 继续发育形成正常的蝌蚪。Gurdon 等用完全分化的成蛙蹼上皮细胞核进行核移植实验也获得了少数正常发育的神经胚，若将这种供体核经过一系列的移植还可以获得大量的蝌蚪。我国著名实验胚胎学家童第周等从 20 世纪 60 年代就开始进行细胞核移植的研究，在鱼类亚科、科和目间进行过一系列的核移植实验。1996 年，苏格兰的 Wilmut 等克隆了 Dolly 羊，这是人类首次成功地用哺乳动物体细胞，即成年母羊乳腺上皮细胞核为供体，经过多次核移植而获得的后代。随后哺乳类猴、猪、牛、羊、猫等一系列克隆动物的研究都获得了成功。

既然不同的细胞都具有相同的 DNA，为什么不同的细胞具有不同的形态、结构和功能？唯一的答案就是这些来源于同一个受精卵的细胞，在分化过程中选择性地表达奢侈基因，而关闭了其他基因，称之为基因的差别表达。细胞分化的程度越高，胞质 RNA 与核 DNA 的杂交率越低，已分化细胞的杂交率一般低于 10%。同时所合成的 RNA 主要是与细胞分化功能有关的特异性基因的产物和维持细胞正常代谢所必需的持家基因的产物。

（二）染色体和基因组的改变

分化的细胞虽然具有完整的基因组，但其基因组具有不同程度的修饰和改变，这些变化主要包括基因甲基化（gene methylation）、基因的扩增（gene amplification）、重排（gene rearrangement）和删除（gene deletion）。

1. 基因甲基化 脊椎动物一些基因的活性与其调控区或其周围特定胞嘧啶的甲基化有关，甲基化使基因失活，相应地非甲基化和低甲基化能活化基因的表达。细胞内的"管家基因"是维持细胞生存不可缺少的，处于非甲基化和低甲基化状态，而"奢侈基因"和细胞分化有关，是组织特异性表达的有关基因，在特定组织中保持非甲基化或低甲基化状态，而在其他组织中呈甲基化状态。在哺乳动物基因中，几乎所有的甲基化都发生在 CpG 二核苷序列的 C 上，成簇的 CpG 区称为 CpG 岛，常见于基因的启动子。在 DNA 甲基化过程中，胞嘧啶从 DNA 双螺旋上突出进入与酶结合部位的裂隙，通过胞嘧啶甲基转移酶，把活性甲基从 S - 腺苷蛋氨酸转移至 5 - 胞嘧啶位上，形成 5 - 甲基胞嘧啶（5 - methylcytosine，5 - MeC）。含有这种甲基化 CG 的序列，对应于染色体上的兼性异染色质区域。除了 DNA 的甲基化以外，染色体上还存在组蛋白的修饰，尤其组蛋白 H_3 和 H_4 的低乙酰化是异染色质的特征。乙酰化水平的提高几乎总是和转录水平的提高相关，而乙酰化水平的降低和转录的抑制相关。

2. 基因组印迹 DNA 的甲基化修饰不仅出现于分化细胞，双亲的生殖细胞中 DNA 也具有特殊的甲基化，它们以不同方式影响胚胎发育。合子中有些基因两个等位基因都表达或受抑制，而有些基因只表达父本基因，还有些基因只表达母本基因，这些现象称为基因组印迹（genomic imprinting）或双亲印迹（parental imprinting）。印迹基因不仅影响胚胎发育，而且与人类的许多遗传病有关。

3. 基因重排 是基因差别表达的一种调控方式。哺乳动物能产生 $10^6 \sim 10^8$ 种抗体，但并不意味着细胞内具有相应数量的基因。免疫球蛋白是异四聚体结构，除重链和轻链的随机组合以外，免疫球蛋白的多样性主要来源于基因的重新组合。

4. 基因删除 某些原生动物、昆虫及甲壳动物细胞分化过程中存在部分染色体丢失的现象，如马蛔虫的一个变种，当个体发育到一定阶段时，在将要分化为体细胞的那些细胞中，染色体破裂为碎片，有些含有着丝粒，在细胞分裂中保留，有的不具有着丝粒，而在分裂中丢失，但是将形成生殖细胞的那些细胞中不发生染色体的断裂和丢失现象。又如，有些介壳虫的雄性为单倍体，但是与蜜蜂不同的是，它们来源于受精卵，将来发育为雄性的胚胎，其细胞会排斥父本染色体组，成为单倍体，或者使父本染色体组异固缩化，成为生理上的单倍体。

5. 基因扩增 是指细胞内某些特定基因的拷贝数专一性地大量增加的现象。如爪蟾的卵母细胞中，rDNA 大量扩增以形成大量核糖体，供卵裂和胚胎发育所用；果蝇的卵巢滋养细胞和唾腺细胞中，DNA 复制而核不分裂，形成多线染色体。

二、管家基因与奢侈基因

细胞分化是通过严格而精密调控的基因表达实现的。细胞分化基因组中所表达的基因大致可分为两种基本类型：一类是管家基因（house - keeping genes）；另一类称为奢侈基因（luxury genes），或称组织特异性基因（tissue - specific genes）。管家基因是指所有细胞中均要表达的一类基因，其产物是对维持细胞基本生命活动所必需的。如微管蛋白基因、糖酵解酶系基因、核糖体蛋白基因等。而奢侈基因是指不同的细胞类型进行特异性表达的基因，其产物赋予各种类型细胞特异的形态结构特征与特异的生理功能。如卵清蛋白基因、上皮细胞的角质蛋白基因、胰岛素基因等。

此外，有人还进一步分出一类调节基因（regulatory gene），其产物用于调节奢侈基因的表达，或者起激活作用，或者起阻抑作用。

因此，细胞分化的实质是奢侈基因在时间与空间上的差异表达。这种差异表达不仅涉及基因转录水平和转录后加工水平上的精确调控，而且涉及染色体和 DNA 水平，翻译和翻译后加工与修饰水平上的复杂而严格的调控过程。

应用 mRNA 差异显示法，DNA 减法杂交和 EST 技术可在不同程度上分析分化细胞中的奢侈基因。

这方面也将是后基因组学或者功能基因组学研究的主要内容之一。

此外，组合调控引发奢侈基因的表达。人体至少有 200 种（有的学者认为有 500 种以上）不同类型的细胞。如果每种类型的细胞分化都需要一种基因表达调控蛋白的话，那么至少需要 200 种以上的调控蛋白，然而实际上是有限的少量调控蛋白启动为数众多的特异细胞类型的分化。其机制就是组合调控（combination control）的方式，即每种类型的细胞分化是由多种调控蛋白共同调控完成的。这样，如果调控蛋白的数目是 n，则其调控的组合在理论上就可以启动分化的细胞类型为 2^n。

当有 3 种调控蛋白存在时，则不同的组合就可能启动 8 种不同细胞类型的分化。然而在启动细胞分化的各类调控蛋白组合中，其中往往是只有一两种调控蛋白是起决定性的因子。这样，单一调控蛋白就有可能启动整个细胞分化过程。最明显的例子是在成肌细胞分化为骨骼肌细胞的过程中，一种关键性调控蛋白 MyoD 在体外培养的成纤维细胞中表达，结果使来自皮肤结缔组织的成纤维细胞表现出骨骼肌细胞的特征，如表达大量的肌动蛋白和肌球蛋白并构成收缩器，在质膜上产生对神经刺激敏感的受体蛋白和离子通道蛋白，并融合成肌细胞样的多核细胞等。显然在成纤维细胞中已经具备肌细胞特异性基因表达所需要其他必要调控蛋白，一旦加入 MyoD 后，即形成了启动肌细胞分化的特异的调控蛋白组合。

借助于组合调控，一旦某种关键性基因调控蛋白与其他调控蛋白形成适当的调控蛋白组合，不仅可以将一种类型的细胞转化成另一种类型的细胞，而且遵循类似的机制，甚至可以诱发整个器官的形成。这一点已经在研究果蝇、小鼠和人眼发育中得到证实。

在眼器官的发育中，有一种关键性调控蛋白称 Ey（果蝇）或 PaX（脊椎动物）。如将果蝇 Ey 基因转入早期发育中将发育成腿的细胞中表达，结果 Ey 基因的异常表达最终诱导产生构成眼的不同类型细胞的有序三维组合，在腿的中部形成眼。显然 Ey 蛋白除了能启动细胞某些特异基因的表达，诱导某类细胞分化外，其启动的某些基因表达产物本身可能又是另一些基因的调控蛋白，它们进一步启动其他特异基因的表达，诱导分化更多的细胞类型，形成由多种不同类型细胞组成的有序三维细胞群体，即导致器官。

这种仅靠一种关键性调控蛋白通过对其他调控蛋白的级联启动，是一种令人惊奇的高效而经济的细胞分化启动机制。复杂的有机体正是通过这一原则的重复运用逐渐完成的。

受精卵的分裂称卵裂。卵裂过程的每次分裂，从核物质的角度看都是均匀分配到子细胞中，但是细胞质中物质的分布是不均匀的。卵裂使不同的胞质组分分割进入各卵裂细胞。这些特殊细胞质组分称为细胞质决定子（cytoplasmic determinants）。细胞质决定子在卵母细胞中已然形成，受精卵在数次卵裂中，决定子一次次地重新改组、分配。卵裂后，决定子的位置固定下来，并分配到不同的细胞中，影响着细胞分化。也许正是因为胞质分裂时的不均等分配，在一定程度上决定了细胞的早期分化。

三、细胞核与细胞分化

细胞核是真核细胞遗传信息的贮存场所。因此，在细胞分化过程中，细胞核对于细胞分化也肯定有重要的影响，它可能通过控制细胞质的生理代谢活动从而控制分化。

（一）染色体结构的变化

1. 基因删除　原生动物、昆虫、甲壳动物。

2. 基因扩增　果蝇多线染色体。

3. 基因重排　免疫球蛋白基因 $10^6 \sim 10^8$ 种抗体。

4. DNA 的甲基化与异染色质化　胞嘧啶的甲基化使基因失活。

（二）基因与细胞分化

无论是母体 mRNA 的作用还是细胞间的相互作用，其结果是启动特定基因的表达。根据对果蝇、家蚕等实验动物的研究表明，卵受精后，首先表达的是母体基因；母体基因的产物是转录因子，沿胚的前后轴形成一个浓度梯度，决定了胚的前后位置和头尾区域；控制其他基因的表达，母体基因→间隙基因→成对基因→体节极性基因→同源异形基因。

PPT

第三节　影响细胞分化的因素

细胞中奢侈基因的选择性表达主要是由调控蛋白所启动。调控蛋白的组合是影响细胞分化的主要的直接因素。一般来说，这种影响主要受胞外信号系统的调控，而胞外信号甚至细胞微环境的调控又是通过细胞自身的因素如胞内因素、细胞位置等起作用的。在很多物种中影响细胞分化的胞内因素可以追溯到单细胞受精卵中细胞质的作用。此外，外部的环境对某些物种细胞分化乃至个体发育也会产生很大的影响。

一、胚胎诱导与细胞分化

在研究早期胚胎发育过程中发现，一部分细胞会影响周围细胞使其向一定方向分化，这种作用称近端组织的相互作用，也称为胚胎诱导。其中一个典型的例证就是在眼的发生中本身的逐级诱导过程。正常情况下，早期的视泡诱导与之接触的外胚层上皮细胞发育成晶状体，随后在视泡和晶状体的共同诱导下，外面的表皮细胞形成角膜。如果把早期的视泡移植在头部的其他部位，同样可诱导与之接触的外胚层发育成晶状体。

二、激素与细胞分化

远距离细胞间相互作用对细胞分化的影响主要是通过激素来调节的。如无尾两栖类的蝌蚪变态过程中，尾部退化以及前后肢形成等变化是由甲状腺分泌的甲状腺素和三碘甲状腺氨基酸的分泌增加所致。昆虫变态过程主要是由 20－羟蜕皮素和保幼素共同调控的。人体血细胞定向分化也受到多种细胞因子的调控。

三、细胞之间的分化抑制作用

在胚胎学研究中，人们已经注意到细胞间的相互作用对细胞分化与器官构建的影响，并称这种作用为胚胎诱导（embryonic induction）。胚胎诱导作用不断强化并可分成不同的层次，虽然人们对胚胎诱导作用的机制尚不清楚，但包括旁泌素等信号分子的作用显然是其重要原因之一。

细胞所处的位置不同对细胞分化的命运也有明显的影响。实验证明，改变细胞所处的位置可导致细胞分化方向的改变，这种现象称为位置效应（position effect）。"位置信息"是产生效应的主要原因。如在鸡胚发育的原肠胚期，在由脊索细胞分泌的由 *Sonic hedgehog* 基因编码的信号蛋白的作用下，靠近脊索的细胞分化形成底板（floor plate），而远离脊索的细胞分化成运动神经元，如将另一个脊索植入鸡胚中线一侧，则会以同样的方式诱导底板和运动神经元的发育。

如果 *Sonic hedgehog* 基因发生突变，则会导致中枢神经系统发育异常，或者可能出现面部仅有一眼和一个鼻孔的畸胎。同样，Sonic hedgehog 蛋白也通过位置效应调节肢体的发育，趾的长度、形态和内部结构均受控于细胞与这一蛋白信号分子源的距离，即取决于 Sonic hedgehog 蛋白的浓度或某些由它调控的其他因子的浓度赋予肢芽分化的位置信息，最终发育形成由骨、软骨、皮肤等构成的不同的趾。

四、信号分子与细胞分化

近端组织的相互作用是通过细胞旁分泌产生的信号分子旁泌素（又称细胞生长分化因子）来实现的。已知它包括成纤维细胞生长因子（fibroblast growth factor，FGF）、转化生长因子（transforming growth factor，TGF）以及 hedgehog 家族、Wnt 家族、Juxtacrine 等五大家族因子。与激素一样，它们都是影响细胞分化的重要信号分子。

信号分子的有效作用是短暂的，然而细胞可以将这种短暂的作用储存起来并形成长时间的记忆，逐渐向特定方向分化。果蝇的成虫盘（imaginal disc）是一些初级分化的细胞群，而在幼虫变态过程中，不同的成虫盘发育为成虫不同的器官，如腿、翅、触角等。人们曾把果蝇的变态前幼虫的成虫盘细胞植入成虫体内，连续移植 9 年，细胞增殖多达 1800 代，然后将这种成虫盘细胞再移植回幼虫体内则依然没有失去记忆，照例发育成为相应的器官。

早期的研究提出"决定早于分化"这一概念，所谓决定是指一个细胞接受了某种指令，在发育中这一细胞及其子代细胞将区别于其他细胞而分化成某种特定的细胞类型，或者说在形态、结构、功能等分化特征尚未显现之前就已经确定细胞的分化命运。

细胞的决定与细胞的记忆有关，而细胞记忆可能通过两种方式实现：①正反馈途径（positive feedback loop），即细胞接受信号刺激后，活化转录调节因子，该因子不仅诱导自身基因的表达，还诱导其他奢侈基因的表达；②染色体结构变化（DNA 与蛋白相互作用）的信息传到子代细胞，如同两条 X 染色体中，其中一条始终处于凝集失活状态并可在细胞世代间稳定遗传一样。当然，这些可能的记忆机制也可以用来解释为什么某些能够继续增殖的终端分化细胞，如平滑肌细胞和肝细胞分裂后只能产生与亲代相同的细胞类型。

五、环境因素与细胞分化

性别决定是细胞分化和生物个体发育研究领域的重要课题之一。环境对性别决定的影响早已被人们发现和研究。其中典型的例子是许多爬行动物，如蜥蜴类的 *Agama agama*、*Eublepharis macularius*，它们在较低温度条件下（24℃）全部发育为雌性，而温度提高（32℃）则全部发育为雄性。龟类的 *Caretta caretta* 又出现相反的情况，即在较低温度条件下全部发育为雄性，而温度提高则全部发育为雌性。此外，有一种软体动物 *Crepidula*，它们的性别决定取决于个体间的相互位置关系，在它们形成的上下相互叠压的群体中，位于下方的个体发育为雌性，而位于上方的个体发育为雄性。人们对于环境影响性别的机制还不清楚，但是它无疑表明，生物的个体发育和细胞的分化具有对环境的容纳性。

环境因素对细胞分化可产生影响，进而影响生物的个体发育。但是，这些影响因素又都是通过细胞自身的遗传结构发挥作用的。因此总体来说，个体发育中细胞分化的基础是建立在细胞内部的，而环境因素只是条件。

第四节　细胞分化与细胞癌变 微课 2

肿瘤是细胞在各种致瘤因素的作用下，失去对其生长的正常调控，导致细胞异常增生。恶性肿瘤又称为癌症（cancer），是目前危害人类健康最严重的一类疾病。我国城市地区居民死因第一位为恶性肿瘤。

肿瘤细胞在很多生物学特性上不同于正常细胞，也有别于修复性增生的细胞，具有明显的去分化现象。

一、肿瘤细胞的增殖特征

肿瘤细胞生长迅速，且无限分裂，成为永生细胞。肿瘤细胞的增殖周期与正常细胞相似，都包括 G_1 期、S 期、G_2 期和 M 期，其中 S、G_2、M 期较短，周期的长短也随 G_1 期而异。过去认为肿瘤细胞增殖较快是由于其细胞周期较短，现在发现绝大多数人体肿瘤的细胞周期并不比同类组织正常细胞周期短，而是相同或较长，其中原因也是 G_1 期变长。

肿瘤所含的细胞群体也与正常的组织一样分为 3 类：①增殖细胞，是肿瘤中始终处于细胞周期循环中，不断分裂的细胞群，与肿瘤的增大直接有关，其数量的多少决定着肿瘤恶性的程度；②暂不增殖细胞，是 G_0 期细胞，对肿瘤的生长无直接影响，但这些细胞在一定条件下可重新进入细胞周期，成为增殖细胞，因此是肿瘤复发的根源；③不再增殖细胞，是一些已经脱离细胞周期，永远丧失分裂能力，日趋衰老甚至死亡的细胞，对肿瘤增长没有影响。因此，该类型细胞所占数量越多，肿瘤的恶性程度越低。为什么肿瘤细胞分裂慢，却比正常细胞生长快？这是因为肿瘤与正常组织相比，增殖细胞占绝大多数，而暂不增殖细胞和不再增殖细胞少，因此导致肿瘤生长迅速。

正常细胞都有一个增殖极限，连续增殖几十代后就会死亡。而肿瘤细胞增殖周期失控，如没有 R 点、细胞自分泌大量生长因子、抑素含量及其感受性都降低等，导致细胞不断增殖，而且失去了正常的接触抑制现象。纺锤体形成过早，使核分裂与胞质分裂不协调；染色体运动及分配的紊乱；或者 DNA 复制不完全或有损伤时，细胞周期仍继续进行，也将导致细胞癌变。

近年来随着对细胞周期调控机制研究的深入，又从该角度发现了一些致病机制。Cyclins、Cyclin – dependent kinases（CDKS）、CDK inhibitors（CKIS）等都是参与细胞周期调控的主要物质，以它们为主要物质基础构成的细胞周期检测点，对细胞周期事件正确、按序进行发挥着关键作用。上述调节因素及调节结构的改变与肿瘤的发生、发展密切相关。如在人肝癌发生中，常有乙肝病毒整合人基因中高表达。表达出的嵌合蛋白缺乏 CyclinA 的破坏盒，不能被降解而持续发挥作用，使细胞周期迅速进入分裂期，导致细胞无节制地增殖而致癌。

⇒ **案例引导**

案例 20 世纪 70 年代以来，哈尔滨医科大学和上海第二医科大学的血液学家联合应用三氧化二砷（As_2O_3，又名砒霜）和全反式视黄酸（all – trans retinoic acid，ATRA）治疗急性早幼粒细胞白血病（acute promyelocytic leukemia，APL），取得了显著疗效。这一研究成果引起了国内外医学界的极大关注，是我国医学科学家在白血病治疗领域做出的巨大贡献。上海第二医科大学（现上海交通大学医学院）王振义院士因此被誉为"癌症诱导分化之父"。

讨论：砒霜用于治疗 APL 的机制是什么？

二、肿瘤的分化阻碍

肿瘤形成的原因是相当复杂的。一般认为，它是由于外界因子如放射源、病毒或化学致癌物的作用，使癌基因（oncogene）突变或过分表达，或是抑癌基因突变或失活所致。但以发育生物学的观点来看，癌细胞仍处于不分化或低分化状态。正常细胞的癌变乃分化受阻之故。

    癌细胞在形态上是未成熟的幼稚细胞。它们一般都表现为核大，核浆比例高，缺乏成熟细胞的功能。这在白血病中似乎更为突出。越是恶性的白血病，癌细胞越幼稚。相反地，当癌细胞趋向成熟与分化时，白血病的恶性程度也就下降了。

    癌细胞内胚胎性基因表达产物的发现，进一步证明了癌细胞处于低分化状态。迄今找到的此类表达产物有异位激素、异位同工酶等。

    异位激素是指一些原来并不产生激素的组织，在某些特殊情况下（通常是癌变）分泌的激素。它的产生，可能是正常失活的基因去抑制的缘故，也可能是由于编码异位蛋白的 mRNA 增多所致。能分泌异位激素的肿瘤涉及消化系统、呼吸系统、生殖系统、神经系统等。其中，肺癌是产生异位激素的最常见的肿瘤。一般来说，这类肺癌源自胚胎的神经嵴，而神经嵴在胚胎发育过程中可以衍生为内分泌器官的某些结构。

    除了异位激素之外，无论肿瘤患者还是实验性的啮齿类动物，在其血清中或肿瘤组织内，都可发现异位同工酶。最早发现的异位同工酶是原发性肝癌中的肌型醛缩酶。之后，又发现了氧化还原酶、多种水解酶、转移酶等。在人的肿瘤中，还发现了碱性磷酸酶的各种同工酶，如铁蛋白（ferritin）和胸腺嘧啶核苷激酶。迄今研究较多的，是与滋养层细胞有关的同工酶，如一种胎盘碱性磷酸酶——Regan 同工酶。这些酶系统的出现表明肿瘤组织有某些胚胎期基因的再现。因此，肿瘤的表型就可能包括了许多胚胎早期发育的结构。这些结构包括滋养层细胞、胚胎细胞、卵黄囊等。

    此外，肿瘤与早期胚胎组织往往具有共同的抗原性及免疫现象。这同样有力地显示了癌细胞内有胚胎性基因表达。迄今在肿瘤中发现的胚胎抗原，有癌胚抗原、α-甲胎蛋白、γ-甲胎蛋白、硫糖蛋白、胎铁蛋白、T-球蛋白等。肿瘤组织具有胚胎性抗原，以及胚胎细胞与癌细胞表面的相似性，提示癌细胞与胚胎细胞具有共同的免疫逃脱机制。例如，用胚胎细胞或放射线照射的肿瘤细胞，都可以使动物获得免疫性。这也证明，那些与免疫逃脱有关的早期胚胎发育的基因产物在肿瘤中重现，从而使肿瘤细胞能够存活下来。有人认为，这些基因的重现可能也是恶性转化所必需的步骤。

    癌细胞的一个主要特征是无限增殖。在某些系统中永生不死性（immortality）与细胞失去分化能力密切相关。生长与分化是两个相互排斥的过程。为了分化，细胞必须停止分裂，其中阻断细胞分化的癌蛋白（oncoprotein）起着重要的作用。它使得细胞继续增殖，而不断增殖又为突变致癌提供了机会。

⊕ 知识链接

端粒与癌症

    端粒（telomere）是真核细胞染色体两臂末端由 5'-TTAGGG-3' 重复序列构成的结构，具有保护染色体末端，维持染色体结构的稳定和完整，避免其发生融合、降解和重组等功能，在染色体 DNA 复制过程中，DNA 每复制一次，端粒末端 DNA 就缩短一段，端粒缩短到一定程度就不能再复制，细胞便衰老死亡。端粒酶（telomerase）是一种能延长端粒末端的核糖核蛋白酶，可以利用自身 RNA 为模板合成端粒 DNA，加到染色体 3' 端，以补偿末端丢失的序列，从而延长细胞的寿命。人类正常组织的体细胞无端粒酶活性，所以随着细胞分裂次数的增加，端粒不断缩短，端粒缩短到一定程度即失去对染色体的保护，细胞增殖停滞，随之发生衰老和死亡。大多数恶性肿瘤细胞具有明显的端粒酶活性，可使肿瘤细胞具有永生性。

答案解析

目标检测

一、选择题

1. 细胞分化最主要的原因是（　　）

　　A. 染色体的选择性丢失　　　　　　　　B. 核遗传物质的选择性丢失

　　C. 基因重排　　　　　　　　　　　　　D. 基因扩增

　　E. 不同奢侈基因的选择性表达

2. 在个体发育中细胞类型的变化是（　　）

　　A. 单能细胞→多能细胞→全能细胞

　　B. 全能细胞→多能细胞→单能细胞

　　C. 多能细胞→单能细胞→全能细胞

　　D. 全能细胞→单能细胞→多能细胞

　　E. 多能细胞→全能细胞→单能细胞

3. 从分子水平看，细胞分化的实质是（　　）

　　A. 特异性蛋白质的合成　　B. 基本蛋白质的合成　　　C. 结构蛋白质的合成

　　D. 酶蛋白质的合成　　　　E. 以上均是

4. 下列属于管家基因的是（　　）

　　A. 血红蛋白基因　　　　　B. 肌动蛋白基因　　　　　C. 组蛋白基因

　　D. 卵清蛋白基因　　　　　E. 胰岛素基因

5. 癌细胞通常由正常的细胞转化而来，与原来的细胞相比，癌细胞（　　）

　　A. 分化程度高　　　　　　B. 分化程度低　　　　　　C. 分化程度差不多

　　D. 成为干细胞　　　　　　E. 终末分化细胞

二、简答题

1. 什么是细胞分化？细胞分化有何特点？

2. 分化细胞基因组的变化主要包括哪些？

3. 肿瘤所含的细胞群体可分为哪三类？

三、论述题

1. 哪些因素会影响细胞分化？

2. 阐述细胞分化的分子基础。

（牛友芽）

书网融合……

本章小结

微课1

微课2

题库

第十三章　细胞衰老与死亡

📖 **学习目标**

1. **掌握**　细胞衰老、细胞凋亡以及细胞自噬的概念。

2. **熟悉**　细胞衰老的特征、表现、Hayflick 界限和细胞死亡的类型、特征；细胞自噬的特点与分类；细胞自噬的相关分子。

3. **了解**　细胞衰老的分子机制与学说、细胞凋亡的分子机制和信号转导通路；细胞自噬的调控机制和信号通路；细胞自噬与疾病的关系。

4. 培养学生对于衰老和死亡的正确认识，具备识别细胞发生衰老、凋亡和自噬等的不同形态结构的能力。

5. 培养学生对微观世界的细胞衰老和死亡、宏观世界的人类衰老和死亡的正确认识，树立正确的人生观、价值观和世界观。

细胞衰老、死亡与自噬是细胞生命活动过程中不可抗拒的生理现象，是生物界的普遍规律。人体有 200 多种细胞，寿命与职责各不相同。人体内所有的细胞都来自胚胎发育时期的一个受精卵，经过分裂增殖和分化，最后走向衰老和死亡。细胞的衰老、死亡与自噬与很多老年性疾病，如神经退行性疾病、心脑血管疾病、糖尿病、肿瘤等密切相关。阐明细胞的衰老、死亡与自噬的机制，对于阐释生命的奥秘、延缓衰老和防治由于衰老、死亡与自噬失常所导致的疾病具有重要的意义，是细胞生物学研究领域的重要课题。

第一节　细胞衰老 ⓔ 微课 1

PPT

细胞衰老（cellular aging，cellular senescence）是指随着时间的推移，细胞内部结构发生退行性变化，增殖能力和生理功能逐渐下降的变化过程。细胞衰老是一种不可逆的生长停滞状态，最终将导致细胞死亡。

一、细胞的寿命

（一）不同类型的细胞寿命不同

成体的组织器官中，不同类型的细胞寿命各不相同。通常根据寿命长短将细胞分为三类：第一类细胞的寿命接近于个体的寿命，如神经元、脂肪细胞、肌细胞；第二类是缓慢更新的细胞，其寿命比个体的寿命短，如肝细胞、胃壁细胞；第三类是快速更新且寿命较短的细胞，如表皮细胞、血细胞。一般而言，体内更新快的细胞寿命较短，基本不更新的细胞可保持与个体相同的寿命。细胞的寿命除了与细胞的种类有关，也受到内外环境条件的影响。

（二）体外培养细胞的寿命

离体（*in vitro*）细胞和在体（*in vivo*）细胞一样，寿命也是有限的，其寿命长短与培养细胞的平均代数，以及所取培养组织的年龄、种属等有关。

1961 年，L. Hayflick 首次报道了体外培养的人成纤维细胞具有分裂增殖的极限，后来被学术界称为 Hayflick 界限。Hayflick 用来自胚胎和成体的成纤维细胞进行体外培养，结果胚胎细胞传代 50 次后进入生长停滞状态，而成体细胞只能培养 15～30 代就出现生长停滞。Hayflick 发现，细胞在体外分裂增殖的能力与取材的个体的年龄有关；细胞可传代的次数，与物种的寿命有关。

（三）细胞衰老与个体衰老的区别与联系

个体衰老（aging）是指随着年龄的增加，机体的形态结构、生理功能呈现退行性变化，并伴随生殖能力下降和死亡率上升的现象。个体衰老是一个受到遗传基因和环境因素控制的、不可逆的生物学过程，与物种的寿命密切相关。对于单细胞生物来说，细胞衰老即代表个体衰老。但对于多细胞生物来说，细胞衰老和个体衰老是两个不同的概念。一方面，个别细胞，甚至局部许多细胞的衰老并不会导致个体的衰老，如皮肤表皮的不断脱落更新；另一方面，个体的衰老并不代表个体所有的细胞都衰老，比如 70 岁老人的生精细胞仍可以活跃地发生分化与发育。但是两者之间又有着密切的联系。细胞是生物体的基本结构和功能单位，细胞衰老是个体衰老的基础。如老年人运动神经元的衰老与运动功能的衰退有着密切的联系。因此，阐明个体衰老的机制必须从细胞衰老的研究入手。

二、细胞衰老的变化

细胞衰老主要表现在对环境的适应能力和维持细胞内环境稳定的能力降低。目前对于体外培养细胞的衰老研究发现，衰老细胞最典型的生物学特征有两个：①生长停滞，细胞停止分裂。这种停滞是不可逆的，即使添加生长因子也无法逆转；②衰老相关的 β-半乳糖苷酶的活化。β-半乳糖苷酶是溶酶体中的酸性水解酶，通常在 pH 4.0 的条件下表现活性，但在衰老的细胞中 pH 6.0 的条件下即表现出活性，且这种细胞随着传代次数的增加而逐渐增多。

此外，体外培养的研究发现，衰老细胞在形态结构和生化方面都发生了许多变化。

（一）细胞衰老的形态学改变

衰老细胞的形态变化表现：细胞皱缩，细胞膜由液晶态变为凝胶态，流动性下降；细胞质中脂褐素等残余体沉积，糖原减少、脂肪积聚，线粒体数目减少、体积增大，高尔基复合体碎裂，尼氏体减少；细胞核体积增大，染色深，核膜内折，染色质凝集、碎裂和溶解。

（二）细胞衰老过程中的生物大分子和代谢改变

在形态变化的同时，衰老细胞内的蛋白质、核酸、脂类等大分子也在发生各种变化，细胞的代谢能力下降。主要表现如下。

1. DNA　复制与转录受到抑制，但个别基因异常激活；发生氧化、断裂、缺失和交联，甲基化程度降低；端粒 DNA、mtDNA 缺失。

2. RNA　mRNA 和 tRNA 含量降低。

3. 蛋白质　合成下降，发生糖基化、脱氨基等修饰，导致蛋白质的稳定性、抗原性改变；自由基使肽键断裂，导致交联和变性。

4. 酶分子　活性中心被氧化，Ca^{2+}、Zn^{2+}、Mg^{2+}、Fe^{2+} 等离子丢失，酶分子的二级结构、溶解度、等电点发生改变，最终导致酶失活，但 β-半乳糖苷酶活性升高。

5. 脂类　不饱和脂肪酸被氧化，引起膜脂之间或脂蛋白之间交联，造成膜的流动性降低。

　　案例　患儿，男，4岁，因"皮肤异常、身材矮小"至医院皮肤科就诊。患儿1岁前出现头发脱落、皮肤瘙痒、双手背近端指指关节皮肤色素增加等，多次至皮肤科就诊，诊断不明。后逐渐出现生长发育迟缓、脱发、皮下脂肪萎缩、皮肤硬化等，并随年龄增加而逐渐加重。至患儿2岁，临床症状逐渐明显，发育迟缓、近端指指关节屈曲畸形、皮肤硬化，多次被诊断为硬皮病而治疗，效果欠佳。体格检查：身高86cm，体重8kg，骑马样站姿、毛发脱落（包括头发、眉毛、睫毛）、尖鼻、耳廓畸形、小下颌、全身皮肤干燥及色素异常、皮下脂肪萎缩、以四肢为主的皮肤硬化及散在溃疡、双手近端指指关节严重屈曲畸形、远端指节吸收变短、指（趾）甲变形、膝关节及髋关节挛缩固定。智力与同龄人无异。患儿病变皮肤活检病理结果提示均表现为硬皮病样改变，表现为胶原增生，纤维化，炎症细胞浸润。

　　讨论：该患者所患疾病是什么？其发病机制是什么？

三、细胞衰老学说

　　目前关于细胞衰老的学说很多，概括起来主要有差错学派（error theories）和遗传学派（genetic/programmed theories）两大类。

（一）差错学派

　　差错学派认为细胞衰老是各种细胞成分在受到内外环境的损伤后，因得不到完善的修复，使"差错"积累，导致细胞衰老。根据对导致"差错"的主要因素的认识不同，可分为不同的学说。

　　1. 代谢废物积累学说　细胞代谢废物积累至一定量后，占据了细胞的生存空间，影响了细胞的功能活动，引起衰老。如哺乳动物脂褐素的沉积，由于脂褐素结构致密，不能被彻底水解，又不能排出细胞，结果在细胞内沉积增多，阻碍细胞的物质运输和信号传递，最后导致细胞衰老。研究发现，老年性痴呆（AD）患者脑内的脂褐素增多、脑组织中沉积大量 β – 淀粉样蛋白（Aβ），因此 Aβ 可作为 AD 的鉴定指标。

　　2. 大分子交联学说　该学说认为过量的大分子交联是细胞衰老的一个主要因素，如 DNA 交联和胶原交联均可损害其功能，引起衰老。临床研究发现胶原交联和动脉硬化、微血管病变有密切关系。

　　3. 自由基学说　该学说认为，细胞代谢过程中的活性氧分子基团（reactive oxygen species，ROS）引发的氧化性损伤的积累导致了最终的衰老。ROS 主要有 3 种：超氧自由基（$\cdot O_2$）、羟自由基（$\cdot OH$）和 H_2O_2。正常细胞内存在清除自由基的防御系统，包括酶系统和非酶系统。酶系统如超氧化物歧化酶（SOD）、过氧化氢酶（CAT）和谷胱甘肽过氧化物酶（GSH – Px）；非酶系统有维生素 E、醌类物质等电子受体。自由基的化学性质活泼，可攻击生物体内的 DNA、蛋白质、脂类等大分子物质，造成损伤，可使 DNA 断裂、交联、碱基羟基化；使蛋白质中的巯基氧化，导致蛋白质交联、变性；使膜脂中不饱和脂肪酸氧化而使流动性降低等。有学者认为，衰老的原因中，99% 是由自由基造成的。而大量实验证明，超氧化物歧化酶与抗氧化酶的活性升高能延缓机体的衰老。Sohal 等人将超氧化物歧化酶与过氧化氢酶基因导入果蝇，使转基因株比野生型中这两种酶基因多一个拷贝，结果转基因株中酶活性显著升高，平均年龄和最高寿限有所延长。

　　4. 体细胞突变和 DNA 损伤修复学说　该学说认为诱发和自发突变积累和功能基因的丧失，减少了功能性蛋白的合成，导致细胞的衰老和死亡。如辐射可以导致年轻的哺乳动物出现衰老的症状，和个体正常衰老非常相似。正常细胞存在 DNA 修复系统，可使 DNA 损伤得到修复，但随着年龄增长，修复能力下降，导致 DNA 的错误积累，最终细胞衰老死亡。

5. 重复基因失活学说　该学说认为真核生物基因组 DNA 重复序列不仅增加基因信息量，而且是使基因信息免遭损害的一种保护机制。重复基因的一个拷贝受损或关闭后，其他拷贝被激活，直到最后一份拷贝用完，细胞因缺少某种重要产物而衰亡。有实验证明，小鼠肝细胞重复基因的转录灵敏度随年龄而逐渐降低。有关研究也发现哺乳动物 rRNA 基因数随年龄而减少。

（二）遗传学派

遗传学派认为衰老是遗传基因决定的自然演进过程，一切细胞均有内在的预定程序决定其寿命，外部因素只能使细胞寿命在限定范围内变动。

1. 程序性衰老学说　该学说认为，生物的生长、发育、衰老和死亡都是由基因程序控制的，衰老是相关基因顺序开启和关闭的结果。例如，小鼠肝细胞胚胎期表达 A 型谷丙转氨酶，衰老时表达 B 型。在人类，有两个典型的例子：一个是婴幼儿早衰症（Hutchinson - Gilford syndrome），患儿很早就出现明显的衰老症状，一般在 12 ~ 18 岁夭折。该病为常染色体隐性遗传病，是由于编码核膜蛋白的基因突变所引起。另一个是成人早衰症（Werner's syndrome），患者平均 39 岁出现衰老症状，47 岁左右死亡。研究发现，引起该病的基因与 DNA 的解旋有关。因此学者们推测，衰老是由遗传决定的。迄今在人和动物体内已经发现了多个与衰老有关的基因，统称为衰老相关基因（senescence associated gene，SAG），根据功能，可区分为衰老基因和抗衰老基因两大类。

细胞衰老时，一些 SAG 基因的表达水平显著增高。例如，*MORF*4 基因，它能表达一种与细胞衰老死亡有关的转录因子，该基因突变可导致细胞永生化；若将 *MORF*4 基因片段导入缺失 *MORF*4 基因的永生化细胞后，永生化细胞将衰老死亡。*p*16 基因产物是细胞周期依赖性激酶抑制因子，被视为细胞寿命的关键调控因子。细胞衰老时，*p*16 基因表达增强；如果抑制 *p*16 基因的表达，则细胞寿命延长。

抗衰老基因又称为长寿基因。如有关研究发现蛋白质生物合成延长因子 - 1α 基因（$EF - 1\alpha$）具有延缓衰老作用，将 $EF - 1\alpha$ 基因转入果蝇生殖细胞，结果发现子代果蝇的寿命延长了 40%。酵母 *sgs*1 基因编码产物为 DNA 解旋酶，研究发现一种 *sgs*1 基因的突变体的寿命明显短于野生型酵母，而人类 *WRN* 基因与 *sgs*1 基因同源，位于 8 号染色体短臂，*WRN* 基因突变将引起成人早衰症。

目前在人类的 1、2、4、6、7、11、18 号及 X 染色体上都发现 SAG 基因，其突变或异常表达将引起细胞衰老以及相关疾病的发生。

2. "有丝分裂钟"学说　根据 L. Hayflick（1961）的报道，人的成纤维细胞在体外培养时增殖次数是有限的。后来许多实验证明，正常的动物细胞无论是在体内生长还是在体外培养，其分裂次数总存在一个"极值"，即"Hayflick 界限"，亦称最大分裂次数。如人胚成纤维细胞在体外培养时最多只能增殖 60 ~ 70 代。1978 年，Elizabeth Blackburn 发现四膜虫的端粒由 TTGGGG 重复序列构成，哺乳类动物的端粒是类似的 TTAGGG。1986 年，研究证实不同组织细胞端粒长度不同。1991 年，Harley 等发现体细胞染色体的端粒 DNA 会随细胞分裂次数增加而不断缩短，提出"有丝分裂钟"学说，也称为"端粒钟"学说，认为染色体的端粒有细胞分裂计数器的功能，能记忆细胞分裂的次数。DNA 复制一次端粒就缩短一段，当缩短到一定程度至 Hayflick 界限时，细胞停止复制，走向衰老和死亡。资料表明，人成纤维细胞端粒每年缩短 14 ~ 18bp。端粒的长度还与端粒酶的活性有关，端粒酶是一种反转录酶，能以自身的 RNA 为模板合成端粒 DNA。在精原细胞和肿瘤细胞（如 HeLa 细胞）中有较高的端粒酶活性，而正常体细胞中端粒酶的活性很低，呈抑制状态。1998 年，W. E. Wright 等人用人端粒反转录酶亚基（hTRT）基因转染人视网膜色素上皮细胞和成纤维细胞，发现转染细胞分裂旺盛，端粒长度增加，β - 半乳糖苷酶活性升高，细胞寿命延长。美国的 3 位科学家 Elizabeth Blackburn，Carol Greide 和 Jack Szostak 因为上述发现获得 2009 年诺贝尔生理学或医学奖。

此外，关于细胞衰老的学说还有"神经免疫网络论""钙调蛋白学说""微量元素学说"等。

近年来有学者将细胞衰老归纳为复制性衰老（replicative senescence，RS）和应激诱导的早熟性衰老（stress – induced premature senescence，SIPS）两大类，前者是指由于端粒的缩短诱发的细胞衰老；后者是指由于一些刺激因素，如过量的氧、乙醇、离子辐射、丝裂霉素 C 等引起的细胞衰老。关于这两种类型的细胞衰老的分子机制也取得了一些进展，RS 依赖于 p53→p21、pRb→E2F 信号途径的调控；SIPS 受 ERK→p38MAPK→p16→pRb 信号途径调控。

细胞衰老的原因及其机制非常复杂，要彻底搞清其中的奥秘，还有待科研工作者们更加深入的研究。

🌐 **知识链接** -

细胞衰老与人生

衰老是体内各种分子和细胞损伤随时间逐步积累的过程，细胞衰老和细胞程序性坏死、自噬和凋亡一样，是胚胎正常发育的重要保障。细胞衰老往往伴随着一系列生理功能的衰退和多种疾病的发生。既然细胞衰老往往伴随器官功能丧失，导致疾病的发生，其中多数无法恢复正常，我们就必须学会与它们"和平共处"，尽量避免不健康的生活方式。但从精神层面来讲，人生经过童年、少年、青年和中年等阶段的历练，心智与思想更加成熟，更能理解人生与生活的真谛。更能做到宠辱不惊，超然于生活中的失意与失落，对世事洞若观火。

第二节　细胞死亡 微课2

PPT

细胞死亡是指细胞生命现象的终结。细胞死亡是多细胞生物生命历程中重要的生理或病理现象。长期以来，将细胞死亡的类型分为细胞坏死（necrosis）和细胞凋亡（apoptosis）两种，后者又称为程序性细胞死亡（programmed cell death，PCD），但研究发现，除坏死和凋亡之外还存在其他细胞死亡方式，如自噬和胀亡等。凋亡只是程序性细胞死亡的形式之一。近年来国际上倾向于一种与传统分类不同的新的细胞死亡分类方式，即将细胞死亡类型分为程序性细胞死亡和非程序性细胞死亡。

一、细胞死亡的类型和特征

（一）细胞死亡的类型

程序性细胞死亡是指细胞为了维持内环境稳定，由基因控制的细胞自主的、有序性的死亡。按其发生机制不同可以分为凋亡、自噬性死亡、细胞有丝分裂灾难、胀亡等。其中细胞凋亡是研究得最为深入的细胞死亡类型。

细胞凋亡是指在特定信号诱导下，细胞内的死亡级联反应被触发所导致的生理性或病理性、主动性的细胞死亡过程。细胞凋亡的概念来自希腊语，原意是指树叶或花的自然凋落，1972 年，由 Kerr 最先提出这一概念，用以描述细胞凋亡是一种自然的生理过程。

非程序性细胞死亡通常指细胞坏死，是细胞在受到剧烈的外来致病因素刺激或严重的病理性刺激后细胞生命活动被强行终止的病理性、被动性的死亡形式。这些外来致病因素包括物理因素，如温度、渗透压、辐射等；化学因素，如强酸、强碱、有毒物质等；生物因素，如细菌和病毒感染等。

由剧烈的理化因素引起的细胞死亡过程非常迅速，但在非剧烈因素作用下的细胞死亡通常有一定的自然过程，是逐渐过渡的，表现出特征性的形态和生理改变。

细胞死亡时，可观察到核膜断裂，核仁逐渐消失，DNA 和蛋白质降解并从核中释出；内质网、线粒体肿胀，线粒体嵴减少或消失；细胞的体积缩小或增大；细胞表面微绒毛减少或消失。判断细胞死亡，可以用这些形态改变作为指标，但还应考虑细胞是否具有生理功能和增殖能力。

引起细胞死亡的原因错综复杂，不同的细胞死亡类型表现出的形态特征也各不相同。如细胞凋亡时，细胞核染色质凝集，呈半月形或花瓣状；细胞皱缩，细胞膜内陷，形成凋亡小体；凋亡小体被巨噬细胞吞噬，不引起炎症反应。而细胞坏死的主要形态学特征则表现为早期细胞膜破坏，内质网、线粒体肿胀；继而溶酶体破裂，细胞自溶；细胞内容物流出，引起周围组织炎症反应（图 13 – 1）。

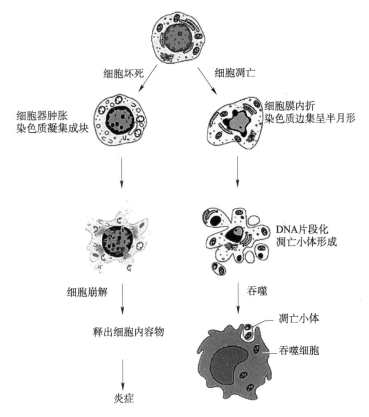

图 13 – 1　细胞凋亡与细胞坏死的形态比较

（二）细胞凋亡的特征

细胞凋亡表现出许多特征性的形态变化和复杂多样的生化改变。

1. 细胞凋亡的形态学特征　典型的动物细胞凋亡过程的形态变化可分为 3 个阶段。

（1）凋亡的起始　这一阶段细胞表面的特化结构（如微绒毛）消失，细胞连接消失，细胞膜起泡，但仍保持完整，细胞膜内侧的磷脂酰丝氨酸翻转到细胞膜的表面；细胞质中线粒体基本完整，但内质网发生肿胀和脱颗粒；细胞核内染色质固缩，形成半月形或花瓣状结构，靠近核膜分布。

（2）凋亡小体的形成　这一阶段核染色质断裂形成大小不等的片段，与线粒体等细胞器聚集，被内折的细胞膜包裹，形成泡状结构，称为凋亡小体（apoptotic body）。

（3）吞噬　这一阶段凋亡小体逐渐被邻近细胞或巨噬细胞吞噬，在溶酶体内被消化分解。

细胞凋亡的过程非常迅速，从起始到凋亡小体的出现只有数分钟，大约 30 分钟到几小时后凋亡小体便被全部清除。在整个过程中细胞膜始终保持完整，细胞内容物不泄露到细胞外，因此不会引发周围组织的炎症反应，这也是细胞凋亡最重要的形态特征。

2. 细胞凋亡的生化改变

（1）DNA 片段化　细胞凋亡时，内源性核酸内切酶活化，在相邻核小体的连接区切断 DNA 链，形成长度为 180～200bp 整倍数的寡聚核苷酸片段，因此在进行琼脂糖凝胶电泳时，凋亡细胞表现出特征性的 DNA 梯状条带（DNA ladders）。这是细胞凋亡最典型的生化特征之一。而细胞坏死时，DNA 断裂为长度不一的无规律片段，琼脂糖凝胶电泳呈弥散状。

（2）细胞凋亡中的蛋白酶　细胞凋亡是通过多种蛋白酶控制的，蛋白酶级联切割是凋亡最关键的过程。控制细胞凋亡的蛋白酶有多种，如胱天蛋白酶（caspase）家族、端粒酶、钙蛋白酶等。

（3）胞浆 Ca^{2+}、pH 的变化　有研究认为 Ca^{2+} 通过两条途径诱导细胞凋亡：①细胞内 Ca^{2+} 库释放，或胞外 Ca^{2+} 内流，作为凋亡信号启动凋亡；②Ca^{2+} 的释放打破细胞内结构的稳定，触发凋亡。另外，有研究发现细胞质碱化和酸化均能影响细胞凋亡。例如用地塞米松诱导巨噬细胞凋亡时，可观察到细胞内 pH 先是急速升高，然后又缓慢降低。

（4）线粒体在细胞凋亡中的变化　凋亡时，线粒体发生一系列显著的变化：①呼吸链受损，能量代谢受到破坏，导致细胞死亡；②释放细胞色素 c（cytochrome c，cyt c），激活胱天蛋白酶，引起凋亡级联反应；③产生活性氧类物质（ROS），ROS 是细胞凋亡的信号分子和效应分子；④线粒体渗透转变孔（permeability transition pores，PT 孔）通透性增高，触发级联反应。

（三）细胞凋亡的检测

根据细胞凋亡的形态学和生理生化特征，常用以下一些方法进行检测。

1. 形态学检测　是鉴定细胞凋亡最可靠的方法之一，主要是采用 HE 染色、甲基绿 - 派诺宁染色或 Giemsa 染色等方法对组织细胞进行染色，在普通光镜下观察；或用荧光染料，如吖啶橙、Hoechst33258 等染色，在荧光显微镜下观察；或制成超薄切片，在电镜下观察，都可以区分凋亡和坏死。

2. 生化特征检测　根据凋亡细胞 DNA 片段化的特征可采用琼脂糖凝胶电泳法、原位末端标记法、ELISA 法等方法进行检测，这些方法具有很高的特异性和敏感性。在细胞凋亡早期，位于细胞膜脂双层内侧的磷脂酰丝氨酸翻转至细胞膜外侧，可用特异的荧光标记探针（如一种钙依赖性的磷脂结合蛋白 Annexin V）检测出细胞膜成分变化。此外，还可以通过凋亡细胞 caspases 活性的激活、线粒体膜电位的变化、cyt c 的释放等特征加以检测。

3. 流式细胞仪检测　原理主要是根据在细胞、亚细胞和分子水平发生特征性改变，使得荧光染料对凋亡细胞 DNA 可染性发生改变；或针对凋亡细胞形态改变影响光散射的特点，检测出发生凋亡的亚二倍体细胞。流式细胞仪检测凋亡既可定性又可定量，且具有简单、快速、敏感性高等优点。

二、细胞凋亡的发生机制

（一）细胞凋亡的影响因素

细胞凋亡的影响因素很多，目前多数学者认为，细胞凋亡的发生受两类因素的调节。

1. 细胞凋亡的诱发因素

（1）生理性诱导因子　肿瘤坏死因子（TNF）及其配体（FasL）、转化生长因子 β（TGF - β）、神经递质（谷氨酸、多巴胺等）、Ca^{2+}、糖皮质激素等。

（2）损伤相关因子　热休克、病毒感染、细菌毒素、原癌基因（如 *myc*、*rel*、腺病毒 *E1A* 等）、抑癌基因（如野生型 *p53*）、细胞毒性 T 淋巴细胞、氧化剂、自由基、缺血、缺氧等。

（3）疾病治疗相关因子　化疗、放疗、生物治疗、中药治疗等。

（4）其他　乙醇、氧化砷、β - 淀粉样肽等细胞毒性物质。

2. 细胞凋亡的抑制因素

（1）生理性抑制因子　如 B 细胞凋亡病/白色病 – 2（B – cell lymphorna – 2/leukemia，bcl – 2）原癌基因、突变型 *p53*、各种生长因子、细胞外基质、CD40 配体、锌以及雌、雄激素等。

（2）病毒基因　如腺病毒 *E1B*、杆状病毒、牛痘病毒 *crmA*、EB 病毒 *BHRF*1 及 *LMP* – 1 等。

（3）其他　线虫的 *ced* – 9 基因、胱天蛋白酶抑制剂、钙蛋白酶抑制因子、促癌剂等。

（二）凋亡相关基因及其产物

细胞凋亡的调控与很多基因密切相关，将这些基因称为凋亡相关基因。其中研究较多的有 *caspases*、*Apaf* – 1、*bcl* – 2、*Fas*、*p53* 等。

1. *caspases* 家族　是哺乳动物细胞凋亡调控的核心成员，是细胞凋亡的启动者和执行者。*caspases* 表达产物能够选择性地切割靶蛋白天冬氨酸残基后的肽键，使靶蛋白活化或失活。目前在哺乳动物中已发现 15 种同源分子，即 caspase – 1 ~ 15，其中 caspase – 1 和 caspase – 11 主要负责白介素 – 1β 前体的活化；caspase – 2、8、9、10 等被称为细胞凋亡的起始者；caspase 3、6 和 7 是细胞凋亡的主要执行者，能降解多种底物，使得凋亡细胞呈现出一系列形态和生化改变，如激活核酸酶 CAD（caspase activated DNAase）可在核小体间切割 DNA 形成规律的 180 ~ 200bp 整倍数的片段；切割细胞骨架蛋白使细胞形态发生改变以及形成凋亡小体；切割核纤层蛋白使核纤层解聚，导致核膜皱缩。无论是起始 caspase 还是效应 caspase，通常以无活性的酶原形式存在于细胞质中。接受凋亡信号刺激后，酶原分子在特异的天冬氨酸位点被切割，产生大小两个亚基，再聚合成为异二聚体，即成为具有活性的酶。研究发现，凋亡的起始者和执行者之间存在上下游的关系，即起始者活化执行者。

2. *bcl* – 2 家族　是既能抑制又能促进细胞凋亡的基因家族。*bcl* – 2 不仅在 B 细胞淋巴瘤中表达，也见于许多正常组织和胚胎组织中。*bcl* – 2 家族分为两类：一类是抗凋亡的，主要有 *bcl* – 2、*bcl* – xl、*bcl* – w、*mcl* – 1；一类是促进凋亡的，如 *bax*、*bak*、*bid* 等。*bcl* – 2 是膜的整合蛋白，主要存在于线粒体外膜、核膜及部分内质网膜中。*bcl* – 2 的功能相当于线虫中的 *ced* – 9，现已发现至少 19 个同源物，它们在线粒体参与的凋亡途径中起调控作用，能控制线粒体中 cyt c 等凋亡因子的释放。

3. *Apaf* – 1　在线虫中的同源物为 *ced* – 4，在线粒体参与的凋亡途径中具有重要作用。*Apaf* – 1 具有激活 caspase – 3 的作用，而这一过程还需要 cyt c（*Apaf* – 2）和 caspase – 9（*Apaf* – 3）参与。

4. *IAPs*　即凋亡抑制因子家族（inhibitor of apoptosis，*IAPs*），是细胞内天然存在的一类抑制细胞凋亡的蛋白家族，在哺乳动物有 c – IAP1、c – IAP2 等成员。现已证实 c – IAP1、c – IAP2 可以通过结合 caspase – 3、7 和 9，占据其催化位点，抑制其酶切功能，从而抑制凋亡的发生。

5. *Fas*　亦即 *APO* – 1/CD95，属 TNF 受体和神经生长因子受体超家族。*Fas* 基因编码产物为分子量 45kD 的膜内在蛋白，分布于胸腺细胞、激活的 T 和 B 淋巴细胞、巨噬细胞、肝、脾、肺、心、脑、肠、睾丸、卵巢细胞等。Fas 蛋白与 Fas 配体（FasL）结合后，会激活 caspases，导致靶细胞走向凋亡。

6. *p53*　是一种抑癌基因，其生物学功能是在间期监视 DNA 的完整性。如果 DNA 有损伤，则抑制细胞增殖，直到 DNA 修复完成。如果 DNA 不能被修复，则诱导其凋亡。在依赖于 p53 蛋白的细胞凋亡中，是通过抑制 *bcl* – 2 和促进 *bax* 基因的表达来影响细胞凋亡的。同时 *p53* 基因是突变率最高的抑癌基因，突变型 *p53* 与野生型 *p53* 作用相反，能抑制凋亡，使细胞过度增殖而导致肿瘤。

除了上述基因及其蛋白产物，其他一些基因如 c – myc、ATM、jun、c – fos、myb 等都已证明与凋亡有关。

（三）细胞凋亡的信号转导途径

细胞凋亡和细胞生长、增殖、分化一样，是受到多种细胞内、外的信号调控，通过多种生物信号在细胞内和细胞间的传递而得以实现的。细胞凋亡的信号转导途径具有以下特点：①细胞凋亡信号转导途径的启动可因细胞的种类、来源、生长环境及诱因的不同而存在差异；②细胞凋亡信号转导途径具有多样性；③细胞凋亡与细胞增殖、分化存在一些共同的信号转导途径；④细胞凋亡的多条信号转导途径之间存在互通的交叉部分。

1. caspases 依赖性细胞凋亡途径 在哺乳动物中，caspases 依赖性细胞凋亡主要有两条途径，即由细胞死亡受体介导的外源途径和线粒体介导的内源途径。

（1）死亡受体介导的外源途径 细胞外的许多信号分子可以与细胞表面相应的死亡受体（death receptor，DR）结合，激活细胞凋亡信号途径，导致细胞凋亡。哺乳动物的死亡受体属于肿瘤坏死因子受体（TNFR）和神经生长因子受体（NGFR）超家族，主要成员有 Fas/Apo－1/CD95、TNFR1、DR3/WSL－1/Apo－3/TRAMP、DR－4/TRAIL－R1、DR－5/TRAIL－R2、DR－6、EDA－R、NGFR 等。

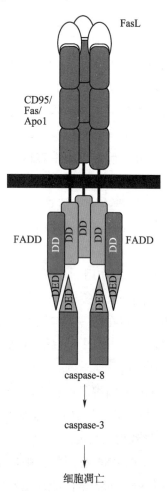

图 13 – 2　Fas 介导的细胞凋亡

以 FAS 为例，Fas 具有 3 个富含半胱氨酸的胞外区和 1 个称为死亡结构域（death domain，DD）的胞内区。Fas 配体 FasL 与 Fas 结合后，Fas 三聚化使胞内的 DD 区构象改变，然后与接头蛋白 FADD（Fas associated death domain protein）的 DD 区结合，FADD 的 N 端死亡效应结构域（death effector domain，DED）就能与 caspase－8 或 caspase－10 前体蛋白结合，形成死亡诱导信号复合物（death－inducing signaling complex，DISC），引起 caspase－8、caspase－10 激活，形成有活性的酶，启动 caspase 的级联反应，使 caspase－3、6、7 激活，水解细胞内各种蛋白质，导致细胞凋亡（图 13－2）。

（2）线粒体介导的内源途径 线粒体在细胞凋亡中具有重要的调控作用，许多内部凋亡信号（如 DNA 损伤、氧化剂等）都可以引起线粒体的损伤和膜渗透性改变，从而诱发细胞凋亡。

目前普遍认为 cyt c 是通过线粒体 PT 孔或 bcl－2 家族成员形成的线粒体跨膜通道释放到细胞质中的。线粒体 PT 孔主要由位于内膜的腺苷转位因子（adenine nucleotide translocator，ANT）和位于外膜的电压依赖性阴离子通道（voltage dependent anion channel，VDAC）等蛋白所组成，PT 孔开放会引起线粒体跨膜电位下降和 cyt c 释放。Bcl－2 家族蛋白主要定位于线粒体膜上，对于 PT 孔的开放和关闭起关键的调节作用，促凋亡蛋白 Bax 等可以通过与 ANT 或 VDAC 的结合介导 PT 孔的开放，促使 cyt c 的释放而促进凋亡；而抗凋亡类蛋白如 Bcl－2、Bcl－xL 等则可通过和 Bax 竞争性地与 ANT 结合，或者直接阻止 Bax 与 ANT、VDAC 的结合，阻止 cyt c 的释放而抑制凋亡。

进入细胞的 cyt c 可以与 Apaf－1 以及 caspase－9 的前体结合，从而导致 caspase－9 活化，后者再激活 caspase－3，引起细胞凋亡。

外源途径中活化的 caspase－8 一方面作用于 caspase－3 前体，另一方面也可催化 bcl－2 家族的促凋亡分子 BID 裂解成两个片段，其中含 BH3 结构域的 C 端片段进入线粒体，引起线粒体内的 cyt c 高效释放，促进细胞凋亡。

2. caspases 非依赖性的细胞凋亡途径　相对于 caspases 依赖性细胞凋亡途径，caspases 非依赖性细胞凋亡途径的机制目前还不完全清楚。已经明确线粒体在 caspases 非依赖性细胞凋亡途径中发挥了关键作用。除了 cyt c，线粒体还向细胞质释放多种凋亡相关因子，诱发 caspases 非依赖性细胞凋亡。

凋亡诱导因子（apoptosis inducing factor，AIF）是 1999 年克隆的第一个能够诱导 caspases 非依赖性细胞凋亡的蛋白，位于线粒体外膜。凋亡发生时，AIF 从线粒体释放到细胞质基质中，然后进入细胞核，引起 DNA 凝集并断裂成 5×10^4 bp 大小的片段，而不是 caspases 依赖性细胞凋亡途径中的以 180～200bp 为单位的 DNA 片段。

线粒体释放的限制性内切核酸酶 G（endonuclease G，endo G）也能引起非 caspases 依赖性细胞凋亡。endo G 定位于线粒体，它的主要功能是负责线粒体 DNA 的复制和修复。受到凋亡信号的刺激后，endo G 从线粒体释放进入细胞核，对核 DNA 进行切割，在 caspases 未被激活的情况下，产生以 180～200bp 为单位的 DNA 片段。

哺乳动物细胞凋亡的主要信号途径见图 13-3。

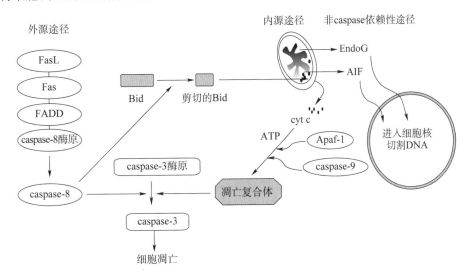

图 13-3　哺乳动物细胞凋亡的主要信号途径

三、细胞凋亡与细胞坏死

如前所述，细胞坏死是有别于细胞凋亡的另一种细胞死亡方式。当细胞受到意外损伤，如极端的物理、化学或生物因素刺激，或严重的病理性刺激的情况下发生细胞坏死。此时细胞内 ATP 水平下降到无法维持细胞存活的水平，导致钠钾泵停止运转，细胞通透性增高；同时糖酵解导致糖原减少，乳酸增多，细胞质酸性增高，内质网损伤，蛋白质合成障碍；进一步将发生溶酶体膜损伤，各种水解酶释放到细胞质基质中，使得损伤加重；最后，细胞质出现空泡，细胞膜破损，膨大和破损的细胞器和染色质碎片等释放到细胞外，引起周围组织炎症反应。

细胞坏死可能在机体的免疫反应中发挥重要的作用。细胞感染病毒等病原体后，可以通过细胞凋亡的方式清除病原体；如果细胞凋亡没有正常发生，则以坏死作为一种"替补"方式。同时，细胞坏死导致病原体信号分子如病毒核酸的释放，进一步引起周围组织的免疫反应，清除病原体。相对于细胞凋亡，细胞坏死的生理功能和分子机制目前还不是特别清楚，有待进一步的深入研究。

细胞凋亡和坏死的主要区别见表 13-1。

表 13 – 1　细胞凋亡与坏死的比较

比较内容	细胞凋亡	细胞坏死
原因	生理或病理性	剧烈损伤或病理性变化
范围	单个散在细胞	大片组织或成群细胞
细胞膜	起泡，完整	破损
细胞核	固缩，DNA 片段化	弥漫性降解
染色质	凝集，靠近核膜，呈新月状	呈絮状
基因组 DNA	在核小体处断裂，电泳图谱呈梯状	随机降解，电泳图谱呈涂抹状
线粒体	自身吞噬	肿胀
细胞体积	固缩变小	肿胀变大
凋亡小体	有，被邻近细胞或巨噬细胞吞噬	无，细胞自溶，碎片被巨噬细胞吞噬
炎症	不引起周围组织炎症反应	引起周围组织炎症反应

四、细胞凋亡的生理意义

细胞凋亡普遍存在于人类和多种动植物中，在多细胞生物体正常发育、自稳态的维持、免疫耐受、肿瘤监控等生命活动中具有重要意义。例如，人体每天有 5×10^{11} 个血细胞通过细胞凋亡被清除，与骨髓中每天新生的血细胞数大致均等。又例如，在哺乳类动物早期发育过程中，一般会先产生过量的神经元，但最终只有那些与靶细胞建立突触联系，接受了靶细胞分泌的存活因子的神经元才能存活下来，近半数的神经元发生凋亡，使得神经元和靶细胞数量上相匹配。再例如，机体通过细胞凋亡可以清除受到环境损害、被细菌、病毒感染或发生癌变的细胞，是机体生理性的保护机制。细胞凋亡还参与了免疫耐受的形成，例如在胸腺细胞的发育过程中，一方面形成了有免疫活性的淋巴细胞；另一方面，通过细胞凋亡清除掉识别自身抗原的 T 细胞克隆，产生对自身抗原的免疫耐受。

第三节　细胞自噬 [微课 3]

PPT

细胞自噬（autophagy）是由克里斯汀·德·迪夫在 1963 年发现并命名的，指的细胞自噬是细胞通过溶酶体（如动物）或液泡（如植物、酵母菌）降解自身组分以达到维持细胞内正常生理活动及稳态的一种细胞代谢过程：损坏的蛋白或细胞器被双层膜包绕隔离并构成自噬小体，随后与溶酶体融合，降解内容物再进行回收利用。自噬同时也与细胞死亡有关，这种呈现出细胞自噬特征的死亡被称为自噬性细胞死亡（2 型细胞死亡）。

一、细胞自噬的特点与分类

（一）细胞自噬的过程与特征

1. 自噬的过程　大体可分为 5 步，并伴随着复杂的形态与生化改变（图 13 – 4）。

（1）**自噬的开始**　自噬开始时，细胞质中会出现大量游离的膜性结构，称为前自噬体（preautophagosome）。目前有关双层膜性结构的起源尚不清楚，有可能来源于糙面内质网，也有观点认为其来源于晚期高尔基复合体及其膜囊泡体，重新合成的也不无可能。

（2）**双层膜的延伸**　前自噬体的双层膜结构逐渐延伸，开始包裹退变的细胞器和部分细胞质。

（3）**双层膜结构闭合**　闭合后形成的空泡也被称为自噬体（autophagolysosome）。

（4）**自噬溶酶体的形成**　自噬体的外膜与溶酶体膜融合，溶酶体腔中包含的酶接触到内膜及其内含物。这种自噬体与溶酶体结合的结构被称为自噬溶酶体（autophagolysosome）。

（5）内容物的降解 溶酶体包含的酶将自噬体内容物连同内膜水解，水解后的成分可被细胞再次利用。

除可溶性包浆蛋白之外，线粒体、过氧化物酶体、高尔基复合体和内质网的某些部分等细胞器都可作为自噬的对象。

2. 自噬的特征

（1）诱导因素很多 自噬是细胞对胞内物质的降解，因此正常细胞内自噬发生频率很低。大多数的自噬都是由各种诱发因素引起的。这种因素可能来源于胞外，如外界营养成分减少、缺血缺氧或者生长因子浓度下降时，细胞可能会通过自噬来补充相应的缺失物质。代谢压力、细胞器衰老破损或蛋白质错误折叠并聚集等胞内因素同样可以诱导自噬的发生。

（2）自噬过程十分迅速 诱导自噬发生后，8分钟左右即可观察到自噬体的形成，2小时以内自噬溶酶体内容物基本降解完成。这种快速的流程有助于细胞迅速适应恶劣的生存环境。

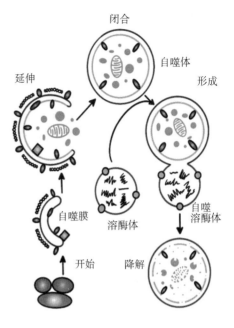

图 13-4 自噬的过程

（3）对蛋白质的批量降解 细胞内的短半衰期蛋白质的降解主要由泛素-蛋白酶系统完成。而对于负责长半衰期蛋白质降解的细胞自噬而言，同时对大批量的蛋白质进行处理正是其特点与优势所在。

（4）捕获成分的非特异性 由于自噬要求快速对大量的物质进行降解处理，在双层膜包裹内容物时自然不可能做到特别精准，相应的内容物的特异性就会降低。这是自噬作为应急处理方式所导致的必然结果。

（5）保守性 由于自噬是紧急情况下的必要应急措施，其对于细胞存活有着重要意义。因此，即使在不同物种的不同细胞中，自噬也是普遍存在的现象。

（二）自噬的分类

根据细胞内底物运送到溶酶体腔的不同方式，细胞自噬可分为3种主要类型。

1. 巨自噬（macroautophagy） 通过形成双层膜包绕错误折叠和聚集的蛋白质、非必需氨基酸、细胞器等并与溶酶体融合降解，是真核细胞内最常见的自噬方式，之前描述的自噬过程就是指巨自噬。

2. 微自噬（microautophagy） 不同于巨自噬，微自噬中没有自噬膜的形成过程，它的特点是通过溶酶体膜直接内陷或者外凸包绕细胞质及内容物进入溶酶体进行降解。

3. 分子介导的自噬（chaperone-mediated autophagy，CMA） 这是一种有着高度选择性的自噬方式，它有两个核心成员：热休克蛋白HSC70和溶酶体膜相关蛋白2A（lysosome-associated membrane protein 2A，LAMP-2A）。热休克蛋白HSC70是一种分子伴侣蛋白，能特异地识别并结合含有KFERQ（Lys-Phe-Glu-Arg-Gln）五肽片段的蛋白质，再通过与LAMP2A的相互作用将目的蛋白转运入溶酶体内降解。

二、细胞自噬的相关分子

（一）自噬体标志物

自噬相关蛋白（autophagy-related protein，Atg）最早在酵母中被发现，是一类能调节自噬开始和延伸等阶段的组成蛋白。其中有一部分关键蛋白也被看作自噬体标志物。

1. Atg12-Atg5复合物 广泛存在于哺乳细胞中，在自噬的形成过程中发挥了重要作用。若是缺失可能会导致自噬出现缺陷。

2. 自噬相关蛋白16类蛋白1（autophagy related 16 – like 1，Atg16L1） 可以与Atg12 – Atg5复合物进一步相互作用形成Atg12 – Atg5 – Atg16L1复合体。复合体附着于自噬体的表面，在自噬双层膜的延伸过程中起到了重要作用。等到双层膜完成闭合后，Atg12 – Atg5 – Atg16L1复合体就会重新释放回胞质中。

3. Atg8/微管相关蛋白1轻链3（microtubule associated protein 1 light chain 3，LC3） Atg8与LC3是最经典的自噬体标志物，广泛用于各种研究中。在酵母中，Atg8与磷脂酰乙醇胺（phosphatidyle-thanolamine，PE）偶联为Atg8 – PE复合物。LC3有两种可相互转化的存在形式：LC3 – I和LC3 – II，且参与了自噬双层膜的形成。在细胞中，新合成的LC3被转化为可溶的LC3 – I，再经过泛素化加工后与自噬体膜表面的PE结合，成为膜结合状态下的LC3 – II。因此LC3 – II定位于自噬前体与自噬体，是自噬体的标志物。

（二）溶酶体标志物

溶酶体作为自噬途径的终点，其标志物在自噬研究中有着重要作用。目前已识别的溶酶体标志蛋白已达到25个，且均为高糖基化蛋白。而其中含量最高的就是溶酶体相关膜蛋白1（lysosome associated membrane protein type 1，LAMP1）、LAMP2和溶酶体整合膜蛋白（lysosomal integral membrane protein，LIMP）。

（三）自噬底物

p62也被称为SQSTM1，广泛表达于各种细胞与组织中，在多种信号通路中都作为载体蛋白存在。LC3与泛素化底物可被p62连接，并一起整合进自噬体中，最终随自噬体一起降解。此外，p62可能也参与到了更多的自噬相关蛋白的调控中，如西罗莫司靶蛋白复合物（target of rapamycin complex 1，TORC1）的形成、蛋白酶的活性以及作为钙依赖的非溶酶体蛋白酶calpain 1的底物等。

三、细胞自噬的调控

在酵母细胞中，Atg组成了以下几种复合物：由Atg1、Atg13、Atg17、Atg29、Atg31等组成的Atg1蛋白复合物；由Atg2和Atg18组成的蛋白复合物，其具有能够结合PI3P的功能；由Atg12、Atg5、Atg16等组成的蛋白复合物；由Atg6、Atg14、Vpsl5、Vps34等组成的磷脂酰肌醇 – 3激酶（PI3K）蛋白复合物。除此之外，能够被磷脂酰激醇修饰的Atg8及Atg9在自噬过程中也发挥了重要的作用。而在哺乳动物中同样有着作用相似的自噬相关蛋白复合物：ULK复合物——在自噬的开始过程中起作用；PI3K复合物——在自噬体的延伸与闭合过程中发挥作用；ATG12 – ATG5复合物和ATG3 – ATG8复合物——2个与泛素化连接有关的复合物。

（一）Atg复合物与LC3

*ULK*1/2是自噬发生过程中处于最上游的调控基因，主要定位于细胞浆，哺乳动物中的ULK复合物包含ULK1/2、Atgl3、Atgl01和FIP200几个部分等。在自噬发生的初期，ULK复合物开始组装并与自噬双层膜结合，这对自噬小体的形成至关重要。在之后的自噬双层膜延伸过程中，Atg12 – Atg5 – Atg16组成的类泛素连接的蛋白复合物发挥了十分重要的作用。首先，Atg12在Atg7的作用下与Atg7形成共价连接。之后，Atg12在Atg10的帮助下，将Atg7取代，形成Atg12～Atg10共价结合蛋白。最后，在Atg5作用下，Atg12和Atg5形成Atg12 – Atg5共价结合蛋白。由于Atg16本身是二聚体，该蛋白通过与Atg5结合形成同源的Atg12 – Atg5复合物二聚体，并在自噬双层膜的形成过程中对双层膜的延伸与弯曲有着至关重要的作用。Atg8在哺乳动物中的同源蛋白就是LC3，它在自噬小体双层膜延伸至自噬小体膜结构

闭合的过程中起着关键的作用。在自噬小体形成的过程中，LC3 在 Atg4B 的作用下，第 120 位的甘氨酸发生分解使 LC3 被截短并与 Atg7 形成共价复合体。随后，Atg3 替换掉 Atg7，并在 Atg12 - Atg5 - Atgl6 复合物的协助下与 PE 连接，从而形成 LC3 - PE 复合体。LC3 - PE 定位于自噬小体双层膜的两侧，参与自噬小体双层膜的延伸。除此之外，LC3 - PE 还能与一些自噬底物的连接分子结合，将底物包裹至自噬小体内，发挥识别的作用。

（二）mTOR（mammalian target of rapamycin）信号通路

mTOR 可以使 Atg13 高磷酸化并抑制其活性。而若是抑制 mTOR，Atg13 去磷酸化并形成 ULK1（Atg1）- Atg13 - FIP200 复合物。这种复合物是自噬双层膜结构形成过程中的关键之一。因此 mTOR 能抑制自噬的发生，可以作为自噬的负调控分子。

在自噬的上游调控通路中，mTOR 作为一种保守的丝氨酸/苏氨酸蛋白激酶，是调节细胞生长、增殖、运动、存活和自噬等上游通路的汇合点。其中 PI3K/Akt/mTOR 是抑制自噬的常见通路，在肿瘤细胞中常被激活。

而在自噬下游中，mTORC2 能够延长细胞存活时间，并能磷酸化 Akt，导致 mTORC1 被激活。mTORC1 可以促进细胞的生长和代谢，并通过结合 ULK1 复合物来抑制自噬。mTORC1 同时也受到多种信号的调控，主要调控因子是 TSC 蛋白。TSC2 - TSC1 复合物能使 Reb1 失活来抑制 mTORC1 的活性，而活化的 Akt 能通过磷酸化 TSC2 来阻止复合物的产生，从而激活 mTORC1。

（三）Gαi3 蛋白

结合 GTP 的 G 蛋白亚基 Gαi3 是自噬的抑制因子，而结合 GDP 的 Gαi3 蛋白则是自噬的活化因子。Gα 作用蛋白（G alpha interacting protein，GAIP）可以通过 Gαi3 蛋白加速 GTP 的水解，促进自噬的发生。

目标检测

答案解析

一、选择题

1. 下列现象不属于细胞衰老特征的是（　）

　　A. 细胞皱缩　　　　　　B. 体积减小　　　　　　C. 高尔基复合体碎裂

　　D. 染色质凝集　　　　　E. 线粒体数目减少

2. 端粒存在于染色体 DNA 两端，富含的简单重复序列碱基是（　）

　　A. G　　　　　　　　　B. C　　　　　　　　　C. A

　　D. T　　　　　　　　　E. U

3. 下列属于细胞凋亡过低导致的疾病是（　）

　　A. 阿尔茨海默病　　　　B. 心肌缺血　　　　　　C. 亨廷顿舞蹈病

　　D. 地中海贫血　　　　　E. 肿瘤

4. Hayflick 界限指（　）

　　A. 细胞最小分裂次数　　　　　　　　B. 细胞停止分裂的最终时限

　　C. 细胞最大分裂次数　　　　　　　　D. 细胞停止分裂的最佳时间

　　E. 细胞最适分裂次数

5. 下列不属于 *p53* 正常功能的是（　）

　　A. 引起细胞周期阻滞　　　　　　　　B. 在 DNA 修复中起作用

C. 触发损伤细胞的凋亡　　　　　　　　D. 在小鼠胚胎发育中起主导作用

E. 促进细胞终末分化

二、简答题

1. 什么是细胞衰老？细胞衰老有哪些特征？

2. 一个老人体内所有细胞都处于衰老状态吗？说明理由。

3. 个体内的细胞凋亡越少越好吗？为什么？

4. 简述细胞凋亡的生物学意义。

5. 细胞自噬是什么？简述细胞自噬的类型。

三、论述题

1. 试述细胞凋亡与细胞坏死的共同点与不同点。

2. 试说明检测细胞凋亡的一些常用实验方法。

（曹　轩）

书网融合……

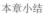　　　　　　　　　　　　

本章小结　　　　　　微课1　　　　　　微课2　　　　　　微课3　　　　　　题库

第十四章　干细胞

📖 学习目标

1. **掌握**　干细胞的概念、基本生物学特征以及类型。
2. **熟悉**　胚胎干细胞的来源与特性。
3. **了解**　干细胞的应用及存在问题。
4. 学会用辩证唯物主义的观点，分析和解释干细胞的结构与细胞重大生命活动问题。
5. 培养学生具有跨专业、跨学科的开阔视野，关注干细胞治疗在人类疾病治疗中的应用，具有进一步深造的学习与实践能力。

在胚胎的发生发育过程中，单个受精卵可以分裂发育为多细胞的组织或器官。在成年动物中，正常的生理代谢或病理损伤也会引起组织或器官的修复再生。胚胎的发育形成和成年组织的再生都是机体内一类具有自我更新和分化潜能的细胞进一步分化的结果，这一类细胞统称为干细胞。"干"译自英文"stem"，意为"（树）干"和"起源"。干细胞就如同树的枝干，是一群结构和功能未特化的原始细胞，在整个生命过程中都具有自我复制的能力，在一定的条件下能够分化成具有特定形态和功能的成熟细胞。干细胞在个体的生长发育、组织器官的结构和功能动态平衡的维持，以及损伤后的再生修复等生命过程中，起着关键和决定性的作用。对于干细胞形态和生长特征的了解，将有助于人类在细胞水平上对个体发育，对现代迅猛发展的干细胞治疗技术有一个较深入的认识。

第一节　干细胞概述

PPT

一、干细胞的概念和分类 微课

（一）干细胞的概念

干细胞（stem cell）是一类具有自我更新（产生与自身相同的子代细胞）能力和多向分化潜能（分化形成不同细胞类型）的细胞。自我更新是指干细胞具有"无限"的增殖能力，能够通过对称分裂（symmetric division）和不对称分裂（asymmetric division）方式产生与父代细胞完全相同的子代细胞，以维持该干细胞种群。多向分化潜能（multilineage differentiaion）是指干细胞能分化成不同表型的成熟细胞。如胚胎干细胞可以分化为个体的所有成熟细胞类型（包括来源于外胚层、中胚层和内胚层的各种细胞），在成体各组织器官内几乎都存在干细胞，它们在生物体内终生都具有自我更新的能力，但是其多向分化能力较胚胎干细胞弱，只能分化为特定谱系的一种或数种成熟细胞。

（二）干细胞的分类

1. 根据分化潜能分类　干细胞可分为全能干细胞（totipotent stem cell）、多潜能干细胞（pluripotent stem cell）、多能干细胞（multipotent stem cell）和单能干细胞（unipotent stem cell）。

（1）全能干细胞　具有分化形成完整生命体的潜能或特性。实际上，哺乳动物全能干细胞只有受精卵和卵裂早期的细胞（8 细胞期之前所产生的细胞），如果将处于这种状态的任何一个细胞植入子宫，它们都具有发育为一个完整个体的可能性。

（2）多潜能干细胞　通常是指在一定条件下，能分化形成三个胚层中各类型的细胞及器官的一类干细胞，如胚胎干细胞和生殖嵴干细胞。单就多潜能干细胞而言，没有形成完整个体的能力，因为它们不能分化为胎盘和其他一些发育时所必需的胚外组织。

（3）多能干细胞　仅具有分化形成多种细胞类型的能力，这些存在于各种胚胎组织器官发育的或在成体器官和组织中存在的干细胞，通常只分化成相应组织器官组成的细胞。如造血干细胞具有分化成血液系统所有细胞类型的潜能，参与神经系统发育的神经干细胞具有分化为神经元、神经胶质细胞的潜能。

（4）单能干细胞　只能向一种或密切相关的几种终末细胞类型分化，如上皮组织基底层干细胞，肌肉中的成肌细胞等。

2. 根据来源不同分类　干细胞可分为胚胎干细胞（embryonic stem cell, ES）和成体干细胞（somatic stem cell）。

（1）胚胎干细胞　通常是从囊胚期胚胎的内细胞团（inner cell mass, ICM）获得。从生殖嵴和胚胎间充质得到的胚胎生殖细胞（embryonic germ cell, EG）与胚胎干细胞相似，两者都可以自发分化形成外、中、内胚层的全部细胞。

（2）成体干细胞　分布在特定的组织中，能够自我更新并分化成相应组织内具有特定功能的成熟细胞。成体干细胞具有可塑性。例如，来自神经元的干细胞可以生成构成血管的内表皮细胞。根据干细胞的组织来源的不同，成体干细胞还可以分为造血干细胞、间充质干细胞、神经干细胞、肌肉干细胞、肠干细胞等。因此，成体干细胞又称组织特异性干细胞（tissue-specific stem cell, 简称组织干细胞），它是一种多能干细胞。

二、干细胞的特征

干细胞可以分化为各种细胞类型，而且来源不相同，它们在细胞形态、表面抗原、酶活性及基因表达上都具有一定的特征和共性。干细胞通常呈圆形或椭圆形，体积较小，核/质比例相对较大。在体外生长时，常形成扁平或圆形多细胞簇，其中 1% ~ 20% 可成为胚胎体。在宿主动物体内，胚胎干细胞一般都能发育成畸形瘤。在显微镜下可观察到在这种肿瘤组织中含有来源于所有三个胚层的细胞类型。例如，可以观察到数层内皮细胞、平滑肌、骨骼肌、心肌、神经组织和骨，有时还有头发。成体干细胞在体内能够长期自我更新并分化成特定功能的成熟细胞。但多数成体干细胞在体外培养时都会分化成特定的细胞而失去分裂能力，而能够在培养皿中生长的细胞往往又不能分化为具有特定功能的细胞。

胚胎干细胞和组织干细胞的生化特性具有明显差异，而不同组织的干细胞更是具有各自特有的生化特性，而且与其所处的分化等级有关，常被用作鉴定干细胞在组织中存在和评价其分化程度的标志。如胚胎干细胞表达 OCT4（octamer-binding transcription factor 4）、SOX2［（sex determining region Y）-box 2］、Nanog、STAT3（signal transducer and activator of transcription 3）、SSEA-1（stage-specific embryonic antigens1）、碱性磷酸酶等分子；神经干细胞表达中间纤维 nestin、EGF（epidermal growth factor）受体和 FGF2（fibroblast growth factor 2）受体等分子。细胞角蛋白是特异性存在于上皮细胞中的细胞骨架成分，也常被用作上皮组织干细胞的标志分子；造血干细胞的端粒酶（telomerase）活性很高，但当它分化后，其端粒酶活性便随之降低。

三、干细胞增殖的特征

（一）干细胞的增殖

干细胞的一个重要特点是自我更新，指的是干细胞在长期的细胞增殖过程中，每次细胞分裂后产生的子代细胞中至少有一个（或同时两个）还保持着干细胞的原始状态，即干细胞能够长期的进行自我复制。例如人的受精卵发育成个体，细胞数增加了 $10^{10} \sim 10^{14}$ 倍。成体干细胞的自我更新能力是机体修复和再生的基础，如骨髓中的造血干细胞能在体内形成所有类型的血细胞以满足血液的不断更新。调控干细胞自我更新而不分化的分子生物学机制尚不明确，许多信号转导通路，如与细胞周期控制有关的信号转导，都或多或少地参与这一调控过程。用鼠胚胎干细胞作为研究材料，发现白血病抑制因子（leukemia inhibitory factor，LIF）以及 Oct - 4 转录因子在胚胎干细胞体外培养中起调控细胞的作用。总体而言，各类因子的平衡决定了干细胞是增殖还是进入分化状态。

（二）干细胞增殖的模式

干细胞有增殖分裂、分化分裂和更新分裂 3 种分裂方式。当干细胞进行增殖或分化分裂时，两个子代细胞都是干细胞或分化细胞，因此又称对称分裂（symmetry division）。当干细胞进行更新分裂时，一个子细胞为干细胞，而另一个是分化细胞，故又称之为不对称分裂（asymmetry division）。在大多数哺乳动物可自我更新的组织中，干细胞可进行增殖、分化或更新分裂。而对于无脊椎动物而言，更新分裂是干细胞维持其自身数目恒定的方式。

机体对干细胞的分裂在不同的水平有着十分精确的调控。例如，在果蝇的外周神经系统中，Insc 在视觉器官前体细胞分裂调控中起重要作用。它主要通过不对称地分配细胞膜上的细胞定向决定因子（membrane - associated cell fate determinant）和 mRNA，以及决定细胞分裂时纺锤体的取向。果蝇的神经细胞前体在分裂时，将 Numb 蛋白（细胞定向决定因子中的一种）不对称地分配给 2 个子细胞，使它们对外源的 Notch 信号反应不同，进而形成 2 个不同的子代细胞。在脊椎动物，如大鼠、小鼠、鸡和人的组织中也发现有相似的 Numb 蛋白以及它们在神经前体细胞分裂时的不对称分布。82% ~ 96% 的血癌细胞表达 Numb，人和鼠的骨髓细胞也表达 Numb。干细胞分裂调控的稳定性是其区别于肿瘤细胞的本质特征，调控丢失后干细胞可能成瘤。

四、干细胞分化的特征

（一）干细胞分化的多能性

来源不同的干细胞分化潜能不同。分化潜能越大，分化得到的细胞类型越多。来源于受精卵囊胚期内细胞团的胚胎干细胞可以生成来自外、中、内胚层的全部细胞，包括神经细胞、肌肉细胞、皮肤细胞、血细胞、骨细胞、精子和卵。当机体处于正常状态时，成体干细胞只能沿着一个方向分化，仅生成一类或一种细胞以维持细胞的正常代谢。如果组织受到损伤，需要多种细胞替换时，多能干细胞将被激活、增殖并分化成多种具有特定功能的细胞以修复损伤组织。

（二）干细胞分化的主要形式

1. 增殖分化　干细胞经过一个短暂的增殖期，产生过渡放大细胞（transit amplifying cell），过渡放大细胞再经数次分裂后产生分化细胞。这一过程可以使较少的干细胞产生较多的具有特定结构和功能的成熟细胞。如胚胎在进行早期发育或机体损伤而丢失大量细胞时，干细胞的这一分化现象更为常见。

2. 更新分化　在成年的生物个体组织内，干细胞的数目处于一种动态平衡的状态，即在同一时间内因分化或新陈代谢而失去的干细胞数量，与因增殖而产生的新干细胞数目是相对恒定的。干细胞的更新分化主要是维持组织功能的稳定性，替代由于损伤或疾病死亡的细胞。例如，体内血细胞的寿命相对其他细胞而言，生命周期较短。骨髓内的造血干细胞经更新分化形成各种血细胞以维持血液的正常新陈代谢。

3. 干细胞的可塑性　长期以来，成体干细胞被认为只能向一类或一种细胞分化。如神经干细胞只能向神经元和神经胶质细胞等分化，而不能成为其他类型的细胞。近期的研究结果显示，至少非人类的成体干细胞可以分化形成源自同一胚层或不同胚层的分化细胞。例如，骨髓干细胞可分化形成中胚层来源的组织，包括骨骼肌、心肌和肝，也可以分化成来源于外胚层的神经组织。相反，从成体脑组织中得到的神经干细胞可分化形成造血干细胞、血管内表皮细胞及其他类型的细胞。支持干细胞去分化的证据较少。有实验显示，将造血干细胞注入鼠卵泡的内细胞团后，其功能逆转为前体细胞并参与胚胎造血系统的发育。以上结果均表明干细胞具有可塑性，成体干细胞在适当的条件下具有分化成另一种组织类型的细胞（转分化，transdifferentiation）或逆转化成其前体细胞（去分化，dedifferentiation）的能力。

（三）干细胞分化的调控

干细胞分化的调控是一个十分复杂而又精细的过程，受环境因素、细胞与细胞间的作用以及细胞内部因子的共同影响。例如，胚胎干细胞具有形成三个胚层所有 200 多种细胞的能力。但在胚胎发育时，在内胚层的干细胞分化形成腺体细胞、肺上皮细胞等，在中胚层形成肌细胞等，在外胚层则形成表皮、神经细胞等。这一类调控可以总括为干细胞分化方向的调控。在正常条件下，成体干细胞的数目处于比较恒定的状态。而在组织损伤后，它们被激活而进行增殖分化。这一类调控，可以称为分化启动调控。

成体干细胞保留了胚胎干细胞的特征，如自我更新和分化。因其在整个生命过程中的重要作用，它们被保护在成体组织中的特殊小室中（niches）。干细胞小室是何时和怎样形成的仍然不太清楚，其形态也各不相同。如肌肉干细胞以静止状态依附于肌纤维上，只有在受伤的肌纤维需要修复时才增殖并分化成肌细胞。相反，不断更新的组织一般分成几个单元，每个单元都有储存的干细胞负责再生和更新。小室中的非干细胞成员起引导不对称分裂的作用。内在的干细胞行为和小室特定结构与微环境提供的外部因素共同保护干细胞，维持干细胞特征并决定它们的分裂增殖速度，以及是否进行对称或不对称分裂。

第二节　干细胞的类型

PPT

一、胚胎干细胞

胚胎干细胞是存在于早期胚胎中，具有自我更新和分化潜力的细胞。是受精卵分裂至桑葚胚细胞期或分裂球（卵裂所产生的个代子细胞），胚胎干细胞可以在体外无限扩增并保持未分化状态，具有分化为成体动物各种细胞类型且发育为完整胎儿的潜能。因此，胚胎干细胞是研究胚胎发育、细胞功能及基因调控的理想模型和工具。特别是 1998 年首次从人的胚泡和胎儿组织中分离出多能干细胞后，使细胞疗法和组织工程重建组织和修复病损机体成为可能。目前已分离获得小鼠、猴、猪、牛、鸡、人等多种脊椎动物的胚胎干细胞，本节着重讨论人的胚胎干细胞的获取及其潜在的医学应用价值。

（一）人胚胎干细胞的来源

1998 年，Thomson 等人从治疗不育症的夫妇捐献的正常人胚胎中首次分离得到了内细胞群，成功获得人胚胎干细胞（human embryonic stem cell，hESCs）。但内细胞群并不是 hESC 的唯一来源，同年 Gearhart 领导的研究小组从受精后 5～9 周人工流产的胚胎的性腺嵴及肠系膜中提取生殖母细胞（primordial germ cell，PGC），体外培养后建立了人胚胎干细胞系。由胚胎建立胚胎干细胞系的原理，是把囊胚期内的细胞团、桑葚胚或 PGC 在体外培养建系，同时设法阻止其分化。根据来源不同，来自前两者的称为胚胎干细胞（ESC），来自后者的称为胚胎生殖细胞（EGC）。此外，体细胞核移植技术是获得 ESC 的又一选择，即提取供体细胞的细胞核与去核的人卵母细胞融合，然后刺激杂合细胞发育成囊胚，再从囊胚的内细胞团中分离获得 ESC。如此获得的 ESC，具有与供体完全一致的遗传物质，再移植到供体体内不会产生免疫排斥反应，有利于干细胞治疗的应用。

（二）人胚胎干细胞的形态和生化特征

人胚胎干细胞和源于动物的胚胎干细胞相似，细胞体积小，具有正常的二倍体核型，核大，有一个或多个核仁细胞紧密地聚集在一起，多形似鸟巢，细胞间界限不清。细胞表达有标志其未分化状态的多种抗原分子，包括胚胎时期特异性抗原（SSEA－3、SSEA－4）、肿瘤排斥抗原（TRA－1－60、TRA－1－81）和生殖细胞肿瘤标志（GCTM－2）。一旦人胚胎干细胞的全能特异性发生改变，这些细胞表面标志物的表达随即下降和消失。人胚胎干细胞的端粒酶活性极高，表明其复制的寿命长于体细胞复制的寿命，使细胞能够在体外维持既有的状态。人胚胎干细胞的重要特性如下。

（1）胚胎干细胞在适宜的条件下可保持未分化状态，并能进行无限扩增，为研究和应用提供充足的细胞来源。

（2）人胚胎干细胞具有分化为三胚层的潜能，在适当的条件诱导下，胚胎干细胞可发育成各种组织的细胞（全能性或多能性）。

（3）胚胎干细胞可作为在细胞和分子水平上研究人体发育早期过程和机理的良好模型。胚胎干细胞具有遗传上的可操作性，通过导入外源基因、加入原有基因使其发生同源重组、诱导基因突变、基因打靶，可作为发现新基因和基因功能研究的有效手段，可了解胚胎的非正常发生和发育过程及其机制。

⊕ **知识链接**

小鼠胚胎干细胞的分离培养

早在 1970 年，就有人发现小鼠的早期胚胎细胞从子宫移植到其他部位后有易发畸胎瘤的现象，并且发现，畸胎瘤细胞可在体外培养，能分化为许多不同类型的细胞。进而又发现，如果采用显微注射的方法将它们移植到小鼠的囊胚中，它们还可以重新参与其胚胎小鼠的个体发育。这些结果均暗示畸胎瘤细胞可能具有正常胚胎干细胞特性。Gail R. Martin 曾假设畸胎瘤细胞是正常的胚胎细胞，它们在异常部位引发畸胎瘤的现象可能是因为这些细胞在异常的部位缺少了子宫环境中应有的信号诱导。基于这一假说，她从小鼠的胚胎细胞中分离了胚胎干细胞，并成功建立细胞系，为后来的人胚胎干细胞研究奠定了基础。

二、成体干细胞

像所有干细胞一样，成体干细胞具有两个最基本的特征：①能够在相当长的一段时间内准确复制自己，即具有自我更新能力；②能够分化形成具有一定形态和特定功能的成熟细胞。在分化前，它们一般都能生成一个或多个中间类型的祖细胞或前体细胞。成体干细胞的数量非常稀少，其主要功能是维持细胞数量的动态平衡，替代由于损伤或疾病死亡的细胞。如在骨髓中，每 10000～15000 个细胞中只有一个是造血干细胞（HSC）。迄今已在越来越多的成体组织中发现有干细胞的存在，包括骨髓、外周血、牙髓、血管、骨骼肌、表皮、消化系统、角膜、视网膜、肝、胰腺等。

（一）造血干细胞

造血干细胞是最早被发现、证实的组织特异性成体干细胞，是从血液或骨骼肌中分离得到的能自我更新分化、凋亡和进入血液循环的细胞。经过 50 多年的努力，利用造血干细胞作为一种治疗手段已经日趋成熟。例如，造血干细胞的移植已经成为一种常见手段用于治疗肿瘤、血液病和其他免疫系统的疾病。近期的研究表明，造血干细胞还能分化成其他类型的干细胞，包括肌肉、血管和骨。如果造血干细胞的这种可塑性在人体内得到证实，就有可能将造血干细胞用于其他疾病，如糖尿病、Parlmison 病、骨髓损伤等的组织或细胞的替代治疗。

1. 造血干细胞的来源　　骨髓移植是一种沿用了几十年的获得造血干细胞的常规方法。一般是在麻醉后，用注射器穿刺髓骨抽出骨髓细胞。每 10000 ~ 15000 个骨髓细胞中，有一个是造血干细胞。

外周血中含有少量的造血干细胞。为了促使造血干细胞从骨髓转移到外周血，收集细胞前可向体内注射细胞因子，如粒细胞刺激因子（GCSF）。然后将收集的血通过细胞筛选系统以选出 CD34$^+$ 白细胞，而让其他细胞返回供体。在选出的细胞中含有 5% ~ 20% 的造血干细胞，而其他的则为祖细胞和各个成熟阶段的白细胞。

脐带血是造血干细胞的另一个重要来源。来自脐带和胎盘的血生产时随婴儿一起被带出体外，随后常常被丢弃。自从第一例患有 Fanconi 贫血症的儿童成功接受脐带血移植以后，收集和运用脐带血细胞已为成千上万的患者进行了治疗。

胎儿造血系统、胚胎干细胞和胚胎生殖细胞都有可能成为造血干细胞的来源。最近发现人类胎儿的循环血中富含造血干细胞。通过诱导，也能从人的胚胎干细胞产生造血祖细胞。这些来自早期胚胎的造血干细胞可能具有更大的可塑性和更强的自我更新能力。

2. 造血干细胞的主要特征

（1）未分化的造血干细胞的表面标记 CD34$^+$、CD59$^+$、Thyl$^+$ 和 Lin$^-$ 可以被带有荧光标记的单克隆抗体识别，因而可以用荧光激活细胞分选（fluorescence – activated cell sorting，FACS）的方法将干细胞从骨髓中筛选出来。

（2）骨髓或血细胞在体外培养时会出现细胞数量增加，但随后分化为祖细胞和成熟血细胞，而不能进行自我更新。故推测端粒和端粒酶活性、干细胞因子和 Thomboprotein、信号分子 gP170 等因子可能与造血干细胞的自我更新能力有关。

（3）造血干细胞要经过 17 ~ 20 次分裂，净分化生成 17 ~ 72 个血液细胞。有许多诱导祖细胞分化产生不同种类血细胞的生长因子和细胞因子，它们通过复杂的信号转导途径共同协调血细胞的生成。

（4）造血干细胞的凋亡是维持骨髓和血液中血细胞数目的重要调控手段之一，可使有害和过多的细胞自我消亡。诱导血液干细胞发生凋亡的特异信号还不十分清楚。缺失来自骨髓基质的生命维持信号可诱发凋亡，而 Bcl – 2 和 Steel 因子可以维持干细胞的生命，避免凋亡。

（二）间充质干细胞

间充质干细胞（mesenchymal stem cell，MSC）来源于中胚层，是造血微环境中的一种重要细胞成分。MSC 能在体外增殖，可以分化为多种间充组织，如骨、关节、脂肪、肌腱、肌肉、骨髓基质等。它们形成于发育中的骨髓腔（marrow cavity），个体出生后则附于骨髓窦的内腔面，包埋于窦状网络细胞中。

1. 间充质干细胞的分离获取　　间充质干细胞可以通过密度梯度离心和转换培养基的方法，从骨髓抽提物中分离纯化得到。首先，用密度梯度离心的方法从骨髓抽取物中分出密度约为 1.1g/ml，占细胞总数 0.01% ~ 0.1% 的细胞，再将细胞放入培养皿中进行培养。这些细胞类似成纤维细胞并能贴壁生长。通过更换培养基的方法去除悬浮生长的细胞（如造血干细胞），可得到纯度为 95% ~ 98% 的间充质干细胞。最后，用流式细胞仪分析间充质干细胞特有的表面抗原（如 SH2、CD29 等）和不表达的 CD45、CD34 等鉴定其纯度。分离得到的间充质干细胞，能在体外单层生长，并具有稳定的核型。

2. 间充质干细胞的特性　　根据国际细胞治疗协会（International Society for Cellular Therapy）下属间充质和组织干细胞委员会提出的定义，人 MSC 的最低标准：①在标准培养条件下，MSC 必须具有对塑料底物的黏附性；②CD105、CD73、CD90 呈阳性，CD45、CD43、CD24 或 CD11b、CD79a 或 CD19 和 HLA – DR 呈阴性；③在体外标准分化条件下，MSC 能分化为成骨细胞、脂肪细胞和软骨细胞。

间充质干细胞诱导分化的条件：含有 1 – 甲基 – 3 – 异丁基黄嘌呤、地塞米松和吲哚美辛的培养基可以诱导 95% 的间充质干细胞分化形成富含脂滴的细胞。这些分化细胞表达脂肪细胞的特征标记，如过氧化物酶体增殖激活受体 λ2（peroxisome proliferation – activated receptor λ2，PPARλ2）、脂蛋白脂肪酶（lipoprotein lipase，LPL）、脂肪酸结合蛋白等。含转化生长因子 β3（transforming growth factor β3，TGFβ3）的无血清培养基可诱导间充质干细胞分化生成软骨组织，并表达 Ⅱ 型胶原蛋白。含地塞米松、β – 磷酸甘油、维生素 C 和 10% 小牛血清的培养基可以诱导间充质干细胞分化生成骨细胞。这些分化细胞中碱性磷酸酯酶的活性增高 4～10 倍，钙的含量持续累积增加。

（三）神经干细胞

神经干细胞（neural stem cell，NSC）是能够产生成年动物中枢神经系统内主要细胞类型的，能够进行自我更新的多潜能细胞。1992 年，Rynolds 和 Weiss 首先从成体小鼠的脑旁侧室膜下的神经组织中分离和培养。1998 年，Svendsen 等用相同方法从人的胚胎中成功分离出神经干细胞，诱导后能够产生新的神经元与支持细胞。这一发现不仅改写了神经学教科书上关于成年脑和骨髓神经元不能再生的描述，也为神经干细胞修复中枢神经系统损伤带来了希望。

1. 神经干细胞的来源和特征　神经干细胞存在于哺乳动物中侧脑室的室管膜下区，包括室管膜的细胞中。神经干细胞可在表皮生长因子（epidermal growth factor，EGF）的作用下在体外增殖。

中间丝状蛋白——巢素蛋白是神经干细胞的特征标记。如果在培养基中以小牛血清代替表皮生长因子，神经干细胞可以分化为星型胶质细胞、少突状细胞和神经元。在这些类型的细胞中，巢素蛋白的表达会逐渐下降，而神经元特有的微管结合蛋白 – 2 及胶质细胞特有的胶质原纤维酸性蛋白则会出现。单独使用成纤维细胞因子 – 2 可以增加微管结合蛋白 – 2 阳性细胞的数量。

2. 神经干细胞在治疗神经系统疾病中的应用　神经干细胞是最有希望成为用细胞替换疗法重建神经组织和功能的材料之一。神经干细胞在医学上的应用研究主要表现在两个方面：①将已分化的神经细胞移植到体内；②用生长激素或营养因子来激活患者体内的干细胞或修复机制来重建神经组织或功能。

帕金森病通常是在 50 岁以后发生的渐进性运动障碍，虽然可以用在脑内转化为多巴胺的左旋多巴药物来治疗，但长期使用会使不良反应增加并伴随药效减弱，有时会完全无效。向脑内直接注入能产生多巴胺的神经细胞来替换失活的神经元在原理上应该是可行的。自 20 世纪 70 年代起，许多实验室将含有多巴胺神经元的胎组织移植人脑内受损的部位来逆转帕金森病症状。大多数患者在接受胎组织移植后，主要症状有所减弱。另外，尸体解剖显示移植的神经元存活得很好。遗憾的是，这一方法因缺乏人胚组织来作为移植的材料而受到抑制。

（四）表皮干细胞

表皮基底部具有不断增殖和分化能力的干细胞称为表皮干细胞（epidermal stem cell）。表皮干细胞为皮肤组织中的专能干细胞，是一种成年组织干细胞，可增殖分化为表皮中各种细胞成分，保持皮肤正常的表皮结构。

1. 表皮干细胞的来源与分布　表皮干细胞的来源可能有胚胎干细胞诱导分化、已分化细胞逆转、间充质细胞再生、毛囊处的干细胞诱导分化、造血干细胞或其他组织干细胞随血液循环迁移或过客至皮肤组织，在某些因素的刺激下，由于干细胞的可塑性而向表皮干细胞横向分化。

成年个体内，在没有毛发的部位表皮干细胞位于与真皮乳头顶部相连的基底层；有毛发的皮肤则位于表皮脚处的基底层。此外，正常人头顶部、阴阜、阴囊皮肤组织中的表皮干细胞多于其他部位。

2. 表皮干细胞的特征 表皮干细胞的 3 个典型特征是慢周期性、较强的自我更新能力、对皮肤基底膜的黏附。干细胞主要通过表达整合素实现对基底膜的黏附，这是维持其在基底层环境中稳定性的基本条件，对建立皮肤附属结构的空间分布也很重要。目前，一些细胞表面糖蛋白，如整合素、核蛋白 P63、角蛋白等已被作为表皮干细胞的特异性标记物而受到关注。

⊕ **知识链接**

诱导多潜能干细胞（iPSCs）

2006 年 8 月 25 日，日本京都大学山中伸弥和美国威斯康星大学麦迪逊分校的中国浙江籍女科学家俞君英带领的团队分别在世界著名学术杂志 Cell 和 Nature 上报道了诱导性多潜能干细胞（induced pluripotent stem cells，iPSCs）的研究。山中伸弥研究组将 4 种转录因子基因克隆入病毒载体，然后引入小鼠胚胎成纤维细胞，发现诱导其发生转化，可产生一种在形态学、蛋白表达以及表观遗传状态、细胞倍增能力、类胚体和畸形瘤生成能力以及分化能力等方面都与胚胎干细胞相似的细胞，命名为诱导性多潜能干细胞。由于诱导性多潜能干细胞可以从患者的诸多细胞进行诱导，避开了干细胞研究的免疫排斥和伦理道德问题，成为干细胞研究领域的一次巨大革新。因此，诱导性多潜能干细胞以其在再生医学、组织工程、疾病发病机制、药物筛选及治疗靶点的寻找等方面的宝贵应用价值而备受研究者关注。

PPT

第三节 干细胞的应用前景及存在的问题

一、干细胞的应用前景

干细胞的应用研究始于血液系统。1967 年，美国华盛顿大学的多纳尔·托马斯发表论文声称，将正常人的骨髓移植到患者体内，可以治疗造血功能障碍，从而开始了干细胞应用于血液系统疾病的临床治疗。20 世纪 70 年代末，中国科学院上海细胞所开始小鼠胚胎癌细胞及其诱导分化的研究，于 1987 年建立了我国第一株小鼠胚胎干细胞系，并用生长因子的基因操作成功地诱导胚胎干细胞分化为血管内皮细胞。1998 年，美国的 Thomson 和 Shamblott 两个研究小组又成功地使人类胚胎干细胞在体外生长和增殖，使科学家们认定干细胞的应用前景不可估量。1999 年，美国科学家 Goodell 发现小鼠肌肉组织干细胞可以横向分化成血细胞。随后，世界各国相继证实，成体干细胞，包括人类的干细胞具有可塑性，这为干细胞的临床应用开辟了更为广阔的空间。随着研究的进一步深入，干细胞将在生命科学的多个领域有着更为重要的影响和作用。

（一）应用领域及前景

1. 克隆动物 胚胎干细胞在理论上讲可以无限传代和增殖而不失其正常的二倍体基因型和表现型，所以可以对其进行体外培养至早期胚胎进行胚胎移植，在短期内可获得大量基因型和表现型完全相同的个体，这在保护珍稀野生动物方面有着重要意义。还可对胚胎干细胞进行遗传操作，通过细胞核移植生产遗传修饰性动物，有可能创造新的物种。

2. 转基因动物 利用转基因技术，将控制人们所需性状的基因导入胚胎干细胞中，使基因的整合数目、位点、表达程度和插入基因的稳定性及筛选工作等都在细胞水平进行。从而获得稳定、满意的转基因胚胎干细胞系，在体外适宜条件下进行细胞培养，并对其诱导分化，产生一个新的个体即转基因生物体，让其表现人需要的性状。如将药用蛋白基因与乳腺蛋白质基因的启动子等调控组件重组在一起，通过显微注射等方法，导入哺乳动物的胚胎干细胞中。然后，将体外培养胚胎干细胞得到的早期胚胎移植到受体子宫内，使其生长发育成转基因动物。该转基因动物进入泌乳期后，可以通过分泌的乳汁来生产所需要的药品，因而使其成为乳腺生物反应器或乳房生物反应器。

3. 发育生物学研究 哺乳动物早期胚胎的体积小，又在子宫内发育，要想实现细胞分化及其机理的体内研究几乎是不可能的。而干细胞特别是胚胎干细胞具有发育全能性，在特定的体外培养条件和诱导剂的共同作用下，可分化为神经、肌肉、软骨、血细胞、上皮细胞、成纤维细胞等，因此胚胎干细胞是研究特定类型细胞分化的模型、探索某些前体细胞起源和细胞谱系演变的较为理想的实验体系。应用基因芯片等生物技术，比较胚胎干细胞不同发育阶段细胞的基因转录和表达，不仅可确定胚胎发育及细胞分化的分子机制，还可发现新的基因。借助基因打靶技术，通过囊胚注射制作嵌合体的途径，将外源基因引入受体基因组，可在整体水平上研究高等动物的基因表达、调控和生理功能，同时也会为阐明胚胎发育中基因表达的时空关系提供手段。

4. 组织器官修复及移植 在临床上无论采取自体还是异体移植来修复缺损组织和器官都受到客观条件的限制，特别是种子细胞的来源不足。现在，干细胞工程学的诞生和发展，使组织和器官的移植研究进入了新的阶段，有望解决上述问题。例如，有研究报道，小鼠胚胎干细胞在特殊条件下能够分化为骨母细胞，结合组织工程技术，形成有可能被用于骨修复的骨组织。这种用自体的细胞进行培养后移植的方法不仅解决了种子细胞来源问题，还可以避免异体移植所带来的免疫排斥问题。

5. 治疗疾病 理论上讲，干细胞可以用于各种疾病的治疗，但其最适合的疾病主要是组织坏死性疾病如缺血引起的心肌坏死及化学烧伤等引起的角膜缺失，退行性病变如帕金森综合征，自体免疫性疾病如胰岛素依赖型糖尿病等（图 14–1）。应用干细胞治疗疾病较传统方法具有很多优点：①低毒性（或无毒性），一次给药，长期有效；②不需要完全了解疾病发病的确切机制；③还可能应用自身干细胞移植，避免产生免疫排斥反应。

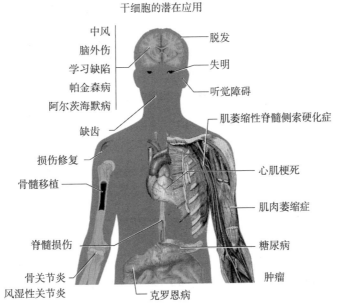

图 14–1 干细胞在临床中的潜在应用

⇒ 案例引导

案例　患者，男，39 岁，有乙肝病史近 16 年。2018 年起服用抗病毒药物，2021 年底患者自己停药。2022 年 4 月，患者开始出现乏力、腹胀、胃口极差、全身皮肤及眼部巩膜重度黄染、尿黄等症状，被诊断为"慢加急性肝衰竭"，合并有"原发性胆汁性胆管炎"，病情危重。5 月，因为肝衰竭病情进展迅速，他连续做了 3 次人工肝血浆置换治疗，但收效甚微。经过医疗专家组和研究团队评估商议，以及与患者及家属充分知情沟通，患者在 5 月 26 日、29 日接受了两次人胚胎干细胞诱导分化的肝细胞制剂治疗。治疗之后，患者肝功能中的总胆红素值从最高 592.2μmol/L，下降到 143.4μmol/L；凝血功能从严重受损时的 PTA 低至 35.2%、INR 值高达 2.03，恢复为 PTA 56.9%、INR 1.36；终末期肝病指数 MELD 评分及肝硬化指数 Child－Pugh 评分等都有显著改善。在接受干细胞治疗后 1 个多月，患者各项指标恢复良好，食欲正常，顺利出院。至 8 月 24 日，他已经随访到干细胞治疗后 3 个月，综合 8 个访试点结果，细胞治疗安全且有效。

　　讨论：1. 哪些指标是临床判定该患者肝衰竭进展的最关键数据？

　　　　　2. ES 用于疾病治疗有哪些问题需要考虑？

（二）其他干细胞及应用

1. 内皮祖细胞　内皮细胞是排列在机体血管内表面的一层细胞。无论是哺乳动物胚胎发育过程，还是在成体组织中，都很难鉴定特定的内皮干细胞。中胚层来的成血管细胞被认为是造血干细胞和内皮细胞的祖细胞，而骨髓中的某些细胞在供血性缺氧的组织中可以形成新血管。这些类似胚胎成血管细胞的细胞，可称之为内皮干细胞。CD34$^+$ 和 VEGF 的受体 FLK－1 是内皮干细胞的特征标记，同时它们也表达转录因子 GATA－2。利用 CD34$^+$ 和 FLK－1 标记已经从小鼠和人的外周血中分离到前体内皮细胞。将这些细胞接种于培养皿时，可以形成类似血管的管状结构。而将它们移植入缺血的组织时，能够促进新血管的形成。也可利用内皮干细胞代替或构建新的血管使病损的心脏恢复功能。

2. 骨骼肌干细胞　在哺乳动物体内至少存在 3 个骨骼肌干细胞群，它们是卫星细胞、背主动脉壁的细胞和侧群细胞。卫星细胞存在于肌细胞或肌纤维基膜的表面，在正常情况下，一般都处于静止的不分裂状态。但在损伤或负重时，肌卫星细胞生成肌祖细胞，再分化为具有骨骼肌特征的肌纤维。背侧的主动脉也存在肌肉干细胞，能够生成肌卫星细胞和内皮细胞。侧群细胞是另一群骨骼肌干细胞，可能存在于肌肉和骨髓中。将侧群细胞注入小鼠营养不良的肌肉后，能够整合入宿主细胞，并分化形成骨骼肌。

3. 胰腺和肝脏的干细胞　在胚胎发育过程中，胰腺和肝脏起源于内胚层。在成体哺乳动物、胰腺和肝脏内部都含有多种由干细胞分化而来的成熟细胞。在胰腺，胰岛产生内分泌细胞，包括能产生胰岛素的 β 细胞、分泌胰高血糖素的 α 细胞和释放生长抑制素和胰多肽的细胞。存在于胰腺导管或胰岛的成体胰腺干细胞能够产生多种细胞类型。有可能利用成体胰腺干细胞进行细胞移植来替代受损的细胞以治疗 1 型糖尿病。研究人员提取了成年小鼠的胰管上皮细胞培养后生成的胰岛样组织，将其植入小鼠体内，可产生胰岛素使其糖尿病得以纠正。另外一个途径是诱导胚胎干细胞分化形成 β 胰岛细胞，再将它们移植入体内来治疗糖尿病。

4. 肿瘤干细胞　是肿瘤组织中具有自我更新能力并能产生异质性肿瘤细胞的一类细胞。传统观念认为肿瘤是由体细胞突变形成的，每个肿瘤细胞都可以无限制地复制生长，但这一理论无法解释肿瘤细胞的高度异质性和不均衡的生长能力。近年来先后在乳腺癌、肠癌等肿瘤中发现并报道了肿瘤干细胞的存在，其结果趋向于挑战以往的肿瘤发生学观念，认为肿瘤细胞可能是有层次的，逐级生成的。肿瘤干细胞既可以来自机体干细胞，也可以来自已经分化但仍能继续分化的细胞，这一理论为我们重新认识肿瘤的起源、本质及其治疗提供了新的方向和根据。

> **⊕ 知识链接**
>
> ### 化学诱导的多潜能干细胞（CiPS 细胞）
>
> 　　2013 年，我国邓宏魁实验室首次实现通过小分子化合物的组合，成功地诱导小鼠体细胞转变成为多潜能干细胞，成为"化学诱导的多潜能干细胞"（chemically induced pluripotent stem cell，CiPS 细胞）。在这项研究中，研究者使用小分子化合物的组合，调整了 Wnt、TGFβ 信号通路的活性，改变了表观遗传修饰，快速激活 *Sall4*、*Sox2* 等干性基因，最终将小鼠体细胞诱导成多潜能性干细胞。在 CiPS 细胞诱导过程中，细胞经历了一个类似胚外内胚层的中间状态，表明 CiPS 细胞形成的分子机制有别于以往的体细胞重编程途径，这有助于我们更好地理解细胞命运决定和细胞命运转变的机制。

二、干细胞应用中存在的问题

　　研究和利用干细胞是当前生物工程领域的核心问题之一。然而，在进行干细胞研究的同时，应该清晰认识到目前为止除了造血干细胞治疗血液疾病，许多其他领域还尚未彻底证明其治疗效果及安全性，干细胞研究与临床应用之间还有较大差距。因此应重视干细胞应用过程中可能出现的问题。

　　1. **干细胞应用的社会伦理问题**　因胚胎干细胞的来源途径是以破坏胚胎为代价，这受到了伦理学家、宗教界的质疑与反对，科学家们面临的最大挑战并非技术上或理论上的问题，而是关于胚胎干细胞的来源、生殖性克隆、传统的伦理观念等。而成体干细胞应用则涉及患者的知情同意、治疗前后的解释、异体细胞使用权等问题。诱导性多能干细胞的出现避免了干细胞研究领域的免疫排斥和伦理道德问题，促进了干细胞研究领域的发展。

　　2. **干细胞的获取、分离、纯化、增殖、鉴定问题**　要获取大量的成体干细胞比较困难。最普遍的成体干细胞是造血干细胞，由于这些干细胞在脐血中出现，需要在病人出生时采取并存储大量的脐血用于今后的治疗。用胚胎干细胞仍然面临世界范围内激烈的伦理争论，主要是由于干细胞的制作会造成对胚胎的破坏。若利用一个来自患者的健康细胞进行体细胞核转移，定做胚胎干细胞，其技术昂贵，缺乏商业价值。另外，如果没有扎实可靠的分离培养技术，也就没法进行后续实验研究。没有有效的增殖技术，就达不到细胞移植等治疗所需的细胞数量。干细胞的纯化及鉴定目前虽然研究很多，但由于许多干细胞没有独特的表面抗原，所以其鉴定问题将是一大难题，需要各国科学家们进一步研究。

　　3. **干细胞的特异性诱导分化问题**　干细胞移植的最终目标是将干细胞定向诱导为特定的组织或者器官，以针对性地治疗某种疾病，从而恢复机体功能。然而胚胎干细胞的生长发育受到一个复杂、精确体系的调控，它们相互协作共同促进胚胎干细胞的生长。在胚胎干细胞的定向诱导分化过程中，许多调控机制尚未完全明了，还需要进一步深入探索。到目前为止，所有体外诱导胚胎干细胞定向分化的物质只能提高某一分化组织在分化群落中的比例，不能诱导形成单一组织。利用反转录病毒和慢病毒载体诱导生成诱导性多能干细胞时，可能会引起外源基因整合到体细胞基因组，引起插入突变。

　　4. **移植后免疫排斥问题**　虽然干细胞表面的抗原表达很微弱，患者自身的免疫系统对这种未分化细胞的识别能力很低，但胚胎干细胞的抗原性还是可以在向成熟细胞的分化过程中逐渐表现出来。所以，即使是同种异体干细胞移植治疗也存在着排斥反应。

　　5. **干细胞治疗的生物安全问题**　胚胎干细胞的生长特性与肿瘤细胞极为相似，在应用之前必须解决和避免成瘤问题。目前最好的策略是把胚胎干细胞诱导分化为功能细胞或者某种细胞的前体细胞后再移植到体内，也可以提供设计自杀基因，当移植的胚胎干细胞向肿瘤发展时，自杀基因便发挥作用导致细胞死亡。

目标检测

一、选择题

1. 下列细胞属于全能干细胞的是（　　）

　　A. 卵细胞　　　　　　　　B. 间充质干细胞　　　　　　C. 卵裂期的细胞

　　D. 肝细胞　　　　　　　　E. 造血干细胞

2. 下列关于造血干细胞的叙述，错误的是（　　）

　　A. 在临床上已用于治疗白血病　　　　　　B. 大多数表达 CD34

　　C. 低表达 CD38　　　　　　　　　　　　D. 存在与骨髓中

　　E. 属于胚胎干细胞

3. 干细胞的不对称分裂是指（　　）

　　A. 干细胞分裂时产生的子细胞一大一小

　　B. 干细胞分裂时产生的子细胞 1 个是干细胞，另一个是特定分化细胞

　　C. 干细胞分裂时产生的子细胞均是特定分化细胞，或均是干细胞

　　D. 干细胞分裂时产生 1 个干细胞，3 个特定分化细胞

　　E. 干细胞分裂时产生 3 个干细胞，1 个特定分化细胞

4. 下列实验不能用来证明胚胎干细胞具有分化多能性的是（　　）

　　A. 胚胎干细胞在体外培养形成胚状体

　　B. 将体外培养的胚胎干细胞移植到免疫缺陷小鼠下皮形成畸胎瘤

　　C. 将体外培养的胚胎干细胞移植到小鼠囊胚腔中形成"嵌合体小鼠"

　　D. 将胚胎干细胞有道分化为神经细胞

　　E. 将人胚胎干细胞移植到免疫缺陷小鼠下皮后形成胚胎组织瘤

5. 下列关于诱导性多潜能干细胞（iPSCs）的叙述，错误的是（　　）

　　A. iPS 细胞的多潜能性质与人 ES 细胞完全一致

　　B. 成纤维细胞经重编程可转变为 iPS 细胞

　　C. 在体外能分化形成三胚层

　　D. 在免疫缺陷小鼠体内能形成畸胎瘤

　　E. 为人类几名的细胞治疗提供了可能性

6. 下列分子可作为神经干细胞的分子标志的是（　　）

　　A. CD34　　　　　　　　　B. 碱性磷酸酶　　　　　　　C. nestin

　　D. CD133　　　　　　　　　E. CD44

7. 下列有关过渡放大细胞的叙述，错误的是（　　）

　　A. 是干细胞经过不对称分裂产生的　　　　B. 可用于增加分化细胞的数目

　　C. 不具有分化潜能　　　　　　　　　　　D. 增值速率显著高于干细胞

　　E. 对维持组织稳态由重要作用

8. 下列关于干细胞基本特性的叙述，正确的是（　　）

　　A. 干细胞均具有发育全能型　　　　　　B. 干细胞具有自我更行和多向分化潜能

　　C. 干细胞分化产生的细胞不可能是干细胞　　D. 干细胞至少能分化为两种体细胞类型

　　E. 干细胞只存在于个体发育的早期阶段

二、简答题

1. 什么是干细胞？它有哪几种基本类型和各自的基本特征？

2. 改变细胞命运有哪几种方式？

（杨霄旭）

参考文献

［1］安威. 医学细胞生物学［M］. 4 版. 北京：北京大学医学出版社，2019.

［2］陈誉华，陈志南. 医学细胞生物学［M］. 6 版. 北京：人民卫生出版社，2018.

［3］胡以平. 医学细胞生物学［M］. 4 版. 北京：高等教育出版社，2019.

［4］刘佳，周天华. 医学细胞生物学［M］. 2 版. 北京：高等教育出版社，2019.

［5］刘艳平. 细胞生物学［M］. 长沙：湖南科学技术出版社，2010.

［6］王金发. 细胞生物学［M］. 2 版. 北京：科学出版社，2020.

［7］杨保胜，丰慧根. 医学细胞生物学［M］. 北京：科学出版社，2016.

［8］周柔丽. 医学细胞生物学［M］. 2 版. 北京：北京大学医学出版社，2008.

［9］丁明孝. 细胞生物学［M］. 北京：高等教育出版社，2020.

［10］蔡绍京，霍正. 医学细胞生物学［M］. 北京：科学出版社，2019.

［11］Jeff Hardin, Gregory Bertoni, Lewis J. Becker's world of the cell［M］. 8th ed. New York：Pearson, 2014.

［12］Bruce Alberts, Alexander Johnson, Julian Lewis, et al. Molecular biology of the cell［M］. 5th ed. New York：Garland science, 2008.

［13］Mull AN, Zolekar A, Wang YC. Understanding melanocyte stem cells for disease modeling and regenerative medicine applications［J］. Int J Mol Sci, 2015, 16（12）：30458 – 30469.

［14］Chan DC. Mitochondrial Dynamics and Its Involvement in Disease［J］. Annu Rev Pathol. 2020, 15：235 – 259.

［15］Schiaffino S, Reggiani C, Kostrominova TY, Mann M, Murgia M. Mitochondrial specialization revealed by single muscle fiber proteomics：focus on the Krebs cycle［J］. Scand J Med Sci Sports, 2015, Suppl 4：41 – 48.

［16］Harvey Lodish, Arnold Berk, Chris A. Kaiser, et al. Molecular cell biology［M］. 8th ed. New York：W. H. Freeman and Company, 2016.

［17］Bergert M, Lembo S, Sharma S, Russo L, Milovanović D, Gretarsson KH, Börmel M, Neveu PA, Hackett JA, Petsalaki E, Diz – Muñoz A. Cell surface mechanics gate embryonic stem cell differentiation. Cell Stem Cell. 2021, 28（2）：209 – 216.

［18］Han J, Won M, Kim JH, Jung E, Min K, Jangili P, Kim JS. Cancer stem cell – targeted bio – imaging and chemotherapeutic perspective. Chem Soc Rev. 2020, 49（22）：7856 – 7878.

［19］Weidgang CE, Seufferlein T, Kleger A, Mueller M. Pluripotency factors on their lineage move［J］. Stem Cells Int, 2016, 2016：6838253.

［20］Jin J. Stem cell treatments［J］. JAMA. 2017, 317（3）：330.